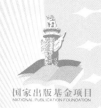

国家出版基金项目
NATIONAL PUBLICATION FOUNDATION

中药材外源污染物研究及标准制定丛书

中药材
农药残留研究及国际标准制定

主编／郭兰萍　黄璐琦　杨野

全国百佳图书出版单位
中国中医药出版社
·北京·

图书在版编目（CIP）数据

中药材农药残留研究及国际标准制定 / 郭兰萍，
黄璐琦，杨野主编 . —北京：中国中医药出版社，
2023.8
（中药材外源污染物研究及标准制定丛书）
ISBN 978-7-5132-7587-3

Ⅰ . ①中⋯　Ⅱ . ①郭⋯ ②黄⋯ ③杨⋯　Ⅲ . ①中药材
—农药残留—国际标准—制定　Ⅳ . ① R284.1

中国版本图书馆 CIP 数据核字（2022）第 072609 号

中国中医药出版社出版

北京经济技术开发区科创十三街 31 号院二区 8 号楼
邮政编码　100176
传真　010-64405721
山东临沂新华印刷物流集团有限责任公司印刷
各地新华书店经销

开本 787×1092　1/16　印张 22.25　字数 363 千字
2023 年 8 月第 1 版　2023 年 8 月第 1 次印刷
书号　ISBN 978-7-5132-7587-3

定价　118.00 元
网址　www.cptcm.com

服 务 热 线　010-64405510
购 书 热 线　010-89535836
维 权 打 假　010-64405753

微信服务号　zgzyycbs
微商城网址　https://kdt.im/LIdUGr
官 方 微 博　http://e.weibo.com/cptcm
天猫旗舰店网址　https://zgzyycbs.tmall.com

如有印装质量问题请与本社出版部联系（010-64405510）

丛书编委会

主　　编　郭兰萍　黄璐琦　杨　野

副 主 编　康传志　杨　健　王　晓　李　璇　康利平

　　　　　吕朝耕　张文晋　邓爱平

编　　委（按姓氏笔画排序）

丁　刚　万修福　马兆成　马宏亮　王　升　王　娟

王　晓　王　凌　王红阳　王铁霖　邓爱平　付海燕

白瑞斌　吕朝耕　朱志国　刘　伟　刘大会　刘汉伟

闫滨滨　李　霞　李　璇　杨　光　杨　健　杨　野

吴卫刚　何雅莉　张　燕　张小波　张文晋　陈亨业

周　利　周　洁　周　涛　周骏辉　赵　丹　郝庆秀

胡　玲　袁庆军　党　玥　高文远　郭　亮　郭兰萍

黄绍军　黄璐琦　崔秀明　康传志　康利平　蒋靖怡

韩邦兴　詹志来　熊　丰

《中药材农药残留研究及国际标准制定》

编 委 会

主 编　郭兰萍　黄璐琦　杨　野

副主编　吕朝耕　张文晋　杨　健　康传志

编　委（按姓氏笔画排序）

总　前　言

　　质量和安全是中药产业可持续发展的核心，因此，中药材重金属、农药残留和二氧化硫等外源化学污染物可能引起的安全隐患一直受到各界的高度重视。构建中药外源污染物监测、阻断及消减技术体系，建立科学的安全限量标准是从源头上解决中药质量安全问题的关键。

　　《中药材外源污染物研究及标准制定丛书》分为3本，分别为《中药材重金属研究及国际标准制定》《中药材农药残留研究及国际标准制定》和《中药材二氧化硫研究及国际标准制定》。本丛书以中药材和饮片为核心，分别介绍中药材生产中重金属含量现状，中药材对重金属胁迫的应对机制及阻断策略，中药重金属安全风险评估及ISO标准研制，基于产地加工的重金属消减技术体系与应用；中药材种植过程中农药使用现状，农药残留现状及ISO标准研制，基于农艺措施和生态种植的农药阻断技术体系和应用；中药材硫黄熏蒸的背景和使用现状，中药二氧化硫监测和安全评估，中药材二氧化硫ISO标准研制，基于产地加工的二氧化硫阻断技术体系与应用等。

　　本丛书对我国当前中药材外源化学污染物的研究现状进行了系统的梳理，介绍了最新的研究方法和进展，为中药材农药残留、重金属和二氧化硫的科学研究提供了新思路和新方法，具有较高的参考价值。不仅适合从事中药资源学、中药学、药用植物学等相关专业的科技工作者阅读，也可作为医药院校相关专业的师生及从事中药材农药残留、重金属和二氧化硫相关研究科研人员的参考书。

丛书编委会

2022年8月

本书前言

农药残留是农药应用后的产物，是影响农产品质量安全的重要因子。世界各国主要通过农药合理使用规范和农药残留限量标准来控制农药残留污染。作为现代农业生产的重要投入品，在大规模的中药农业生产中，种植生产者为了保障产量，普遍施用化学农药，但由于对农药的田间使用缺乏科学管理，常导致药材存在不同程度的农药残留。当前国际上尚未有统一的中药材农药残留标准。因此，中药材进口国主要依据本国天然药物（植物药）中农药残留限量标准，或进口国的食品农药残留限量标准判定农药残留是否合格。由于不同的中药材农药残留评价体系及进出口国对食品中农药残留要求存在较大差异，忽视了中药材不同于一般食品的特殊性，以至于某些药材频繁出现超标问题，造成中药材农药残留安全问题被高估。因此，从农药残留标准制定角度看，植物来源的中药材可以被视为特殊植物源农产品，已趋于成熟的食品农药残留标准是中药材农药残留标准制定的重要参照。但同时，在中药材农药残留限量标准制定中，需要认识到中药材农药残留暴露风险相比食品而言一般较低，需要深入研究和制定符合中药材特点的农药残留限量标准。中药材农药残留标准的建立，主要目标在于通过检测标准限制中药材生产过程中使用剧毒、高毒农药和不当使用农药情况的发生，而不是以农药残留检测本身为目的，更不应使用严于粮农蔬菜的农药残留限量值。

本书是在我国实施"农药使用量零增长行动方案""化学肥料和农药减施增效综合技术研发"和中药材生态种植被写入《中共中央国务院　关于促进中医药传承创新发展的意见》的国家战略背景下编写的。本书共分为7章，首先概述了中药材生产中农药使用及农药残留现状，然后从中药材实际生产角度，系统阐述中药材的病虫草害防治、农药残留的危害及其对中药材产量和质量的影响。在此基础上提出了中药生态农业的病虫草害综合防控策略，纳入了当前的农药残留检测技术，并介绍了人参、三七等农药残留问题突出的代表性大宗中药材农药残留检测方法。针对国内标准普遍存在对农药残留高估的问题，结合中药材使用的特殊性和欧美国家标准及制定方法，介绍了中药材农药残留ISO标准的制定过程。全书将最新理论研究和实例分析有机结合，希望能够为从事中药材农药残留相关研究的从业者提供参考。

　　本书是一系列相关研究项目成果的总结，相关研究得到了国家自然科学基金重大项目（81891014）、中国中医科学院科技创新工程（CI2021A03905、CI2021B013）、国家中医药管理局中医药创新团队及人才支持计划项目（ZYYCXTD-D-202005）、财政部和农业农村部国家现代农业产业技术体系（CARS-21）、财政部中央本级专项（2060302）的支持。

本书编委会

2022年5月

内 容 简 介

本书是一部介绍中药材农药残留的学术著作，旨在为中药材生产中农药的科学使用、农药残留的检测及中药材质量安全提升相关研究提供参考。本书从中药材农药使用的概况、中药材的病虫草害综合防控、农药残留对中药材的影响、农药残留的检测与实例、中药材农药残留国际标准制定等方面进行了较为系统和全面的探讨。通过对三七、人参及麦冬等中药材农药使用、残留检测技术、安全风险评估等相关实例研究，为中药材农药残留的科学研究和提高中药材质量安全提供参考和研究思路。

本书不仅适合从事中药资源学、中药学、生药学方面相关专业的科技工作者阅读，也可作为医药院校相关专业的师生以及从事中药材农药残留研究的科研人员的参考书。

目 录

第四章　中药生态农业的病虫草害综合防控

第五章　农药残留的检测

第六章　中药材农药残留检测方法实例

第七章　中药材农药残留标准的制定

第一章
绪　　论

第一节　农药概述

一、农药的定义

我国《农药管理条例》规定，农药是指用于预防、控制危害农业、林业的病、虫、草、鼠和其他有害生物以及有目的的调节植物、昆虫生长的化学合成或者来源于生物、其他天然物质的一种物质或者几种物质的混合物及其制剂。需要指出的是，对于农药的含义和范围，不同的国家和地区、不同的时期存在一定差异。如美国早期将农药称为"经济毒剂"（economic poison），欧洲则称之为"农业化学品"（agrochemicals），还有的书刊将农药定义为"除化肥以外的一切农用化学品"。中国所用"农药"一词源于日本，日本称其为"農薬"，其所指范围很广，甚至把天敌生物商品也包括在内，称为"天敌農薬"。20世纪80年代以前，农药的定义和范围偏重于强调对有害生物的"杀死"，但80年代以后，农药的概念发生了很大变化。目前，国际交流中已统一使用农药（pesticide）一词，含义和范围也大体趋于一致。

二、农药的分类

《农药手册》（*The Pesticide Manual*）（第16版）记录，全世界商品农药共有1630种。为了便于研究和使用，可从不同的角度对其进行分类。

（一）按来源和成分分类

1.矿物源农药

来源于天然矿物原料和石油的无机化合物农药。包括石灰、硫黄、硫酸铜、磷化铝、波尔多液、石硫合剂、矿物油杀虫剂（柴油乳剂、机油乳剂、石油乳剂等）。

2.化学农药

化学农药，又称有机合成农药，是由人工研制合成，并由化学工业生产的一类农药，其中有些是以天然产品中的活性物质作为母体，进行模拟合成或结构改造合成效果更好的类似化合物，为仿生合成农药。其特点是药效高、见效快、用量少、用途广，但污染环境，易使有害生物产生抗药性，对人畜不安全。

3.生物源农药

直接利用生物活体或生物代谢过程中产生的具有生物活性的物质或从生物体中提取的物质作为防治病虫草害的农药。我国生物农药类型包括植物源农药、微生物源农药、生物化学农药和天敌生物等类型。其具体种类主要如下：

（1）植物源农药

印楝素、苦参碱、鱼藤酮、烟碱和除虫菊素等。

（2）微生物源农药

①活体微生物农药，如细菌（苏云金杆菌、枯草芽孢杆菌），真菌（白僵菌、绿僵菌），病毒（棉铃虫核型多角体病毒、颗粒体病毒、苜蓿银纹夜蛾核型多角体病毒）；②农用抗生素，如井冈霉素、阿维菌素、伊维菌素、春雷霉素、多抗霉素、土霉素、链霉素。

（3）生物化学农药

信息素、激素、天然植物生长调节剂、天然昆虫生长调节剂、蛋白类农药、寡聚糖类农药等。

（4）天敌生物

赤眼蜂、草蛉、瓢虫、花蝽和捕食螨等。

生物源农药源自自然界，对环境相对友好。农业主管部门提出"到2020年化学农药使用量零增长"计划，这给生物源农药发展带来了良好的发展机遇。目前，我国登记的生物源农药门类齐全，每年登记的品种、产品数量和应用面积均在不断增加（图1-1）。

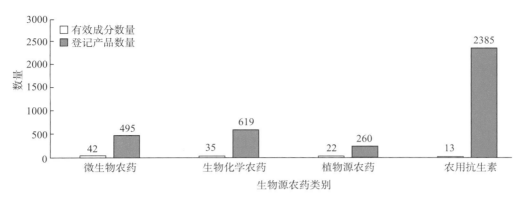

图1-1　不同类别生物源农药有效成分和登记产品数量（袁善奎等，2018）

（二）按防治对象分类

根据防治对象的不同，农药主要可分为杀虫剂、杀螨剂、杀鼠剂、杀软体动物剂、杀菌剂、杀线虫剂、除草剂、植物生长调节剂等。杀虫剂为对有害昆虫机体有毒或通过其他途径可控制其种群形成或减轻、消除危害的药剂，如吡虫啉、高效氯氰菊酯等。杀螨剂为防除植食性有害螨类的药剂，包括哒螨灵、螺螨酯等。杀菌剂为能对病原菌起到毒害、杀死、抑制或中和其有毒代谢物的药剂，如嘧菌酯、异菌脲等。杀线虫剂为防治农作物线虫病害的药剂，如阿维菌素。除草剂为防除、消灭、控制杂草的药剂，如草甘膦、杀草胺。杀鼠剂为毒杀各种有害鼠类的药剂，如磷化锌、立克命、灭鼠优等。植物生长调节剂为调节生长发育、控制生长速度、植株高矮、成熟早晚、开花、结果数量及促进作物呼吸代谢而增加产量的化学药剂，例如矮壮素、乙烯利等。

（三）按作用方式分类

1.杀虫剂的作用

内吸、拒食、驱避、引诱、触杀、胃毒、熏蒸等。

（1）内吸剂

通过植物叶、茎、根或种子被吸收进入植物体内或萌发的苗内，并且能在植物体内传导、存留，或经过植物代谢作用而产生高活性的代谢物，使害虫取食后中毒死亡的药剂。

（2）拒食剂

影响昆虫味觉器官，使其厌食或宁可饿死而不取食，最后因饥饿、失水而逐渐死亡或因摄取不够营养而不能正常发育的药剂。

（3）驱避剂

依靠其物理、化学作用（如颜色、气味等）使害虫不愿接近或发生转移、潜逃等现象，从而保护寄主（植物）的药剂。

（4）引诱剂

依靠其物理、化学作用（如光、颜色、气味、微波信号等）可将害虫诱聚而利于歼灭的药剂。

2. 杀菌剂的作用

（1）保护剂

在病害流行前（即在病菌没有接触到寄主或在病菌侵入寄主前）施用于植物体可能受害的部位，以保护植物不受侵染的药剂，如波尔多液、百菌清等。

（2）治疗剂

在植物已经感病后（即病菌已经侵入植物体或植物已出现轻度的病症、病状）施药，可渗入到植物组织内部，杀死萌发的病原孢子、病原体或中和病原的有毒代谢物以消除病症与病状的药剂，如甲霜灵等。

（3）铲除剂

对病原菌有直接强烈杀伤作用的药剂。一般只用于植物休眠期或只用于种苗处理，如高浓度石硫合剂等。

3. 除草剂的作用

（1）触杀性

不能在植物体内传导移动，只能杀死所接触到的植物组织的药剂。

（2）内吸性（输导型）

施用后通过内吸作用传至杂草的敏感部位或整个植株，使之中毒死亡的药剂。

三、农药剂型及施用方法

（一）农药的主要剂型

农药厂生产的绝大多数原药不经加工都不能直接在农作物上使用。因为在每公顷面积上农药有效成分用量很少，往往只有几百克、几十克，甚至不足 10 g。如果不加以稀释，就无法将如此少的农药均匀撒布到如此大的面积上，因而不能充分发挥农药的作用。使用农药时，还要求它附着在作物上或虫体上、杂草上，所以还必须加入一些其他辅助材料，以改善其湿润黏着性能。此外，通过农药加工还可以延长农药的残效期或将高毒的农药加工成安全的使用剂型。总之，为了安全、经济、有效地使用农药，必须将原药加工成合适的制剂。一种农药制剂名称通常包括3个部分，即通常表述为"有效成分含量＋农药名称＋剂型"。如2.5%溴氰菊酯乳油、50%速克灵可湿性粉剂、2.5%百菌清烟剂等。剂型实际上是制剂的一种形态特征，主要有下述几种：

1. 粉剂

粉剂通常由原药和填料（或载体）及少量其他助剂（如分散剂、抗分解剂等）经混合粉碎至一定细度而成。粉剂中有效成分含量通常在10%以下，一般不需稀释直接喷粉施药，亦可供拌种、配制毒饵或毒土等。

2. 可湿性粉剂

可湿性粉剂是一种易被水湿润且能在水中悬浮分散的粉状物。通常由原药、填料（或载体）、润湿剂、分散剂及其他助剂经混合粉碎至一定细度而成。可湿性粉剂一般以水稀释至一定浓度后喷雾施药。其有效成分含量通常为10%~50%，有些品种可高达80%以上。

3. 可溶性粉剂

可溶性粉剂是由可溶于水的原药、填料、湿展剂及其他助剂组成的粉状剂型。可溶性粉剂可直接加水稀释后喷雾施药，其有效成分含量通常在50%以上，有的高达90%。

4. 粒剂

粒剂是由原药、载体及其他助剂经混合、造粒而成的松散颗粒状剂型。一般供直接施药。其有效成分含量通常为1%~20%。

5. 水分散性粒剂

水分散性粒剂由原药、填料或载体、润湿剂、分散剂、稳定剂、黏着剂及其他助剂组成。水分散性粒剂使用时将其加入水中，制剂很快崩解、分散，形成悬浮液，稀释至一定浓度后喷施。其有效成分含量通常在70%以上。

6. 乳油

乳油是将原药、乳化剂及其他助剂溶于有机溶剂中形成的均相透明溶液。其有效成分含量通常在20%~50%，但亦有低至1%，高至90%的品种，加水稀释后形成稳定的乳状液体，供喷雾使用。

7. 水乳剂和微乳剂

这两种剂型均以难溶于水的原药、乳化剂、分散剂、稳定剂、防冻剂及水为原料，经匀化工艺而成。一般不用或用少量有机溶剂。水乳剂的粒径多数在 0.5~1 μm，外观乳白色，是热力学不稳定体系。微乳剂的粒径多在 0.01~0.1 pm，外观呈透明的均相液，是热力学稳定体系。水乳剂的有效成分通常在 20%~50%，微乳剂的有效成分含量通常在 5%~50%，加水稀释成一定浓度后供喷雾用。

8. 水悬浮剂

水悬浮剂是将不溶于水的固体原药、湿润剂、分散剂、增稠剂、抗冻剂及其他助剂经加水研磨分散在水中的可流动剂型。其有效成分含量通常在 40%~60%，使用时加水稀释，形成一定浓度的悬浊液，供喷雾。

9. 油剂

农药用油溶液剂，有些品种含有助溶剂或稳定剂。油剂的有效成分含量一般为 20%~50%，使用时不需稀释，以超低容量喷雾机具喷雾。

10. 烟剂

烟剂由原药、燃料、助燃剂、阻燃剂等按一定比例混合加工成粉状物或饼状物。点燃后无明火，农药受热汽化后可在空气中凝结成微细颗粒（烟）。

11. 种衣剂

种衣剂是在悬浮剂、可湿性粉剂、乳油等剂型的基础上，加入一定量的黏合剂、成膜剂而形成的一种特殊剂型。用种衣剂处理种子后，即在种子表面形成一层牢固的药膜。

12. 缓释剂

缓释剂是可以控制农药有效成分从制剂中缓慢释放的农药剂型。使用较多的缓释剂是微胶囊剂。将液态或固态农药包被在粒径 30~50 μm 的胶囊中，使用时农药通过囊壁缓慢释放出来，发挥生物效应。

此外，还有水剂、气雾剂、涂抹剂、毒饵、糊剂、膏剂等剂型。

（二）农药的施用方法

农药使用的目标是使其最大限度地击中靶标生物而对非靶标生物及环境的影响最小，具体的施药方法则取决于农药特性、剂型特点、防治对象的生物学特性及对环境条件的全面了解和综合分析。农药施用方法可分为航空施药法和地面施药法。

1.航空施药法

航空施药法，即利用飞机将农药制剂从空中均匀喷洒在目标区域的施药方法。航空施药的最大优点是作业效率高，适合大面积单一作物、果园、草原、森林病虫害的防治；最明显的缺点是对非靶标生物的杀伤及对环境污染的风险比较大。

2.地面施药法

地面施药法最常见的是喷雾法和喷粉法。喷雾法是利用喷雾机具将农药制剂的稀释液雾化并分散到空气中，形成液气分散体系的施药方法。除油剂可直接作超低容量喷洒外，乳油、可湿性粉剂、微乳剂、浓乳剂、微胶囊剂等均需以水稀释至一定浓度用喷雾机具喷洒。喷粉法是利用喷粉机具产生的风力将农药制剂吹散后沉积到作物上的施药方法。适合喷粉的只有粉剂这一种剂型。此外，还有熏蒸法、毒饵法、拌种法、种苗浸渍法、撒施法、烟雾法及树干注射法等。

四、农药的毒力与药效

毒力（bioactivity）是衡量农药本身对有害生物毒害程度的指标；指在一定条件下某种农药对某种供试有害生物作用的性质和程度，即内在的毒杀能力。杀虫剂毒力大小常以致死中量、致死中浓度表示，其值越小，毒力越大。

致死中量（median lethal dose）是能使昆虫种群50%个体死亡的药剂剂量。常以LD_{50}表示，其单位有两种。一种是以供试昆虫个体所接受的药量为单位，如 μg（药量）/头（昆虫），另一种是以供试昆虫单位体重所接受的药量为单位，如 μg（药量）/g（昆虫）。

致死中浓度（median lethal concentration）是能使供试昆虫种群半数死亡所需的药剂浓度。常以LC_{50}表示，单位为 μg（有效成分质量数）/mL（药液容积）。

杀菌剂和除草剂毒力大小亦以有效中浓度（median effective concentration）表示。有效中浓度是指能使某生物群体的半数产生某种药效反应所需的药剂浓度。常以EC_{50}表示，单位为mg（有效成分质量数）/L（药液容积）或 μg（有效成分质量数）/mL（药液容积）。

药效（efficacy）是指某药剂在大田实际生产中对某种有害生物的防治效果。表示药效的指标有3类：①施药防治前后有害生物种群数量的变化；②施药前后有害生物危害程度的变化；③施药与不施药作物收获量变化。

毒力和药效都是药剂对有害生物作用强度的量度。一般来说，毒力是药效的基础。但毒力并不等于药效，而且在某些情况下，一种农药的毒力强大并不一定药效就好。毒力是药剂本身（纯品或原药）对供试生物作用的结果，一般是在室内相对严格控制的条件下采用比较精密的标准化方法测定的结果，而药效则是在田间条件下施用某种农药制剂（除有效成分外，还有多种助剂）对有害生物的防治效果。显然，除了药剂本身外，某些因素如制剂形态、加工方法、喷施方法和质量，有害生物的生长发育阶段，特别是湿度、温度、光照土壤等环境条件都对药效有显著影响。

五、农药的毒性与药害

毒性（toxicity）是农药能损伤生物有机体的能力。实际上是农药对高等动物的毒力，常以大鼠为模型通过经口、经皮、吸入等方法给药以测定农药的毒害程度，推测其对人、畜潜在的危险性。农药对高等动物的毒性通常分为3类，即急性毒性、亚急性毒性、慢性毒性。

（一）农药的毒性分类

1.急性毒性

急性毒性指农药一次大剂量或24 h内多次小剂量对供试动物（如大鼠）作用的性质和程度。经口毒性和经皮毒性均以致死中量 LD_{50} 表示，单位为 mg·kg^{-1}，而吸入毒性则以致死中浓度 LC_{50} 表示，单位为 mg·L^{-1} 或 mg·m^{-1}。显然，某种农药的 LD_{50} 值或 LC_{50} 值越小，则这种农药的毒性越大。我国目前规定的农药急性毒性分级暂行标准如表1-1所示。

表1-1 中国农药急性毒性分级标准

毒性分级	经口半数致死量（mg·kg^{-1}）	经皮半数致死量（mg·kg^{-1}）	吸入半数致死量（mg·m^{-1}）
剧毒	≤ 5	≤ 20	≤ 20
高毒	> 5~50	> 20~200	> 20~200
中等毒	> 50~500	> 200~2000	> 200~2000
低毒	> 500~5000	> 2000~5000	> 2000~5000
微毒	> 5000	> 5000	> 5000

2.亚急性毒性

亚急性毒性指农药对供试动物多次重复作用后产生的毒性。给药期限为14~28 d，每周给药7次。亚急性毒性主要是考察农药对供试动物引起的各种形态、行为、生理生化的变异。检测指标包括：动物一般中毒症状表现、体重、食物消耗等，血液学检查，临床生化测定，病理学检查。

3.慢性毒性

慢性毒性指农药对供试动物长期低剂量作用后产生的病变反应。给药期限为1~2年。主要评估农药致癌、致畸、致突变的风险。除常规的病理检测、生理生化检测外，还要对其后代的遗传变异、累代繁殖等进行观测。

（二）农药的药害

药害（phytotoxicity）是指农药被施用防治有害生物的同时，对被保护的农作物所造成的伤害。可分为直接药害和间接药害。直接药害指农田施药时对当季被保护农作物造成的伤害；间接药害主要指飘移药害（施药时粉粒或雾滴飘移散落在邻近敏感作物上造成的伤害）、残留药害（施药后残存于土壤中的农药对后茬敏感作物造成的伤害）及二次药害（施药后土壤或作物秸秆中残留农药代谢产物对后茬作物造成的伤害）。

1.药害的症状表现

①生长发育受阻。如种子不能发芽或发芽出土前后枯死；出苗迟缓，生长受抑制，分蘖、开花、结果、成熟迟缓等。②颜色改变。如叶片失绿、白化、黄化，根和叶呈现枯斑，变褐凋萎。③形态异常。如植株扭曲，根、花、果实等畸形。④产量下降，品质劣变。

2.产生药害的原因

①农药制剂质量差，有害杂质超标，甚至变质。②施用技术方面如过量施药，误用农药或混用不当，飘移、渗漏及残留农药对下茬作物的影响等。③环境方面，如任意扩大使用范围，在敏感作物上施药；施药时期不当，过早或过迟施药，高温、干旱条件下施药等。④作物本身生长发育不良，或施药时正值对药剂敏感的发育阶段。农药对作物是否容易产生药害可用安全性指数K来表示：$K=$农药防治有害生物所需的最低浓度/作物对农药能忍受的最高浓度。显然，K值越

大，作物就越不安全，越容易产生药害；相反，K 值越小，农药使用时对作物就越安全。

六、农药残留与残毒

农药残留（pesticide residue）指由于农药的使用而残存于生物体、食品、农副产品、饲料和环境中的农药母体及其具有毒理学意义的代谢物、转化产物、反应物和杂质的总称。

最大残留限量（maximum residue limit，MRL）指在生物体、食品、农副产品、饲料和环境中农药残留的法定最高允许浓度，用 $mg \cdot kg^{-1}$ 表示。

农药残毒即农药残留毒性（pesticide residual toxicity）指农药残留引起的人、动物及有益生物的急性中毒或慢性毒害。目前人们特别关心的是"三致"，即致癌（残留农药引起的恶性肿瘤）、致畸（残留农药对胚胎发育的影响）和致突变（残留农药对染色体性状和数量的影响）。农药残毒有下述特点：①因其是一种慢性毒性引起的毒害，潜伏期往往很长，不易察觉，而一旦发现则难以治疗。②危害面广，这和急性中毒往往是少数人中毒不同，残留中毒通常是一个广泛地区的大多数人中毒。

七、有害生物抗药性及害虫再猖獗

抗药性（pesticide resistance）指由于农药使用，在有害生物种群中发展并可以遗传给后代的对杀死正常种群农药剂量的忍受能力。需要指出的是，这里所说的抗药性是药剂本身作用的结果，应和"自然耐药性"区别开来。所谓自然耐药性是指有害生物因不同的生长发育阶段、不同生理状态及环境条件的变化而对药剂产生敏感度下降的现象，和施用农药本身无直接关系。有害生物抗药性产生的原因是多方面的，有害生物不同，产生抗药性的机理亦不尽相同。

就害虫对杀虫剂的抗药性而言，其产生抗药性的机理包括三个方面：①解毒代谢能力增强：昆虫体内存在多种解毒酶系，特别是微粒体多功能氧化酶系代谢活性增强是其对杀虫剂产生抗药性的主要机理。②靶标部位敏感性下降：昆虫体内杀虫剂作用的靶标部位，如有机磷类杀虫剂作用靶标——乙酰胆碱酯酶发生变构，拟除虫菊酯类杀虫剂作用靶标——钠通道的改变，是昆虫对这两类杀虫剂产生抗性的机理之一。③穿透速率的降低：杀虫剂穿透昆虫表皮速率的降低也是昆虫产生抗性的机理之一。就病原菌对杀菌剂产生抗药性而言，其机理主要是靶标基因突变而导致杀菌剂和作用位点亲和性下降，而基因过量表达导致的解毒代谢作用加强一般来说并不是病原菌产生抗药性的重要机理。就杂草对除草剂的抗药性而言，其产生机理则主要是除草剂作用位点产生突变，靶标敏感性降低以及杂草解毒代谢能力加强。

科学用药、合理用药是延缓有害生物对农药产生抗药性的基本策略。其主要措施：①尽量采用非化学防治的办法，尽量不使用农药。即使施用农药，在保证防治效果的前提下，尽量采用低浓度、低剂量；减少施药次数和施药量；提倡局部施药，尤其是杀虫剂，只在害虫危害达到防治指标的区域施药。②选择不同作用机理的农药交替轮换施用，避免长期单一使用一种或几种作用机理相同的农药。③农药的合理混用，特别是具有不同作用机理和明显产生增效作用的农药混用是延缓抗药性的有效措施之一。

害虫再猖獗（pest resurgence）指一种杀虫剂或杀螨剂使用后，目标节肢动物有害物种丰盛度超过对照或未处理种群。在20世纪70~80年代有关害虫再猖獗有多种定义，但其核心问题是由于农药的使用诱导了目标或非目标害虫种群数量异常增加，经过一定的时间种群数量超过了未施药区。也有人将农药使用导致次要害虫猖獗称为II型再猖獗。在生态学和害虫治理中，猖獗、再猖獗和抗药性3个概念的边界是有所区别的。可以说再猖獗是猖獗的一个特例，或者说猖獗可以涵盖再猖獗；抗药性是再猖獗的原因之一，所以再猖獗可以涵盖抗药性。农林害虫发生再猖獗是害虫防治中的普遍现象。涉及的害虫主要类群有螨类、同翅目、鞘翅目及鳞翅目昆虫。但主要集中在同翅目昆虫的飞虱、蚜虫和螨类中。诱导害虫再猖獗的药剂种类很多，主要农药类型包括有机磷、氨基甲酸酯类、菊酯类、新烟碱类杀虫剂（吡虫啉）等。近年的研究表明，诱导害虫再猖獗的药剂还包括杀菌剂（如井冈霉素）、除草剂（如丁草胺）。对典型的再猖獗型害虫褐飞虱而言，几乎所有的药剂在特定的浓度范围内均能刺激其生殖。农药诱导害虫再猖獗机制一般可分为生态再猖獗和生理再猖獗。生态再猖獗机制主要是药剂杀伤天敌削弱了自然控制作用，破坏了生态平衡，导致害虫发生再猖獗。在种间竞争相对平衡中，药剂杀伤竞争种也会导致另一竞争种发生再猖獗。生理再猖獗主要是药剂亚致死剂量刺激害虫生殖。

第二节　农药的发展史

　　尽管人类利用天然矿物和植物防治农业病虫害的历史可以追溯到3000年前的古希腊、古罗马时期，但农药作为商品规模化生产、流通和使用却始于19世纪中叶。100多年来，农药的发展可大致分为3个历史阶段，即19世纪70年代以前的天然农药时代，19世纪70年代至20世纪40年代中期的无机合成农药时代和20世纪40年代中期至今的有机合成农药时代。

一、无机农药及天然产物农药阶段

　　这一阶段的农药主要是以矿物和植物为原料生产的无机农药和天然产物农药。世界著名的三大杀虫药植物除虫菊、鱼藤和烟碱，其强大的杀虫作用虽然早已被确认，但真正将除虫菊花粉、鱼藤根粉及烟碱作为农药商品化生产及销售则始于19世纪中期。在这一阶段作为商品生产和应用的无机农药杀虫剂主要有亚砷酸钠、砷酸铅、巴黎绿（杀虫活性成分为亚砷酸铜）、氟硅酸钙、冰晶石（主要成分为氟铝酸钠）及硫黄等；杀菌剂主要有硫黄粉、石硫合剂、波尔多液、硫酸铜；除草剂则主要有亚砷酸钠、氯酸钠、氟化钠及硝酸铜等。这一阶段的农药有下述特点：①其原料大多数是天然的植物或矿物经过简单的反应或加工而成，且剂型单一，主要是粉剂或可湿性粉剂。②作用方式单一，杀虫杀菌谱较窄。无机杀虫剂如砷制剂、氟制剂等由于难以穿透昆虫表皮，一般不表现触杀作用，只有胃毒作用，因此只适用于防治咀嚼式口器害虫，而三大植物杀虫剂大多以粉剂供应，有效成分含量低，主要用来防治个体较小的蚜、螨等。无机杀菌剂如硫制剂、铜制剂均为保护性杀菌剂，而无治疗作用，病原菌入侵之前使用有效，其中前者主要用于防治锈病、白粉病等，后者主要用于防治藻菌纲病害，如早（晚）疫病等。无机除草剂大多为灭生性的，本身没有选择性。③活性低，使用量大。这一阶段的农药无论是植物杀虫剂，还是其他无机农药，其对有害生物的毒力均较小，因而要达到预期的防治效果就必须使用大剂量，其制剂的用量通常都在每公顷几千克至几十千克之间。④对非靶标生物的危害相对较小。三大植物杀虫剂对哺乳动物的急性毒性，特别是经皮毒性较低，因而对人、畜比较安全。无机农药中，尽管砷制剂的经口毒性很高，但经皮毒性很低，因而在使用中除误食外，对哺乳动物仍比较安全。无机农药一般都不具备触杀活性，所以对许多害虫的天敌等非靶标生物相对安全。但是，由于无机农药特别是砷制剂等，其有毒元素并不分解消失，因而其残留及残毒是一个突出的问题。为此，英国政府于1903年第一次制定了食物中砷的最高残留量（1.43 mg·kg^{-1}）。

二、近代有机合成农药阶段

第二次世界大战结束后，有机氯杀虫剂DDT和六六六在全世界范围内迅速广泛使用。自1943年第一个有机磷酸酯类杀虫剂进入市场后，内吸磷、甲拌磷、敌百虫、敌敌畏、久效磷、磷胺、二溴磷、对硫磷、甲基对硫磷、辛硫磷、二嗪磷、马拉硫磷、乐果、杀螟硫磷、毒死蜱、喹硫磷、水胺硫磷、水杨硫磷、三唑磷、甲胺磷、乙酰甲胺磷等一大批有机磷杀虫剂相继被成功开发。自1956年甲萘威真正商品化并广泛应用后，克百威、异丙威、残杀威、仲丁威、速灭威、涕灭威、抗蚜威也相继投入商品化生产。至此，形成了以有机氯、有机磷和氨基甲酸酯三大类杀虫剂为主的杀虫剂市场。

同时，有机合成杀菌剂在这一阶段得以快速发展。继1930年开发福美锌、五氯硝基苯及1931年开发福美双后，又先后开发出敌克松、代森铵、萎锈灵和氧化萎锈灵等有机硫杀菌剂，稻瘟净、异稻瘟净、敌瘟磷等有机磷杀菌剂，灭菌丹、菌核利、异菌脲、腐霉利等羧酰亚胺类杀菌剂和硫菌灵、甲基硫菌灵、苯菌灵、噻菌灵及多菌灵等苯并咪唑类杀菌剂。至1975年前后已逐渐形成以有机硫类、有机磷类、羧酰亚胺类及苯并咪唑类为四大支柱的杀菌剂市场。

这一阶段涌现的除草剂品种繁多。继1942年相继开发出苯氧羧酸类除草剂2,4-D钠盐、2,4-D丁酯和二甲四氯后，又开发出豆科威、麦草畏等苯基羧酸类除草剂，除草醚、草枯醚等二苯醚类除草剂，氟乐灵、除草通等二硝基苯胺类除草剂，甲草胺、敌稗、丁草胺、新燕灵等酰胺类除草剂，敌草隆、绿麦隆、利谷隆等取代脲类除草剂，西玛津、莠去津、扑灭津、西草净、扑草净等三氮苯类除草剂，茵达灭、燕麦畏、禾大壮、燕麦灵等硫代氨基甲酸酯类除草剂及灭草松、嗪草酮、百草枯、燕麦枯等杂环类除草剂。

这一阶段发展的农药特点：①广谱。这一阶段的杀虫剂无论是有机氯、有机磷还是氨基甲酸酯类，其分子结构都具有合理的亲水亲油平衡值，具有强大的触杀作用和胃毒作用，许多品种有内吸作用，少数还有熏蒸作用，因而这些杀虫剂绝大多数都是广谱杀虫剂，其中许多品种还是杀虫杀螨剂。这一阶段的杀菌剂，除具有保护作用外，以有机磷类、苯并咪唑类以及萎锈灵和氧化萎锈灵等为代表的许多品种都是具有显著治疗作用的内吸杀菌剂，代森锰锌、多菌灵、甲基硫菌灵等许多品种都是广谱杀菌剂。这一阶段的除草剂除二苯醚类为触杀性除草剂外，其余均为内吸性除草剂，许多品种既可做土壤处理，又可做茎叶处理，许多典型的除草剂对多种禾本科杂草和阔叶杂草均可有效防除。②高效。这一阶段的农药，其生物活性与无机农药及天然产物农药相比，至少提高了一个数量级。如杀虫剂的田间有效用药量，有机磷类、氨基甲酸酯类为200~500 g·hm^{-2}，有机氯类为1000~2000 g·hm^{-2}；保护性杀菌剂如代森锰锌等田间有效用药量约为1500 g·hm^{-2}，苯并咪唑类为300~500 g·hm^{-2}；除草剂的田间有效用量，苯氧羧酸类（2,4-D丁酯）为400~600 g·hm^{-2}，二硝基苯胺类（氟乐灵）为500~800 g·hm^{-2}，三氮苯类（扑草净）为150~300 g·hm^{-2}。③高毒。这一阶段的农药，尤其是杀虫剂，许多都是高毒品种。如甲胺磷、内吸磷、对硫磷、甲拌磷等有机磷酸酯类杀虫剂和克百威、涕灭威等氨基甲酸酯类杀虫剂，不但对人、畜极不安全，而且对害虫天敌、禽鸟、鱼类等非靶标生物也不安全。④化学性质稳定，容易产生残留残毒，污染环境。有机氯杀虫剂六六六、DDT虽然急性毒性并不大，但因其化学性质稳定，在环境中滞留时间很长，容易产生残留毒性。

三、现代有机合成农药阶段

一方面，近代有机合成农药具有药效好、成本低、使用方便等优点，其品种、产量迅速增加，使用更加广泛，无论是农药工业，还是种植业都获得显著的经济效益。但另一方面，这些农药对非靶标生物的危害，特别是会对环境产生一定程度的污染。1962年美国海洋生物学家R. Carson博士所著 *Silent spring*（《寂静的春天》）的出版引起了全世界的轰动。虽然她在书中对农药的环境污染问题做了许多夸张的描述，但却引起全社会，特别是各国政府对环境的高度重视，促进了对环境友好农药的发展。在20世纪70年代中期农药发展进入现代有机合成农药阶段。这一阶段的农药具有下述几个特点：

（一）生物活性大幅度提高

这一阶段开发的农药品种，其生物活性较之近代有机合成农药阶段又提高了一个数量级。就杀虫剂而言，氯氰菊酯、溴氰菊酯、氟氯氰菊酯等拟除虫菊酯类杀虫剂是其代表。据报道，溴氰菊酯的触杀毒力是DDT的100倍左右，是甲萘威的80倍，马拉硫磷的50倍，对硫磷的40倍。其田间用量仅为10~25 g·hm^{-2}。就杀菌剂而言，三唑酮、三唑醇及丙环唑等三唑类麦角甾醇合成抑制剂最具代表性。三唑酮田间喷雾防治麦类锈病，其用量为125~250 g·hm^{-2}，而用作拌种处理，其量仅为种子重量的0.03%。就除草剂而言，氯磺隆、苯磺隆、苄嘧磺隆、甲磺隆、噻磺隆等磺酰脲类除草剂最具代表性。甲磺隆用于防除麦类作物的禾本科杂草和阔叶杂草，其有效用量仅10~15 g·hm^{-2}，堪称"超高效"农药。

（二）新颖的分子骨架结构

这一阶段涌现出许多具有新颖分子结构的高效农药。就杀虫剂而言，除前文已述及的拟除虫菊酯类杀虫剂外，还有吡虫啉、啶虫脒、烯啶虫胺、噻虫嗪等氯化烟酰类杀虫剂，灭幼脲、除虫脲、氟虫脲、伏虫隆、定虫隆等苯甲酰脲类杀虫剂，抑食肼、虫酰肼、氯虫酰肼、环虫酰肼等酰肼类杀虫剂，哒螨酮、哒幼酮、NC-184、NC-194等哒嗪酮类杀虫杀螨剂，以及唑螨酯、吡螨胺、氟虫腈、乙硫氟虫腈等吡唑类杀虫剂。就杀菌剂而言，这一阶段发展了丙环唑、腈菌唑、烯唑醇、氟硅唑、丙硫菌唑等三唑类杀菌剂，抑霉唑、咪鲜安、氰霜唑等咪唑类杀菌剂，十三吗啉、丁苯吗啉、烯酰吗啉等吗啉类杀菌剂，甲霜灵、氟酰胺、氰菌胺、甲呋酰胺等酰胺类杀菌剂，氟啶胺、啶酰菌胺、啶酰菌胺等吡啶类杀菌剂，以及如嘧菌酯、肟菌酯、醚菌酯等甲氧基丙烯酸酯类杀菌剂。就除草剂而言，1975年开发成功第一个芳氧苯氧基丙酸酯类除草剂禾草灵后，又陆续开发出喹禾灵、右旋吡氟乙草灵、吡氟禾草灵、恶唑禾草灵等。1982年开发出第一个磺酰脲类除草剂氯磺隆后，又陆续开发出苯磺隆、苄嘧磺隆、甲磺隆、噻磺隆等几十个品种。此外，这一阶段还开发出咪草烟、咪草酯等咪唑啉酮类除草剂以及烯草酮、丁苯草酮、烯禾定等环己烯酮类除草剂。

（三）新颖的作用靶标

这一阶段开发的农药不仅具有新颖的分子结构，还具有独特的作用靶标。杀虫剂中，灭幼脲等苯甲酰脲类杀虫剂主要是影响昆虫表皮几丁质的沉积从而影响新表皮的形成；氟虫腈等吡唑类杀虫剂是 γ–氨基丁酸受体的抑制剂；杀虫抗生素阿维菌素则是 γ–氨基丁酸的激活剂；虫酰肼等酰肼类杀虫剂是类蜕皮激素剂，影响昆虫蜕皮；哒幼酮等哒嗪类杀虫剂则是类保幼激素剂，影响昆虫的变态发育；新开发的环虫腈等嘧啶胺类杀虫剂以二氢叶酸还原酶为靶标；而邻甲酰氨基苯甲酰胺类杀虫剂则和昆虫肌细胞中鱼尼丁受体通道结合，影响"钙库"中 Ca^{2+} 释放。杀菌剂中，三唑酮等三唑类杀菌剂会影响麦角甾醇的合成，从而影响细胞膜的功能；三环唑等影响黑色素的生物合成，附着胞壁不能黑化而丧失穿透侵染能力；嘧菌酯等甲氧丙烯酸酯类杀菌剂抑制了病原菌线粒体呼吸链中电子传递，作用部位是复合体Ⅲ（细胞色素b和细胞色素c的复合体）；嘧菌胺等嘧啶苯胺类杀菌剂不仅会抑制病原菌细胞壁降解酶的分泌，而且会干扰甲硫氨酸（蛋氨酸）的生物合成；拌种咯等苯基吡咯类杀菌剂会抑制蛋白激酶PK–Ⅲ的活性，使活化的调节蛋白不能失活，导致甘油合成失控，细胞肿胀死亡；赛瘟唑、活化酯等则为防御素激活剂，本身并无杀菌活性，而是激发植物产生防御性物质。除草剂中，乙酰乳酸合成酶是支链氨基酸合成的主要酶系，磺酰脲类、咪唑啉酮类、嘧啶水杨酸类及磺酰胺类除草剂正是以此酶为靶标；乙酰辅酶A羧化酶是脂肪酸合成的主要酶系，芳氧苯氧丙酸类及环己烯酮类除草剂是以此酶为靶标；八氢番茄红素去饱和酶是类胡萝卜素生物合成的主要酶系，是苯基哒嗪酮类、苯氧基苯酰胺类、四氢嘧啶酮类除草剂的作用靶标；对羟苯基丙酮酸双氧化酶是类胡萝卜素生物合成的另一种重要酶系，磺草酮等三酮类、异噁唑酮等异噁唑类除草剂以此酶为靶标。此外，5–烯醇丙酮酰莽草酸–3–磷酸酯合成酶及谷氨酰胺合成酶则分别是草甘膦和草铵膦的作用靶标。

（四）良好的环境相容性

这一阶段的农药，尤其是杀虫剂绝大多数高效低毒，与环境有良好的相容性。如抑制昆虫几丁质合成的苯甲酰脲类、类蜕皮激素酰肼类及类保幼激素哒嗪酮类等杀虫剂，不但对靶标生物高效，而且对许多非靶标生物安全，在环境中易降解，是理想的化学农药。

第三节　中药材生产中农药的使用登记管理

一、中药材生产中禁止或限制使用的农药

《农药管理条例》是当前我国农药使用、管理的根本依据。《农药管理条例》第三十四条规定，农药使用者应当严格按照农药标签标注的使用范围、使用方法和剂量、使用技术要求和注意事项使用农药，不得扩大使用范围、加大用药剂量或者改变使用方法；农药使用者不得使用禁用的农药；标签标注安全间隔期的农药，在农产品收获前应当按照安全间隔期的要求停止使用；剧毒、高毒农药不得用于防治卫生害虫，不得用于蔬菜、瓜果、茶叶、菌类、中草药材的生产，不得用于水生植物的病虫害防治。同时，涉及中药材生产中农药使用的法规还有《中华人民共和国食品安全法》，其第四章"食品生产经营"第四十九条规定，禁止将剧毒、高毒农药用于蔬菜、瓜果、茶叶和中药材等国家规定的农作物；《中华人民共和国中医药法》第三章第二十二条规定："国家鼓励发展中药材规范化种植养殖，严格管理农药、肥料等农业投入品的使用，禁止在中药材种植过程中使用剧毒、高毒农药。"此外，在其他作物上限制使用的农药品种，在中药材生产上同样要谨慎使用，建议不使用。

长期以来，由于高毒、剧毒、长久残留等原因，我国已陆续出台相关规定，禁用、限用了一批农药。如，农业部第199号公告规定，六六六、滴滴涕、毒杀芬、二溴氯丙烷、杀虫脒、二溴乙烷、除草醚、艾氏剂、狄氏剂、汞制剂、砷铅类、敌枯双、氟乙酰胺、甘氟、毒鼠强、氟乙酸钠、毒鼠硅等18种农药明令禁止使用。明确规定甲拌磷、甲基异柳磷、特丁硫磷、甲基硫环磷、治螟磷、内吸磷、克百威、涕灭威、灭线磷、硫环磷、蝇毒磷、地虫硫磷、氯唑磷、苯线磷等19种高毒农药不得用于蔬菜、果树、茶叶、中草药材上。农业部第274号公告规定，甲胺磷、甲基对硫磷、对硫磷、久效磷和磷胺5种高毒农药全面禁止使用。农业部第1586号公告规定，苯线磷、地虫硫磷、甲基硫环磷、磷化钙、磷化镁、磷化锌、硫线磷、蝇毒磷、治螟磷、特丁硫磷等22种农药于2013年10月31日停止销售和使用。现将截至

2020年初已有禁、限用名单总结如下。

表1-2　禁止（停止）使用的农药（46种）

六六六、滴滴涕、毒杀芬、二溴氯丙烷、杀虫脒、二溴乙烷、除草醚、艾氏剂、狄氏剂、汞制剂、砷类、铅类、敌枯双、氟乙酰胺、甘氟、毒鼠强、氟乙酸钠、毒鼠硅、甲胺磷、对硫磷、甲基对硫磷、久效磷、磷胺、苯线磷、地虫硫磷、甲基硫环磷、磷化钙、磷化镁、磷化锌、硫线磷、蝇毒磷、治螟磷、特丁硫磷、氯磺隆、胺苯磺隆、甲磺隆、福美肿、福美甲肿、三氯杀螨醇、林丹、硫丹、溴甲烷、氟虫胺、杀扑磷、百草枯、2,4-滴丁酯

注：百草枯可溶胶剂自2020年9月26日起禁止使用。2,4-滴丁酯自2023年1月29日起禁止使用。溴甲烷可用于"检疫熏蒸处理"。杀扑磷已无制剂登记。

表1-3　在部分范围禁止使用（限用）的农药（20种）

通用名	禁止使用范围
甲拌磷、甲基异柳磷、克百威、水胺硫磷、氧乐果、灭多威、涕灭威、灭线磷	禁止在蔬菜、瓜果、茶叶、菌类、中草药材上使用，禁止用于防治卫生害虫，禁止用于水生植物的病虫害防治
甲拌磷、甲基异柳磷、克百威	禁止在甘蔗作物上使用
内吸磷、硫环磷、氯唑磷	禁止在蔬菜、瓜果、茶叶、中草药材上使用
乙酰甲胺磷、丁硫克百威、乐果	禁止在蔬菜、瓜果、茶叶、菌类和中草药材上使用
毒死蜱、三唑磷	禁止在蔬菜上使用
丁酰肼（比久）	禁止在花生上使用
氰戊菊酯	禁止在茶叶上使用
氟虫腈	禁止在所有农作物上使用（玉米等部分旱田种子包衣除外）
氟苯虫酰胺	禁止在水稻上使用

2020版《中国药典》中规定了药材和饮片中33种禁用农药（表1-4）及其检定方法。这33种农药由以上禁限用农药中的剧毒高毒的有机氯和有机磷类农药构成。

表1-4　2020版《中国药典》中列举的33种药材和饮片中禁用农药

甲胺磷、甲基对硫磷、对硫磷、久效磷、磷胺、六六六、滴滴涕、杀虫脒、除草醚、艾氏剂、狄氏剂、苯线磷、地虫硫磷、硫线磷、蝇毒磷、治螟磷、特丁硫磷、氯磺隆、胺苯磺隆、甲磺隆、甲拌磷、甲基异柳磷、内吸磷、克百威、涕灭威、灭线磷、氯唑磷、水胺硫磷、硫丹、氟虫腈、三氯杀螨醇、硫环磷、甲基硫环磷

二、中药材用农药登记管理

（一）中药材使用的农药登记管理现状及问题

根据《农药管理条例》的规定，任何在登记注册的使用对象、使用方式之外的

农药使用均为违规使用。但当前由于登记试验时间长、投资回报率低，许多农药企业不愿意对种植面积小和/或农药用量少的作物进行登记，这已成为世界各国农药管理工作的难题，即"特色小宗作物（小作物）用药短缺"问题。因此在实际农业生产中，很多作物尚未有相应的农药登记，但又确有农药使用需求，只能凭借在其他作物上的使用经验在未登记作物上使用，也就造成了农药违规使用事件频发的状况。中药材栽培生产面临上述困境，当前中药材栽培"无药可用"的问题已严重影响中药材品质安全，对中医药临床用药安全和产业发展构成巨大威胁，迫切需要出台相关政策，加快完善中药材用农药登记使用管理。

据中国农药信息网登记信息查询，截至 2018 年 3 月，登记用于中药材的农药共计约 10 种，91 个产品，46 种成分（除植物生长调节剂外，登记中药材病虫害与农药使用情况见表 1–5）。具体包括：登记用于人参的农药 43 种，登记用于三七的农药 5 种，登记用于铁皮石斛的农药 9 种，登记用于白术的农药 4 种，登记用于杭白菊的农药 3 种，登记用于菊花的农药 1 种，登记用于贝母的农药 1 种，登记用于枸杞的农药 22 种，登记用于山药的农药 1 种，登记用于延胡索的农药 2 种。各登记产品中有杀虫剂 26 种，杀菌剂 42 种，杀虫/杀菌剂 1 种，杀螨剂 1 种，植物生长调节剂 21 种。此外，尚有较大数量农药登记用于枣、桃、橘、姜、桑等药食两用中更偏重于食品或饲料的作物。

表 1–5 中药材登记农药产品数情况

作物	常见病虫害	登记病虫害	登记农药	登记产品数（种）
人参	猝倒病、锈腐病、黑斑病、灰霉病、立枯病、菌核病、疫病、锈腐病、根腐病、炭疽病、褐斑病、枯萎病、斑点病、斑枯病、白粉病、根结线虫病	根腐病	噁霉灵、枯草芽孢杆菌	2
		黑斑病	丙环唑、嘧菌酯、异菌脲、苯醚甲环唑、代森锰锌、多抗霉素、王铜	11
		灰霉病	乙霉·多菌灵、嘧菌环胺、哈茨木霉菌	4
		金针虫	噻虫嗪	2
		立枯病	哈茨木霉菌、咯菌腈、枯草芽孢杆菌	4
		锈腐病	多菌灵、噻虫·咯霜灵	2
		疫病	霜脲·锰锌	2

三七	黑斑病、疫病、立枯病、根腐病、炭疽病、锈病、白粉病、短须螨、黄锈病、小地老虎、红蜘蛛、圆斑病、介壳虫	黑斑病	苯醚甲环唑	3
		根腐病	枯草芽孢杆菌	2
枸杞	白粉病、炭疽病、流胶病、根腐病、锈螨、瓢虫、负泥虫、蚜虫、大青叶、蝉木虱、瘿蚊、瘿螨、蛀梢蛾、锈蜘蛛	蚜虫	高效氯氰菊酯、苦参碱、吡虫啉、藜芦碱	14
		锈蜘蛛	硫黄	2
		瘿蚊	顺式氯氰菊酯	1
		白粉病	香芹酚、苯甲·醚菌酯	2
		瘿螨	哒螨·乙螨唑	1
		炭疽病	苯甲·咪鲜胺	1
		根腐病	十三吗啉	1
铁皮石斛	蜗牛、蛞蝓、蚜虫、斜纹夜蛾、黑斑病、炭疽病、霜霉病、灰霉病、白绢病	炭疽病	咪鲜胺	1
		蜗牛	四聚乙醛	1
		黑斑病	咪鲜胺	1
		白绢病	井冈·噻呋	1
		软腐病	喹啉铜、噻森铜	2
		炭疽病	苯醚·咪鲜胺	1
		介壳虫	松脂酸钠	1
白术	根腐病、立枯病、白绢病、铁叶病、根结线虫病、白术长管蚜、小地老虎、大青叶蝉、金龟子、术籽螟	小地老虎	二嗪磷	1
		立枯病	井冈霉素	1
		白绢病	井冈霉素、井冈·嘧苷素	2
杭白菊	蚜虫、斜纹夜蛾、甜菜夜蛾、棉铃虫、菊天牛、红蜘蛛虫瘿、蚱蜢、潜叶蝇、绿盲蝽、小地老虎、蛴螬、蝼蛄、叶枯病、根腐病、白绢病、白粉病、灰霉病、病毒病	根腐病	井冈霉素 A	1
		叶枯病	井冈霉素 A	1
		蚜虫	吡虫啉	1
		斜纹夜蛾	甲氨基阿维菌素苯甲酸盐	
菊花	同杭白菊	蚜虫	噻虫·高氯氟	1
贝母	菌核病、锈病、灰霉病、鳞茎腐烂病、蝼蛄、金龟子、金针虫、地老虎	蛴螬	阿维·吡虫啉	1
延胡索	霜霉病、菌核病、锈病、象甲虫、地老虎	白毛球象	甲氨基阿维菌素苯甲酸盐	1
		霜霉病	霜霉威盐酸盐	1

（二）采取特色小宗作物用农药登记形式管理的中药材农药登记

我国现有的农药管理中已实行特色小宗作物用药的简化登记。《农药登记管理办法》第四十六条规定："用于特色小宗作物的农药登记，实行群组化扩大使用范围登记管理，特色小宗作物的范围由农业部规定。"并在《农药登记资料要求》中对已取得农药登记的产品扩大使用范围登记用于特色小宗作物的资料要求已有相应简化规定，在残留试验中也已采用群组化方式并给出包括药用植物在内的指导作物分类。农业部也印发过《特色小宗作物用药调查及试验项目实施方案》，并先后制定了两版《用药短缺特色小宗作物名录》《特色小宗作物农药登记药效试验群组名录》和《特色小宗作物农药登记残留试验群组名录》，其中也已有部分涉及中药材（药用植物）的相关内容，并取得较好的效果。近两年来在铁皮石斛、贝母等中药材已完成多个农药产品的扩大适用范围登记。但比较来看，中药材（药用植物）的农药登记使用管理相对水果、蔬菜等作物而言仍有相当的差距，在作物群组的分类与代表作物选择、田间药效试验点选择等方面尚未有明确可实施的方案。如当前在《农药登记资料要求》的《农药登记田间药效试验区域指南》中尚未有中药材（药用植物）相关规定；在《农药登记残留试验作物分类》与《用药短缺特色小宗作物名录》中药用植物名单仍未能覆盖常用大宗药材，药用植物分类仍需进一步完善，且未能选出相应代表作物等。因此急需在现有工作基础上，进一步细化相关内容，为解决中药材用农药问题奠定基础。

目前国际上对小宗作物尚无统一定义，总体而言依据风险评估和经济回报两项原则，各国小作物定义主要包含种植面积（产量）小于一定数值或大宗作物农药少量使用两种情况。如欧盟以每日膳食摄入量＜1.5 g和种植面积＜600 hm^{2}认定为小宗作物，美国以种植面积＜120000 hm^{2}或面积超过但使用量小的小宗作物，日本以产量＜30000 t定义，韩国以面积不超过1000 hm^{2}定义。此外，还有加拿大、澳大利亚等国仅通过经济回报原则确定小宗作物。

外推法和群组化管理是国际上当前简化、加速小宗作物农药登记的主要方式，特别是在田间残留试验和最大残留量制定方面。具体形式：①从主要作物已登记使用农药外推至农药使用方式、生长习性和栽培方式相近的小作物。②将作物进行群组分类，选取典型代表作物进行试验，试验结果可外推至同一群组内的其他作物。

根据我国中药材生产实际情况，若参照美国标准将中药材定义为特色小宗作物进行农药登记使用管理是恰当的。鉴于专门针对中药材开发登记相应农药产品周期长、投入高，短期内难以实现，且当前我国特色小宗作物用农药登记在蔬菜、水果、油料等作物方面已有较完善的体系可供中药材参照，因此在现有工作基础上，采取特色小宗作物用农药登记形式管理，通过群组化扩大使用范围登记方式应是当前进一步扩大中药材适用农药登记、研究的主要方向。

（三）基于特色小宗作物的中药材用农药登记管理建议

1. 加强实际用药情况调研，编制中药材药效试验群组名录

进一步加强中药材栽培用药情况调研，统计中药材种植、病虫害发生及防治情况、农药需求情况、农民实际用药情况（主要农药产品、生产企业、防治对象、使用方法、使用次数、使用剂量、防治效果及安全性等）。在实际调查基础上，形成中药材有害生物名录，进一步参照《特色小宗作物农药登记药效试验群组名录（2016）》中蔬菜、水果等作物形式，从相同/相似病虫害情况中选择代表性的作物和病虫害，确定可延伸使用范围，细化编制中药材药效试验群组名录。

2. 结合生产区划研究，编制中药材用药登记药效试验区域指南

不同于一般蔬菜水果，中药材栽培讲求道地性，大多数中药材均有其一定的栽培范围，如宁夏枸杞、川麦冬、怀地黄等，即使现今中药材引种栽培范围有所扩大，也有其一定的适宜区划范围。因此，在中药材用农药登记田间药效试验的区域选择方面，应结合中药材生产区划相关研究，预先进行合理规划，进而参照《农药登记田间药效试验区域指南》形式，编制中药材用药登记药效试验区域指南。

3. 完善中药材残留试验群组分类，确定代表作物

中药材数量较大，种类较多，当前农药登记残留试验管理中中药材（药用植物）群组分类尚待完善，尚未能够确认中药材（药用植物）农药残留试验中各群组的代表作物，建议总体分类可在传统中药材药用部位分类基础上分为根与根茎类、叶与全草类、皮与茎木类、花与果实种子类几部分，并在实际调查基础上，依据残留量高和在生产消费中占主要地位为原则确定各组中代表作物。

4.将符合条件的中药材编入水果、蔬菜群组中，加快其农药登记

相比水果、蔬菜而言，中药材服用周期、方法等诸多因子会降低其农药暴露的风险。如多数中药经过煎煮后服用，农药并非全部溶出；中药多在疾病发生时使用，治疗结束用药停止，很少出现长期服用情况等。因此，在作物栽培方式、使用部位和农药使用方式相近的情况下，农药用于中药材的风险应低于其用于水果、蔬菜的风险，因此也可考虑将符合条件的中药材编入水果、蔬菜群组中，加快其农药登记。

5.严格控制植物生长调节剂的使用，加强监管

当前中药材农药登记工作仍应以病虫害防治用农药登记为主，在我国植物生长调节剂同属农药管理范畴。作物的产量和质量是一对矛盾体，顺境出产量，逆境出品质。现有研究表明，具有增产作用的植物生长调节剂不当使用可降低药材质量。因此，对于植物生长调节剂登记应用于中药材（药用植物）生产应按照我国《农药管理条例》的规定，只有取得农药登记并获得生产许可的植物生长调节剂产品，才能进行生产、经营和使用。特别是对具有提升药材产量作用的植物生长调节剂，应加强监管，不能代替肥料使用，登记时应注重对药材品质的影响，防止对人、畜及饮用水安全造成影响。

6.通过政府补贴方式鼓励开展中药材等特色小宗作物用农药登记

浙江省、山东省均已有相关规定出台，补贴额度为单个项目不超过登记试验总费用的50%或不超过20万元，就近两年公布的小作物批准扩大使用范围产品情况来看也取得了一定效果，如浙江省在铁皮石斛、杭白菊等浙产特色药材上已完成多个农药登记。

第四节　中药材生产中农药使用与农药残留现状

一、中药材生产中农药使用现状

（一）我国农药总体使用情况统计

1.近20年我国农药使用情况

20世纪80年代以来，我国的农业迅速走上了大量施用化肥、农药，养殖业大量使用激素的"美国式"化学农业道路。自1995年起，我国各种制剂的农药使用量就超过100万吨/年，成为世界上最大的农药使用国。近20年来我国农药使用量统计结果显示（图1-2），长期以来我国农药使用量呈现逐年增加的趋势，2011~2014年达到高峰，每年全国农药使用量近180万吨。可喜的是，随着科学用药意识的增强和有关部门监管力度的加强，特别是自2015年农业部组织开展"到2020年农药使用量零增长行动"以来，全国农药使用量已连续5年（2015~2019年）实现负增长。

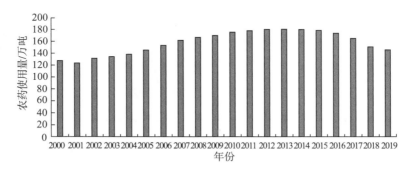

图1-2　2000~2019年我国农药使用量变化情况（中国产业信息网）

2. 近20年我国化学农药产量

我国农药产业起步较晚，但从20世纪90年代开始，为提高农药自给率，国家不断加大对农药行业的投入力度，经过多年的发展，我国化学农药原药产量与销售额逐年上升，目前已成为全球最大的农药生产国。近几年来，在环保核查、产能结构优化、农药使用零增长政策、退城进园以及长江沿岸治理等方面影响下，我国化学农药产量自2015年开始出现下滑，2017年产量下降至294.09万吨，2018年我国化学农药原药产量为208.28万吨，同比2017年又减少了85.81万吨。

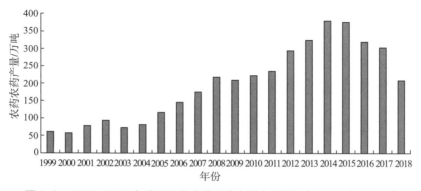

图1-3　1999~2018年我国化学农药原药产量变化情况（中国产业信息网）

3.近20年中国农药进出口数量变化

随着全球农药生产专业分工的不断深化，中国凭借全方位的成本优势和日渐成熟的技术优势，已逐步成为全球农药的主要生产基地和世界主要农药出口国之一，全球市场约有70%的农药原药在中国生产，中国农药产品出口到180多个国家，市场覆盖东南亚、南美、北美、非洲和欧洲等地区。2016年，我国共出口农药140.00万吨，同比增长19.16%，出口金额37.08亿美元，同比增长4.63%。2017年，我国农药出口数量及金额分别为163.00万吨和47.64亿美元。与此同时，我国农药进口量长期在较低数量维持稳定。近年来，越来越多的国内农药企业凭借成本优势融入全球市场，以原药或中间体的形式切入国际农药巨头的供应链，广泛参与全球竞争，农药行业进出口贸易顺差迅速扩大。

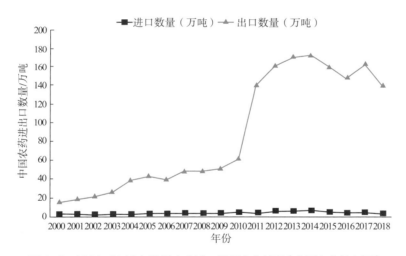

图1-4　2000~2018年我国农药进口数量变化情况（中国产业信息网）

（二）中药材生产中农药使用存在的问题

过去十余年来，随着中药材GAP的推动和一批中药材规范化生产基地与生态种植基地的建立，我国中药材生产中病虫害安全防控意识和防控水平与过去相比已有了长足的进步。但在市场经济条件下，中药材的生产及销售直接受中药材市场价格的影响，种植品种和种植面积均受市场调节。吕朝耕等研究发现，在病虫害防治过程中，由于中药材有登记使用的农药缺乏，当前实际生产中选择何种农药、选择何种用药方式基本上由药农自主决定，这也造成中药材生产中农药的使用出现了诸多问题，主要表现在以3方面：

1.各种药材均普遍用药，农药残留问题突出

目前我国中药材种植者以农民为主，普遍缺乏基本的植保知识和前沿技术，一旦发现药材上出现病虫害，首先就想到施用农药；同时，对农药的选择标准一是有效，二是价格便宜，很少考虑农药的安全性及其对中药材质量的影响。这些因素综合造成了栽培药材普遍用药的实际情况，各类药材均不同程度出现农药残留问题，引发各界广泛关注和担忧。如2013年绿色和平组织曾发布《药中药：中药材农药污染调查报告》及《药中药：海外市场中药材农药残留检测报告》，称在所抽检多种药材产品中有超过7成检测出多种农药残留，甚至个别国家禁止使用的农药也有检出，曾引起了较大反响。

2.缺乏用药规范，农药滥用现象时有发生

在具体农药使用方面，药农则往往较少考虑具体病虫害种类、发育阶段、危害程度等情况，盲目选择施用"放心药""配方药"，盲目多次施药，或将多种杀虫剂、杀菌剂、叶面肥等混合施用，甚至盲目加倍配药，导致害虫抗药性增加，防治难度加大，产区环境遭受污染，同时易发生药害，造成不必要的损失和浪费。

3.花果类药材及五加科等根与根茎类中药材是农药污染的重灾区

花果类药材由于其花果部位鲜嫩、营养丰富，是害虫喜食的部位，其收获期常与病虫害发生高峰期相吻合，同时由于花类药材花瓣吸附农药能力较强，此时若盲目施用化学农药，极易导致中药材农残超标。如金银花、菊花现蕾至开花期，正值蚜虫发生高峰期，由于蚜虫体积小，繁殖速度快，且在叶背、花蕾、花瓣缝隙等处取食危害，防治难度极大。果类药材如枸杞，病虫害种类达60余种，其中主要成灾害虫如枸杞木虱、枸杞瘿螨、枸杞红瘿蚊等有五六种，需常年进行防治，但由于枸杞生殖生长与营养生长同时进行，害虫发生期与药材收获期一致，因此常规化学防治常导致枸杞子农药残留超标。

五加科药材如三七、人参、西洋参等是对环境因子特别敏感的阴生植物，由于大面积高密度种植，易诱发多种病害危害，防治不当常会造成严重损失。人参生长期较长，一般从播种至成熟收获需6~8年，同时人参对生产条件要求较高，特别是人参根没有机械组织保护，故在其生长过程中极易遭受多种病原生物的侵袭，目前国内外已有记载的人参病害有40余种，我国已发现的人参病害至少25种。而当前人参病害的防治仍主要以化学药剂防治为主，施用的农药种类累计达70余种，农药残留问题突出。据统计，云南三七种植地区常用的农药多达25种，多数是由有机氯、有机磷和拟除虫菊酯类等组成的复方制剂，多种含有高毒性禁用农药。

二、中药材农药残留污染现状分析

近年来，中药材残留农药超标的报道时有发生。2013年，绿色和平组织发布了《药中药：中药材农药污染调查报告》，通过对德国、法国、荷兰、英国、美国、意大利、加拿大7个国家市场上产自中国的菊花、枸杞子、金银花等常用中药材进行抽样检测，发现样品中90%被检测出残留农药，且不少中药材中检测到克百威、甲拌磷和三唑磷等被世界卫生组织列为剧毒、高毒的农药。报告称包括同仁堂、云南白药等老字号品牌也同样存在残留农药问题。绿色和平组织的报道反映了一些中药材残留农药的现状。但需要注意的是，该报告对所测试样品进行了筛选，导致样品代表性不足，同时，由于没有采用明确的限量标准，将"检出农药"和"农残超标"混为一谈。由此明显夸大了中药材农残超标的真实情况，导致中药材农残问题引起了全球社会的关注和紧张。

毒理学和环境毒理学研究发现，毒性与剂量密切相关，当剂量达到某个限度时，毒物才开始对人体产生毒性。换言之，任何无毒的物质摄入过多也可能导致中毒，而即使农药这样的毒性物质，极微量时也并不能产生毒性。因此，调查中药材残留农药现状，并根据相关标准评估其可能的超标情况，既可以全面客观地评估中药材残留农药超标情况，更可以为制定中药材残留农药标准打下基础。目前，中药材农药残留检测技术蓬勃发展，可同时检测的农药品种也逐渐增多，有关中药材残留农药的标准也有大量报道。这些文献通常分为两类：①关注各种残留农药检测方法及含量测定，一些研究甚至建立了同时检测几百种残留农药的方法，但现有研究常忽视所检测农药的标准问题；②仅有滴滴涕、六六六、五氯硝基苯等少数几种农药超标情况被报道，对于大量农药数据是否超标，仍缺少系统报道。

杨婉珍等调查发现，《欧洲药典》（9.0版）和《美国药典》（第40版）收载的天然药物残留农药标准涉及的农药及限量相同，都包括70种农药限量，是目前被广泛接受且在全球很多国家应用的天然药物残留农药标准。因此，本书以各类中药材及其残留农药含量测定等文献报道为基础，采用《欧洲药典》（9.0版）残留农药限量标准对研究数据进行比较分析，以期获得中药材农残的超标率及其分布情况，从而对中药材农残超标的情况有较全面的了解，并为科学合理的中药材农残标准制定提供依据。

方法上，本节以"残留农药""农残""农药残留"为主题，分别以"有机氯中药""有机磷中药""拟除虫菊酯中药""氨基甲酸酯中药"等为任意字段在CNKI数据库中进行检索，共筛选得到140篇有效相关文献（1996~2016年），共得有效数据7089条，供后续分析，所得结果如下。

（一）中药材中残留农药超标的总体情况

以《欧洲药典》对残留农药的最大限量值为标准，计算每一种中药材中各残留农药的超标率，并按照农药所属类别进行归纳，分别求得中药材中各类农药的平均超标率。170种中药材有18种存在超标现象，平均超标率为1.72%。其中，有机氯类农药平均超标率为2.26%，有机磷类农药平均超标率为1.51%，拟除虫菊酯类农药平均超标率为0.37%。需要说明的是，为了使统计结果尽可能代表总体情况，本研究在计算时去除了大青叶、党参、独活、扶芳藤、木香、罗汉果、羌活、山奈、山药、吴茱萸、郁金、防风、麦冬、熟地、知母共15种样本量小于50的中药材（表1-6）。

结果显示，中药材中有机氯类农药的平均超标率较其他几类高，有机氯类农药超标最为严重的是芍药，平均超标率为21.43%，其次为西洋参、延胡索、人参、三七、金银花，平均超标率均大于5%，依次为13.91%、13.33%、12.22%、11.76%、6.45%。这可能由于此类农药性质稳定，半衰期长，在早期的施用中对周边环境造成污染，因此虽已禁用多年却仍然在根及根茎类药材中存在较高残留。

有机磷类农药超标较为严重的药材是三七、莪术、太子参、人参，平均超标率均大于等于5%，其中超标量最大的农药是甲胺磷，其最大限量标准为0.05 mg·kg^{-1}，而报道中测得三七中甲胺磷含量最高为0.16 mg·kg^{-1}，远远超出了最大残留限量。此外，由于有机磷类农药具有广谱、高效和残毒期短等优点，获得了快速发展及广泛应用，因而此类涉及的农药数目最多，样本量也最大。如黄连、菊花、白芷和人参的样本量均大于200，其中黄连达到591条。

拟除虫菊酯类农药是一类仿生合成的杀虫剂，是改变天然除虫菊酯化学结构衍生的合成酯类，其超标较为严重的中药材是菊花。可能原因是目前市场上菊花多为栽培品种，且此类农药具有高效、低毒、低残留、用量少的特点，因而在花类药材生长过程中应用较多。

多类残留农药同时超标也有发生，如有机氯类和有机磷类农药同时超标的药材有人参、三七、金银花；有机氯类和拟除虫菊酯类农药同时超标的药材有牛膝；有机磷类和拟除虫菊酯类农药同时超标的药材为菊花。由此可见，部分中药材在生长过程中易受到多种病虫害的侵染，种植者施用的农药种类也更为繁杂。

总体而言，受农药残留污染较严重的药材是三七、西洋参、芍药、人参、莪术、延胡索，总体超标率大于5%。而八角、白果、白花前胡、白及、白茅根、白术、百合、板蓝根、半支莲、薄荷、鳖甲、苍术、草豆蔻、柴胡、车前草、车前子、陈皮、川楝子、川芎、穿山龙、大黄、大蓟、大枣、当归、刀豆、地骨皮、地龙、地榆、丁香、杜仲、莪术、番泻叶、茯苓、甘草、藁本、葛根、钩藤、枸杞子、骨碎补、瓜蒌、贯众、广金钱草、桂花、合欢皮、何首乌、荷叶、黑老虎、黑芝麻、红花、厚朴、花椒、黄柏、黄地丁、黄精、火麻仁、藿香、鸡血藤、金莲花、荆芥、荆芥穗、桔梗、决明子、苦豆子、苦荞头、苦杏仁、连翘、莲子、莲子心、两面针、灵芝、芦根、萝芙木、洛神花、麻黄、马齿苋、马兰草、麦芽、毛慈菇、木瓜、木通、女贞子、枇杷叶、平贝母、蒲公英、蒲黄、牵牛子、前胡、秦艽、青风藤、青蒿、肉桂、三叉苦、桑寄生、桑葚、桑叶、桑枝、砂仁、山豆根、山楂、山茱萸、升麻、石斛、苏子、桃花、桃仁、天冬、天麻、菟丝子、威灵仙、乌梅、五倍子、五味子、西南金丝梅、喜树、小茴香、小蓟、玄参、血人参、薰衣草、野菊花、薏苡仁、银杏叶、淫羊藿、鱼腥草、玉竹、浙贝母、栀子、枳壳、枳实、肿节风、重楼、珠子参、紫花地丁、紫苏、紫菀中农药残留量均未超标。结合我国当前研究现状，黄连、人参、菊花、白芷、细辛等大宗药材备受关注，其样本量大于200，所得结果更为贴近真实情况，具有更高的参考意义。

表1-6 不同药材中残留农药超标率

中药材	有机氯类农药			有机磷类农药			拟除虫菊酯类农药			其他类农药			总计		
	超标样本数	样本量	超标率(%)	超标样本数	样本量	超标率(%)	超标样本数	样本量	超标率(%)	超标样本数	样本量	超标率(%)	总超标样本数	总样本量	超标率(%)
三七	10	85	11.76	1	5	20.00	—	—	—	—	—	—	11	90	12.22
西洋参	16	115	13.91	0	18	0.00	—	—	—	—	—	—	16	133	12.03
芍药	6	28	21.43	—	—	—	—	—	—	0	24	0.00	6	52	11.54
人参	22	180	12.22	14	234	5.98	0	5	0.00	0	3	0.00	36	422	8.53
莪术	0	42	0.00	7	80	8.75	—	—	—	—	—	—	7	122	5.74
延胡索	8	60	13.33	0	80	0.00	—	—	—	—	—	—	8	140	5.71
泽泻	0	4	0.00	4	86	4.65	—	—	—	—	—	—	4	90	4.44
白芷	—	—	—	9	240	3.75	—	—	—	—	—	—	9	240	3.75
金银花	2	31	6.45	2	87	2.30	—	—	—	—	—	—	4	118	3.39
丹参	3	83	3.61	0	7	0.00	—	—	—	—	—	—	3	90	3.33
细辛	5	96	5.21	0	122	0.00	—	—	—	—	—	—	5	218	2.29
牛膝	1	66	1.52	—	—	—	1	42	2.38	—	—	—	2	108	1.85
半夏	1	32	3.13	0	24	0.00	—	—	—	—	—	—	1	56	1.79
黄芩	0	76	0.00	1	24	4.17	—	—	—	—	—	—	1	100	1.00
太子参	0	89	0.00	1	15	6.67	—	—	—	—	—	—	1	104	0.96
菊花	0	33	0.00	1	243	0.41	2	56	3.57	—	—	—	3	332	0.90
黄芪	0	81	0.00	1	40	2.50	—	—	—	—	—	—	1	121	0.83
黄连	0	4	0.00	3	591	0.51	—	—	—	—	—	—	3	595	0.50
其他	0	2175	0.00	0	1011	0.00	0	704	0.00	0	26	0.00	0	3916	0.00
平均超标率	74	3280	2.26	44	2907	1.51	3	807	0.37	0	53	0.00	121	7047	1.72

注:1)表中仅列出总样本量大于50且超标率至少有一项不为零的中药材;2)"—"表示数据中未检测此类农药。

（二）中药材中重点残留农药的超标情况

残留农药超标率在5%以上的共4种农药（虫螨畏、甲氰菊酯、氯丹和溴硫磷），涉及31批超标中药材，占比8.33%；超标率1%~5%的共9种农药［艾氏剂和狄氏剂、毒死蜱、乐果和氧化乐果、五氯甲氧基苯、七氯、四氯硝基苯、久效磷、甲基对硫磷和甲基对氧磷、六六六（除γ-六六六）］，涉及51批超标中药材，占比18.75%；超标率小于1%的共6种农药（甲胺磷、乙酰甲胺磷、敌敌畏、杀扑磷、五氯硝基苯、马拉硫磷）涉及10批超标中药材，占比12.5%。其余29种农药均未超标，分别是林丹（γ-六六六）、滴滴涕、倍硫磷、丙溴磷、地虫硫磷、对硫磷和对氧磷、二嗪磷、伏杀硫磷、氟胺氰菊酯、氟氯氰菊酯、氟氰戊菊酯、腐霉利、高效氯氟氰菊酯、甲基毒死蜱、甲基嘧啶磷、甲氧滴滴涕、喹硫磷、硫丹、六氯苯、氯菊酯、氯氰菊酯、皮蝇磷、氰戊菊酯、杀螟硫磷、溴氰菊酯、亚胺硫磷、乙硫磷、异狄氏剂、三氯杀螨醇，占比为60.42%（表1-7）。

通过对数据汇总分析，可以看出六六六、滴滴涕和五氯硝基苯仍为研究热点，涉及中药材种类均上百种，样本量均大于400。本研究所收集数据共涉及《欧洲药典》所规定限量标准的70项农残中的48项，占比为68.57%。其中，超标率较高的农药有虫螨畏、甲氰菊酯、氯丹和溴硫磷，分别为40.00%、14.66%、14.04%、12.50%。虫螨畏仅涉及人参一种药材，且只有4个样品，样本量小，有局限性，可能不能完全反映真实情况。甲氰菊酯超标涉及药材较多，如独活、广木香、杭白菊、蒙古黄芪、牛膝、山奈、山药、熟地、吴茱萸。盛静等对不同产地杭白菊样品的检测发现，桐乡市崇福镇和高桥镇两地甲氰菊酯超标，且产自高桥镇的残留量最高，为0.2859 mg·kg^{-1}；欧更等测得山奈、熟地、牛膝中甲氰菊酯均超标，含量依次为0.2331 mg·kg^{-1}、0.2159 mg·kg^{-1}和0.2150 mg·kg^{-1}；赵梦瑶等对吴茱萸中拟除虫菊酯类残留农药进行分析，发现产自广西的吴茱萸和疏毛吴茱萸、江西的吴茱萸、贵州的疏毛吴茱萸甲氰菊酯超标，其中广西的吴茱萸含量最高，为0.1930 mg·kg^{-1}；氯丹仅在产地为陕西留坝县的西洋参中有超标现象，含量范围0.0549~0.3675 mg·kg^{-1}；溴硫磷超标涉及黄芪与麦冬两种中药材，含量分别为0.081 mg·kg^{-1}和0.067 mg·kg^{-1}。

超标倍数最大的农药是五氯硝基苯，为标准的14倍，最大残留量13.8400 mg·kg^{-1}，

对应的药材为吉林的鲜人参。其次为虫螨畏、甲氰菊酯、乐果和氧化乐果、氯丹、
杀扑磷，最大超标倍数依次为相应标准的12倍、10倍、9倍、7倍和7倍。虫螨畏最
大残留量0.6100 mg·kg^{-1}，对应的药材是吉林延边的人参；乐果和氧化乐果最大残留
量0.8700 mg·kg^{-1}，对应的药材是吉林白山的人参；氯丹最大残留量0.3675 mg·kg^{-1}，
对应的药材是陕西的西洋参；杀扑磷最大残留量1.3793 mg·kg^{-1}，对应的药材是湖
北利川的姜黄连。此外，有14项残留农药被检出但未超标，分别是喹硫磷、氯氰菊
酯、对硫磷和对氧磷、林丹（γ-六六六）、倍硫磷、二嗪磷、硫丹、氟胺氰菊酯、乙
硫磷、滴滴涕、氟氰戊菊酯、六氯苯、溴氰菊酯和三氯杀螨醇。

表1-7　残留农药在中药材中的超标情况（mg·kg^{-1}）

农药名	涉及药材数	总批次数	超标批次数	超标率（%）	最大含量	《欧洲药典》限量标准	最大超标倍数
虫螨畏	1	10	4	40.00	0.6100	0.05	12
甲氰菊酯	25	116	17	14.66	0.2859	0.03	10
氯丹	8	57	8	14.04	0.3675	0.05	7
溴硫磷	15	16	2	12.50	0.0810	0.05	2
艾氏剂和狄氏剂	10	61	3	4.92	0.0647	0.05	1
毒死蜱	36	246	11	4.47	0.8900	0.20	4
乐果和氧化乐果	32	436	19	4.36	0.8700	0.10	9
五氯甲氧基苯	6	46	2	4.35	0.0289	0.01	3
七氯	39	93	3	3.23	0.2214	0.05	4
四氯硝基苯	5	40	1	2.50	0.0780	0.05	2
久效磷	22	95	2	2.11	0.1679	0.10	2
甲基对硫磷和甲基对氧磷	22	107	2	1.87	0.2216	0.20	1
六六六（除γ-六六六）	109	488	8	1.64	0.8367	0.30	3
甲胺磷	30	229	2	0.87	0.1600	0.05	3
乙酰甲胺磷	22	140	1	0.71	0.3700	0.10	4
敌敌畏	32	282	2	0.71	2.9700	1.00	3
杀扑磷	33	226	1	0.44	1.3793	0.20	7
五氯硝基苯	157	683	3	0.44	13.8400	1.00	14

农药名	涉及药材数	总批次数	超标批次数	超标率（％）	最大含量	《欧洲药典》限量标准	最大超标倍数
马拉硫磷和马拉氧磷	41	282	1	0.35	1.0790	1.00	1
林丹（γ-六六六）	108	493	0	0.00	0.1853	0.60	0
滴滴涕	157	843	0	0.00	0.8303	1.00	0
倍硫磷	16	55	0	0.00	0.0090	0.05	0
丙溴磷	3	21	—	0.00		0.10	
地虫硫磷	7	12	—	0.00		0.05	
对硫磷和对氧磷	61	188	0	0.00	0.1554	0.50	0
二嗪磷	38	328	0	0.00	0.0820	0.50	0
伏杀硫磷	8	36	—	0.00	—	0.10	
氟胺氰菊酯	5	36	0	0.00	0.0038	0.05	0
氟氯氰菊酯	6	48	—	0.00	—	0.10	
氟氰戊菊酯	1	5	0	0.00	0.0280	0.05	0
腐霉利	5	53	—	0.00	—	0.10	
高效氯氟氰菊酯	11	76	—	0.00	—	1.00	
甲基毒死蜱	8	22	—	0.00	—	0.10	
甲基嘧啶磷	8	36	—	0.00	—	4.00	
甲氧滴滴涕	2	20	—	0.00	—	0.05	
喹硫磷	21	96	0	0.00	0.0200	0.05	0
硫丹	7	57	0	0.00	0.4710	3.00	0
六氯苯	21	86	0	0.00	0.0680	0.10	0
氯菊酯	23	120	—	0.00	—	1.00	—
氯氰菊酯	19	132	0	0.00	0.3780	1.00	0
皮蝇磷	21	45	—	0.00	—	0.10	
氰戊菊酯	22	167	—	0.00	—	1.50	
杀螟硫磷	8	41	—	0.00	—	0.50	
溴氰菊酯	25	152	0	0.00	0.4000	0.50	0
亚胺硫磷	1	20	—	0.00	—	0.05	—
乙硫磷	25	173	0	0.00	0.1470	2.00	0

续表

农药名	涉及药材数	总批次数	超标批次数	超标率（%）	最大含量	《欧洲药典》限量标准	最大超标倍数
异狄氏剂	8	59	—	0.00		0.05	—
三氯杀螨醇	2	16	0	0.00	0.0075	0.50	0
平均数	—	—	—	2.00	—	—	—

注："–"表示所有数据均未检出或低于检测限；"0"表示有数据检出但均未超标。

三、代表性中药材农药残留的研究进展

在大规模的中药农业生产中，种植生产者为了保障产量，不得不施用化学农药，但对农药的田间使用缺乏科学管理，导致药材存在不同程度的农药残留。2000版《中国药典》首次在国家标准层面对中药农残进行了规定，制定了甘草、黄芪中9种有机氯类农药限量标准，并收载了相应的检测方法。到2020版《中国药典》，收载的检测方法可对526种农药进行检测，并规定中药材、中药饮片中不得检出中药材种植过程中禁用的33种农药。随着农药禁限用相关政策的实施、控制标准的不断完善和一些新型农药品种的大量使用，中药材种植过程中的用药和农药残留情况也发生了一定的变化。因此，本书通过检索中国知网数据库（CNKI），收集人参、金银花、三七等农残问题突出的代表性大宗中药材残留农药含量测定信息，基于频数统计、检出率、超标率分析及国内外最大残留限量标准比较，探讨代表性中药材农药残留的状况和变化，为中药材农残的研究、监测和标准的完善提供理论支撑。

（一）人参农药残留的研究进展

人参（*Panax ginseng* C. A. Mey）为五加科人参属多年生草本植物，具有大补元气、补脾益肺、益肾助阳、提高免疫力、增强机体免疫细胞活性的功效。2012年，人参被原卫生部列入新资源食品以后，市场需求激增，人参及相关产业贸易日益加强。中国既是人参生产大国也是出口大国，出口占国际市场60%以上。人参出口在发达国家按照食品标准执行，如日本、韩国等国家制定了严格的食品安全法及农药最大残留限量，以保证从中国进口的人参及相关制品的安全。农药残留直接限制了

人参出口贸易，成为人参走向国际市场的主要限制因素。在市场需求和利益双重驱使下，参农在人参种植过程中过多地使用农药，甚至使用了高毒性、难降解的农药，超剂量、超频次用药不仅会导致人参农残超标，还可能导致人参病原菌和害虫出现抗药性，造成生产中无有效药可用的局面。

1. 人参中农药残留的研究历史

以"人参""农药残留"为关键词，对CNKI、万方、ScienceDirect、PubMed等数据库进行检索，排除农残消解动态类文章，以及仅做了方法学研究而没有农药残留数据的文章，共筛选出54篇文献，包括4篇英文文献和50篇中文文献（如图1-5）。1990~1995年检索到3篇文献，1996~2000年检索到2篇文献，2001~2005年检索到2篇文献，2006~2010年检索到6篇文献，2011~2015年检索到19篇文献（3篇英文），2016年至今检索到22篇文献（1篇英文）。从检索结果可见，人参的农药残留问题从20世纪90年代就引起关注，第一篇中文人参农残研究论文发表于1992年，2012年首次在国际期刊上报道人参农残问题。从报道数量上看，近30年仅有54篇文献报道，说明人参农药残留研究较为薄弱。

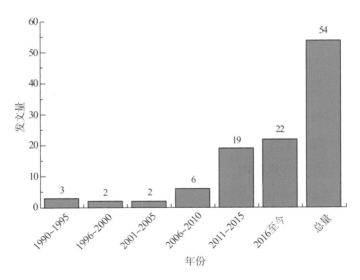

图1-5　近年有关人参农药残留研究文献的统计

随着农药分析手段的不断进步，科技工作者、采购商及检测机构对农药的检测种类也在不断增加。人参的农药使用历程主要可以分为3个发展阶段：第一阶段，一是20世纪60年代人参种苗育苗中曾使用过五氯硝基苯进行床土消毒预防立枯病，造成残留；二是个别参农生产中用于治病，造成农残超标。中国已于20世纪80年代停止使用这类农药。但该类农药早期使用量大、半衰期长，导致土壤中仍有残留。第二阶段，1995年国家技术监督局发布了人参加工产品分等质量标准GB/T 15517.1—15517.6—1995，有关农残的检测指标为六六六 ≤ 0.1 mg·kg^{-1}；DDT ≤ 0.01 mg·kg^{-1}；PCNB ≤ 0.1 mg·kg^{-1}。随着时代的进步和科学技术的发展，检测标准和内容增加了许多。以2002年出口日本的原始检验报告为例，检测内容多达16项，仅六六六单体就达4项。第三阶段，各国对人参农药残留的不同限量标准，由于各国文化背景和饮食习惯等不同，人参在不同国家农药残留限量标准中的分类存在较大差异。各国人参中农残限量标准数量和涉及农药种类相差较大，我国人参标准数量和农药种类远远小于欧盟、韩国和日本。欧盟对人参根规定了476种限量标准（包括欧盟禁用农药74种），其中农药222种。加拿大对人参根规定了36种农药残留限量。日本将人参归类到其他蔬菜，制定了300项限量标准。韩国针对鲜参、干参、人参提取物等规定了108种农药338项限量标准，涉及农药108种，其中农药11种。国际食品法典委员会针对人参、干参和人参提取物制定了14项标准，涉及7种农药。另外，由于限量水平不同，各国人参农药限量水平存在差异，中国对嘧菌酯的限量标准严于日本，但较欧盟、国际食品法典委员会、韩国、加拿大宽松；而苯醚甲环唑限量与韩国相同，严于欧盟和日本，较国际食品法典委员会宽松。

2.人参中农药残留的特征

随着农药种类的不断增加，科研工作者对人参中农药残留种类的研究也在不断深入。目前有机氯类、有机磷类、拟除虫菊酯类依然是关注的热点。人参所用到的有机氯农药，目前主要有六氯环己烷（简称六六六或BHC）、双对氯苯基三氯乙烷（简称滴滴涕或DDT）以及五氯硝基苯（简称PCNB）等。如长白山地区在20世纪60年代发生过松毛虫灾害，曾用飞机喷洒过有机氯农药六六六和滴滴涕，因其直接作用于动物神经系统，杀虫效果显著，但其具有降解慢、毒性强等特点，施用后对环境造成潜在威胁，直接影响产区环境安全，食用有机氯超标的人参产品会诱导人体产生"三致效应"和遗传毒性。虽然这些农药我国于1983年已经停止生产，1984年停止使用，但目前仍有少量违规生产和使用。由于有机氯具有半衰期长、难降解的特点，施用过有机氯农药的区域在土壤中仍有一定的残留污染，后期即便更换为可降解新型农药，人参中仍会有较高的有机氯残留。在查阅关于农残超标的文献时发现，大多数文献为有机氯类农药，如表1–8。

表1–8　近年人参农药超标情况统计

年限	参考限量标准	检测技术	检测农药种类	超标农药种类
2006	2005 版《中国药典》	毛细管气相色谱法	滴滴涕、六六六、五氯硝基苯	滴滴涕、六六六、五氯硝基苯
2006	2005 版《中国药典》	气相色谱	滴滴涕、六六六、五氯硝基苯	五氯硝基苯
2008	2005 版《中国药典》	气相色谱	四氯硝基苯、五氯硝基苯、六氯苯、七氯、环氧七氯、艾氏剂、反式氯丹、顺式氯丹	四氯硝基苯、六氯苯、五氯硝基苯
2001	2000 版《中国药典》	气相色谱	滴滴涕、六六六	滴滴涕、六六六
2013	2000 版《中国药典》	气相色谱	滴滴涕等 117 种	敌菌丹、棉隆、仲丁威、氟氯氰菊酯等
2015	地理标志产品吉林长白山人参（GB/T19506—2009）	气相色谱法	滴滴涕、六六六、五氯硝基苯	滴滴涕、六六六、五氯硝基苯
2018	2015 版《中国药典》	气相色谱—串联质谱	涕灭威等 192 种	五氯硝基苯
2020	2015 版《中国药典》	气相色谱法	滴滴涕、六六六、五氯硝基苯	滴滴涕、六六六、五氯硝基苯

有机磷类农药主要针对金针虫、蛴螬、地老虎等危害人参根部的地下害虫防治效果极佳，且具有廉价、高效和低生物累积性等优点。2013年通过对吉林省不同种类、不同产地、不同加工环节人参产品中农药残留普查测定发现，吉林省各地区人参产品中有18种（共检测了81种）有机磷类农药检出，结合实际调研发现目前在人参种植和生产过程中仍有部分农户违规使用。

拟除虫菊酯类农药被作为有机氯、有机磷类农药的替代品而广泛应用于人参生产、运输和贮存等农业生产过程中。人参原料中检出微量氯氰菊酯、溴氰菊酯，虽未超标但需警示。雷军等发现红浸膏中农药残留较为严重，特别是拟除虫菊酯农药氰戊菊酯含量最高，成为出口主要限制因素。近年来研究发现，拟除虫菊酯类农药属于中等毒性药物，可干扰人体内分泌，严重危害人类生命健康，其残留问题日益突出，逐渐引起人们的重视。

随着耐药性的产生以及农药使用政策的限制，农药种类也随之变化，酰胺类、二羧酰亚胺类、三唑类等新型农药已投入人参病害的防治中，新型农药的使用可以提高病虫害防治能力，比如丙环唑、嘧菌环胺和丙森脲氰可以有效控制人参黑斑病，但也造成人参中农药残留种类过多的问题。单纯分析有机氯类、有机磷类、拟除虫菊酯类农药已无法满足市场对人参农药残留监测、监管的需求，多农药残留联合检测技术，可以实现复杂样本的抗基质干扰，满足多种农药残留的同时检测。

3.人参国内外农药残留标准

（1）人参农药最大残留限量国家标准

我国现行中药质量国家标准——2020版《中国药典》第四部"药材和饮片检定通则"中规定，药材及饮片（植物类）中33种禁用农药（55个化合物单体）不得检出。GB2763—2021《食品中农药最大残留限量标准》对人参中31种农药进行了最大残留限量，限制农药多数为低毒、降解周期较短的农药，其中，胺苯吡菌酮、丙森锌、代森铵、代森联、代森锰锌、代森锌、福美双、福美锌、嘧菌酯限制检测样本为鲜参，百菌清、氟噻唑吡乙酮、嘧霉胺限制检测样本为干参。另外，噁霉灵、氟吗啉、氟噻唑吡乙酮、双炔酰菌胺为临时限量。

表1-9　我国人参农药最大残留限量

序号	中文名	通用名	最大残留量（mg·kg⁻¹）
1	胺苯吡菌酮	Fenpyrazamine	鲜 0.7
2	百菌清	Chlorothalonil	鲜 2，干 2
3	苯醚甲环唑	Difenoconazole	干 0.5
4	吡唑醚菌酯	Pyraclostrobin	鲜 0.2，干 0.5
5	丙环唑	Propiconazole	鲜 0.1，干 0.1
6	丙森锌	Propineb	鲜 0.3
7	代森铵	Amobam	鲜 0.3
8	代森联	Metiram	鲜 0.3
9	代森锰锌	Mancozeb	鲜 0.3
10	代森锌	Zineb	鲜 0.3
11	噁霉灵	Hymexazo	鲜 1*，干 0.1*
12	氟硅唑	Flusilazole	鲜 0.2，干 0.3

续表

序号	中文名	通用名	最大残留量（mg·kg⁻¹）
13	氟吗啉	Flumorph	鲜 0.05*，干 0.1*
14	氟噻唑吡乙酮	Oxathiapiprolin	干 0.15*
15	福美双	Thiram	鲜 0.3
16	福美锌	Ziram	鲜 0.3
17	甲霜灵和精甲霜灵	Metalaxyl	鲜 0.2，干 0.2
18	精甲霜灵	Metalaxyl-M	鲜 0.2，干 0.2
19	氯氟氰菊酯	Cyhalothrin	鲜 0.05，干 0.2
20	高效氯氟氰菊酯	Lambda-Cyhalothrin	鲜 0.05，干 0.2
21	醚菌酯	Kresoxim-Methyl	鲜 0.1，干 0.1
22	嘧菌环胺	Cyprodini	鲜 0.1，干 0.2
23	嘧菌酯	Azoxystrobin	鲜 1
24	嘧霉胺	Pyrimethanil	干 1.5
25	双炔酰菌胺	Mandipropamid	鲜 0.2*，干 2*
26	霜霉威	Propamocarb	鲜 0.2，干 0.5
27	霜霉威盐酸盐	Propamocarbhydrochloride	鲜 0.2，干 0.5
28	戊唑醇	Tebuconazole	鲜 0.15，干 0.4
29	烯酰吗啉	Dimethomorph	鲜 0.1，干 0.5
30	乙霉威	Diethofencarb	鲜 0.2
31	唑菌酯	Pyraoxystrobin	鲜 0.1*，干 0.1*

* 为临时限量。

（2）人参农药最大残留限量国际标准

欧盟、韩国和日本制定的农药残留标准大多比中国严格，主要表现在以下2个方面：一是种类多，中国仅对其中的31种农药进行了限量规定，而在韩国的现行版食品中农药残留最大限量（2012版）中针对人参检测了67种农药，包括斯德哥尔摩公约中已明令禁止使用的农药，如六六六、DDT等。欧盟对人参根规定了389种农药的限量标准，日本肯定列表制度中将人参归类到"胡萝卜"中，规定了285项农药残留检测项；二是限量低，中国农残限量大多比韩国、日本和欧盟的高，如农药霜脲氰在中国现行有效的标准中其残留的最大限量为0.5 mg·kg⁻¹，而韩国对人参

的规定是不得 > 0.2 mg·kg^{-1}，欧盟与日本则要求低至 0.05 mg·kg^{-1}。

人参质量安全是其入药和产品开发的前提，随着人参农药残留相关的研究愈加完善，从农残检测技术到相关质量标准的制定，不断推动着人参产业的健康发展。新型光谱技术、生物传感器技术和新离子化便携式质谱等的不断研发，必将为未来人参农药残留快速检测提供支撑。为推进人参高质量发展，降低农药残留风险，今后需要推进以下三方面工作：①加强新型低毒低残农药筛选及农药登记库动态更新：大健康产业的刚性需求及人参作为食药资源立法后，不断扩大市场需求，庞大的市场需求量对人参质量和产量都提出了新的挑战。在当前阶段，人参种植过程中病虫害有效防控仍需要使用农药，但是对农药毒性和残留时间提出更高的要求。因此，下一步对新型低毒低残农药筛选仍是重中之重，同时动态调整人参农药登记库，满足人参种植需求。②开展农药降解机制研究并研发相应伴侣产品：对人参常用的广谱新农药开展降解机理研究，明确其降解条件，通过物理降解、化学方法及特殊降解微生物筛选等多重手段筛选特定农药定制降解伴侣，有效降低农药残留和危害。③探明人参病虫害生物学特性并制定病害防控生态调控技术：人参病虫害发生及流行与人参生长年限及生育期、病虫害种类及环境因素有关。通过在不断解析病虫害发生机制的基础上，综合利用"压绿、作床、间套种、遮阴、避雨"等栽培手段实现人参生长过程中"温光水肥气"等生长全要素调控，辅以低残农药、农药伴侣使病虫害发生维持在较低水平，为人参高质化栽培赋能。

（二）金银花农药残留的研究进展

金银花（*Lonicera Japonica* Flos）是全国40种常用大宗中药材之一，全国种植面积超过100万亩，产量及需求量均超过万吨。药材来源基本为人工种植，主要产区包括山东、河北和河南，湖南、湖北、甘肃、宁夏、四川等省市亦有分布。金银花在生产过程中主要发生的病害有7种，其中常见地上部病害为白粉病、忍冬褐斑病、炭疽病、锈病和叶斑病，常见地下部病害为根腐病和白绢病；主要虫害有蚜虫类、忍冬尺蠖、咖啡虎天牛、芳香木蠹蛾、豹纹木蠹蛾、银花叶蜂、红蜘蛛、蛴螬等共计2纲9目57种。为减少病虫害，提高金银花产量，金银花生产者通常采取施用农药的方式来控制病虫害的发生与发展。但生产用药缺乏科学指导，造成水土污染，影响生态环境，也会导致金银花农药残留超标，造成安全隐患。因此，金银花农药残留是限制金银花品质及产业健康持续发展的瓶颈。

1.金银花中农药残留的研究历史

以金银花、农药残留、有机磷、有机氯、杀虫剂、杀菌剂、除草剂、风险评估及其对应英文为关键词，对 CNKI、万方、ScienceDirect、PubMed 等数据库进行检索，排除金银花复方颗粒及消解动态等研究文献，共筛选出8篇英文文献和54篇中文文献。从检索结果可见，金银花的农药残留问题从20世纪90年代开始受到关注，并在近年来成为研究热点，其中第一篇研究论文发表于1996年，截至2000年共检索到2篇文献，分别为有机氯农药和有机磷农药残留情况的报道；2000~2005年共有6篇文献报道；2006~2010年共有7篇文献报道；2010~2015年共有18篇文献报道，并于2015年首次在国际期刊上报道金银花农药残留的研究；2016年至近年共29篇相关报道，其中7篇英文期刊报道。从文献研究内容来看，主要包含农药残留含量分析（26篇）、农药残留检测方法建立（12篇）、农药残留现状调研（13篇）、健康风险评估（11篇）等4个方向。

2.金银花中农药的残留特征

随着农药种类的不断增加和检测条件的不断进步，科研工作者对金银花中农药残留种类的研究也在不断深入和完善。

（1）金银花中农药残留特征主要可以分为4个方面

1）有机氯类农药残留：有机氯是一类广谱杀虫剂，在金银花等中药材早期种植过程中普遍使用。但其易在体内蓄积，严重危害人体健康，大部分品种已于1983年被全面禁止生产和销售，由于其早期使用量大、半衰期长、残留量大及违法使用等原因，使得该类农药直到2010年仍是金银花农药残留研究的重点，时至今日仍有检出，其中又以六氯环己烷（六六六，BHC）、双对氯苯基三氯乙烷（滴滴涕，DDT）、五氯硝基苯（PCNB）和硫丹等问题最为突出。如2018年李嘉欣对64个样品中的有机氯农药残留进行检测，硫丹检出率为1.6%；2016年顾炎对42批样品中29种有机氯类农药进行检测，包括六六六和滴滴涕在内的10种有机氯类被检出。

2）有机磷类农药残留：有机磷类农药是一类高毒杀虫剂，由于其高效、廉价及低生物累积性的特点，在金银花种植过程中被广泛使用。有机磷农药中毒已成为我国严重的健康问题，虽然部分有机磷类农药已被禁用，但包括毒死蜱、甲拌磷、乐果、二嗪磷、甲基对硫磷、马拉硫磷、水胺硫磷、杀扑磷、丙溴磷、三唑磷等在内的有机磷农药仍有检出。如2016年顾炎对60个批次金银花样品中的54种有机磷农药进行检测，结果表明敌敌畏、马拉硫磷、毒死蜱和水胺硫磷4种农药被检出，其中毒死蜱的检出率达到38.3%；2018年李嘉欣对64个金银花样品中的23种禁限用有机磷类农药进行检测，共检出禁限用有机磷农药6种，检出率分别为毒死蜱41%、氧乐果23%、三唑磷11%、甲基异柳磷6.3%、甲胺磷1.6%、水胺硫磷1.6%。

3）拟除虫菊酯类农药残留：拟除虫菊酯类农药因杀虫谱广、效果好、低残留、无蓄积作用等特点，近20年被广泛用于金银花种植过程中的虫害防治，常见农药有甲氰菊酯、氯氰菊酯等。虽然该类农药低残留、易降解，但时有检出报道。如2005年李丽青研究发现金银花中甲氰菊酯、氯菊酯和氯氰菊酯存在超标现象。2015年田丽梅对9个不同产地的金银花样品中拟除虫菊酯类农药残留进行检测，部分产区有氟氯氰菊酯、联苯菊酯、溴氰菊酯检出。

4）多类型农药残留：随着耐药性的产生以及农药使用政策的限制，农药种类也随之变化，戊唑醇、苯醚甲环唑、烯啶虫胺和虫螨腈等新型农药已投入到金银花病害的防治中。新型农药的使用可以提高病虫害防治能力，但也造成了金银花中农药残留种类过多的问题。单纯分析有机氯类、有机磷类、拟除虫菊酯类农药已无法满足市场对金银花农药残留监测、监管的需求，多农药残留联合检测技术可以实现多种农药残留的同时检测，针对不同中药材等复杂样本的抗基质干扰能力强，被收录于2020版《中国药典》中。

（2）金银花农药残留地域特征

金银花农药残留研究的文献多集中在山东、河南、河北等金银花主产区，甘肃、宁夏、湖南、贵州、陕西也有少量文献报道（表1–10）。文献统计结果显示，全国不同产地金银花均存在一定农药残留检出的现象，且均以有机氯类、有机磷类和拟除虫菊酯类杀虫剂为主，这与金银花种植过程中蚜虫、尺蠖、红蜘蛛、蛴螬等虫害高发有关。如李嘉欣对来自山东、河南和河北等地共64个金银花样品进行有机氯及拟除虫菊酯类农药进行检测，样品总体农药残留检出率达到29.7%，检出种类包括硫丹、氰戊菊酯、氟虫腈；武国庆对甘肃定西的金银花有机氯残留进行测定，有六六六和滴滴涕被检出；梁金良对贵州产金银花农药残留进行检测，有六六六被检出；何芳对陕西产金银花多农药残留进行检测，有滴滴涕、六六六、甲基嘧啶磷、毒死蜱等被检出。

表1-10　不同产区金银花农药残留检出情况统计

年份	地区	检出种类
2018	山东、河南、河北	硫丹、氰戊菊酯、氟虫腈
2016	山东、河南、河北、四川、湖北、浙江、湖南、重庆、广西、安徽、江苏、辽宁	氯氰菊酯、氯氟氰菊酯、氰戊菊酯、啶虫脒
2016	山东、河南、河北、安徽、重庆、四川、湖南	敌敌畏、马拉硫磷、毒死蜱和水胺硫磷
2017	河南	戊唑醇
2015	贵州	六六六
2017	甘肃	六六六、滴滴涕
2013	陕西	残杀威、敌敌畏、四氯硝基苯、呋喃丹、六六六、甲基嘧啶磷、毒死蜱、滴滴涕等

3.国内外农药残留限量标准

我国现行中药质量国家标准2020版《中国药典》四部"药材和饮片检定通则"中规定药材及饮片（植物类）中33种禁用农药（55个化合物单体）不得检出，但没有对金银花农药残留限量做出附加限定。与《中国药典》相比，GB2763—2021《食品中农药最大残留限量标准》对金银花农药残留限量更全面、更严格，其在药用植物分类中对金银花阿维菌素、吡虫啉等44种农药的最大残留限量（MRL）和每日允许摄入量（ADI）进行规定，其中克百威和甲磺隆的最大残留限量为0.02 mg·kg^{-1}，均低于药典规定。在国际上，目前尚没有针对金银花药材的农药残留限量标准，多参考草药或茶叶的通用限量标准，不同国家和地区的植物药农药残留限量标准也有不少差距。随着我国金银花出口的门槛越来越高，也暴露出严重的农药残留超标问题，其主要原因是缺少一套既符合中国国情又能与国际接轨的农药残留限量标准体系。对比国外农药残留标准，我国的农药残留标准主要存在两方面的问题：一是种类偏少，如《食品中农药最大残留限量标准》中规定金银花需检测的农药残留种类为44种，《欧洲药典》则需要检测162种；二是限量高，我国中药材农药残留限量值在很多种类上高于CAC等国际标准限量，这也是我国出口中药材在农药残留方面不合格的重要原因。

4.金银花农药残留风险评估

金银花具有药食同源的属性，在居民的膳食体系中发挥了重要的作用，因此对金银花农药残留进行风险评估，对保证金银花的安全使用和民众健康安全具有重要的意义。近5年来，我国学者针对金银花农药残留进行了多项膳食风险评估的研究，如王鹏思采用点评估的方法对金银花残留农药进行了膳食风险评估，以危害指数（hazard index，HI）计算金银花残留农药的膳食风险，结果表明其危害指数（HI）均小于100%，处于可接受范围，但甲维盐、氧果乐、氟虫腈等11种农药为高风险农药，需要重点关注。Li J等研究发现，用农药残留污染水平占每日可接受摄入量（ADI）百分比的方法，对金银花中农药进行风险评估，结果表明不同农药残留的ADI范围为6.66×10^{-6}~3.27%，其中氧乐果和三唑醇超过未观察到不良反应水平（NOAEL）标准，需要引起重视。WUP等采用急性危险指数法（HQ_a）对我国不同产地金银花137种农药残留的健康风险进行评估，结果表明克百威的HQ_a为1.54，超过限量标准（$HQ_a < 1.0$），可能会对胎儿、婴儿、孕妇等特殊人群构成潜在的急性健康风险，同时杀虫剂对儿童和特殊人群的复合急性危险指数（HI_a）分别为1.34和3.36，均超过限量标准，可能会对上述人群构成潜在的急性健康风险。虽然上述研究采用的方法及参考标准不同，所得结果也有差异，但我们必须重视金银花农药残留可能引起的健康风险，并在后期研究中尽快制定符合金银花使用习惯的健康风险评估方法及参考标准。

（三）三七农药残留的研究进展

三七 *Panax notoginseng*（Burk.）F. H. Chen，喜阴，是我国名贵的中药材，生产中通常采用搭建遮阳棚的方式营造阴生环境，但这也造成了三七种植地容易滋生病菌和发生病害，是加剧三七生产障碍的主要限制因素。为提高三七的存苗率和产量，三七生产中普遍采取施用农药的方式控制病虫害的发生与发展。但由于缺乏科学用药指导，滥用农药现象普遍，不仅会污染环境，农药残留物还会对食用者造成健康危害。

1.三七常见病害用药调查及三七中药农药残留研究概况

本研究调查发现三七生产中实际发生的病害主要有黑斑病、圆斑病、根腐病、灰霉病、炭疽病、疫霉病、白粉病、立枯病等，上述病害与李宏伟等报道的三七种植中常见8种病害相吻合，说明三七种植从业人员对三七病害具有较高的辨别能力，同时也与云南省地方标准——三七病害的诊断及防控规范中涉及的三七病害相一致，能够为合理用药奠定坚实的基础。上述病害发生规律、危害及传播途径见表1-11。

表1-11　三七病害发生规律及危害

病害名称	病原菌学名	危害症状	发生规律
黑斑病	人参链格孢菌（*Alternaria panax*）	三七茎、叶、花轴、果柄的幼嫩部受害严重。叶部受害，多由叶尖、叶缘产生近圆形或不规则形水浸状褐色病斑；茎、叶柄、花感病，多发生于近茎顶、茎基部、叶柄轮生处或花轴，初呈针尖大小的褪色病斑，继现近椭圆形浅褐色病斑，以后色泽逐渐加深，并向上下扩展，病斑凹陷并产生黑褐色霉状物，严重时扭折而枯萎	三七黑斑病的发生与温度和湿度的关系较为密切，高温高湿多发病。当日平均温度在18 ℃以上，空气相对湿度达65%以上，即持续2~3天小雨天气或日降雨量达15 mm以上时，黑斑病即可发生，并且发病率随降雨量和降雨次数的增加而增加。该病害发病初期，病株零星出现，而到中后期则具有明显的发病中心
圆斑病	槭菌刺孢菌（*Mycocentrospora acerina*）	三七茎、叶受害严重。叶片病斑初期呈水渍状，而后变为黑褐色圆形，有明显轮纹，病健交界处可见黄色晕圈，最后病斑合并脱落或腐烂。叶柄和枝柄受害则暗褐色水渍状缢缩、脱落，茎秆受害后病斑变褐、折垂，潮湿环境下病斑表面生稀疏白色霉层即孢子层	三七圆斑病的发生与温度和湿度的关系较密切，低温高湿多发病，且发病率随产区海拔的升高而增加。当日均温在21 ℃以下时，空气相对湿度达80%以上，持续2~3天小雨天气或日降雨量达15 mm以上时，圆斑病即可发生，且发病率随产区海拔的升高而增加，主要集中于海拔1700 m以上的高山地区。该病害发病初期，病株零星发生，而到中后期则具有明显的发病中心
根腐病	腐皮镰刀菌（*Fusarium solani*），假单胞杆菌（*Pseudomonas*sp.），毁坏柱孢（*CyLindrocarpon destructans*），恶疫霉（*Phytophthora cactorum*），细链格孢（*Alternaria tenuis*）	发病初期地上部分正常或叶脉稍黄，或仅顶端略萎垂，但早晚尚可恢复；发病初期根尖出现黄色水渍状斑点，后期变黑褐色，根皮湿腐，内部逐渐软腐呈灰白色浆液状，有腥臭或腐臭味；病情继续发展，则三七植株单个叶片甚至相邻的两个叶片也变黄，或茎、叶萎蔫下垂，整株枯死	多种病原菌致病导致全年均可发生。病菌极具侵染性，主要通过病土、带菌流水、种子及种苗带菌传播
灰霉病	灰葡萄孢（*Botrytis cinerea*）	发病时，植株下部叶片会出现灰褐色霉层，霉层外缘呈黄色，当叶片接触到地面时，会呈现出褐色水浸状病斑，最后导致全株萎蔫死亡	灰霉病病菌多侵染三七叶，发生于低温高湿的季节
疫霉病	恶疫霉（*Phytophthora cactorum*）	三七植株叶片受害时，先于叶尖或叶缘开始出现水浸状病斑，病健分界不明显，以后病部迅速扩大，最后全叶或从主叶脉两侧大部分软腐披垂；发病后若遇持续降雨，可在病健交界处看到稀薄的霉状物，即病菌的孢囊梗和孢子囊	病原菌以菌丝体和卵孢子在三七病残体和土壤中越冬；翌年条件合适时，以菌丝直接浸染三七根部，或形成大量游动的孢子囊传播到地上部浸染茎、叶发病；风、雨和农事操作会加重病害传播

病害名称	病原菌学名	危害症状	发生规律
炭疽病	胶孢炭疽菌（*Colletotrichum gloeosporioides*），黑线炭疽菌（*Colletotrichum dematium*）	三七整个生长期均可受病，主要侵染植株叶、叶柄、茎及花果。发病严重时叶片病部破裂穿孔，叶柄和茎会发生倒折，花果干瘪、肿烂	病菌主要寄生在种子或残留株叶上越冬进行侵染，次年通过风雨等条件传播
白粉病	粉孢霉菌（*Oidium* spp）	叶、花、果均可受害。被害叶片初期褪绿黄化，叶片正面产生不规则黄斑，叶背生出灰白色霉层；花盘被害出现"灰盘"；茎秆受害初期出现灰白色小斑点，渐扩大为较大的灰斑	白粉病菌主要依靠气流进行传播。其发生的最适温、湿度条件为温度 20 ℃左右，湿度约 70%
立枯病	立枯丝核菌（*Rhizoctonia solani*）	主要危害三七种芽及幼苗；感病种芽变黑褐色；感病三七幼苗，在假茎（叶柄）基部出现黄褐色水渍状条斑；随病情发展变暗褐色，最后病部缢缩，幼苗折倒死亡	高温少雨的月份易发；发病部位在距表土 3~5 cm 的干湿土交界处

针对三七同种病害，不同三七种植者与农药销售人员有着不同的治疗方案，因而导致农药使用上的巨大差异。本研究对每种病害使用频率在 3 次以上的农药类别进行整理，获得的三七主要病害防治用药类别：①黑斑病防治农药类别主要是三唑类、喹啉类、硫代氨基甲酸酯类、甲酰胺类等；②圆斑病防治农药类别主要是三唑类、甲酰胺类、甲氧丙烯酸酯类、抗生素类等；③根腐病防治农药类别主要是硫代氨基甲酸酯类、缩羧基丙氨酸类、苯基吡咯类、生物菌类等；④灰霉病防治农药类别主要是甲酰胺类、嘧啶胺类、抗生素类、二羧酰亚胺类等；⑤疫霉病防治农药类别主要是乙基脲类、噁唑烷二酮类、氰基咪唑类、吗啉类、三唑类唑烷酮类等；⑥炭疽病防治农药类别主要是咪唑类、溴代氰烷烃类、醌类、三唑类等；⑦白粉病防治农药类别主要是甲氧丙烯酸酯类、三唑类、硫代氨基甲酸酯类、羟基嘧啶类等；⑧立枯病防治农药类别主要是唑烷酮类、缩羧基丙氨酸类、吗啉类、硫代氨基甲酸酯类等（表 1-12）。

表 1-12　三七病害防治农药的化学成分分类

病害	化学类别	化学名称
黑斑病	三唑类	苯醚甲环唑
		吡唑醚菌酯
	喹啉类	喹啉铜
		喹啉噻灵
	硫代氨基甲酸酯类	代森锰锌
		代森铵
	甲酰胺类	噻呋酰胺
	吗啉类	烯酰吗啉
	抗生素类	春雷霉素
		多抗霉素
圆斑病	三唑类	苯甲丙环唑
		苯醚甲环唑
		戊唑醇
		氟硅唑
	甲酰胺类	啶酰菌胺
	甲氧丙烯酸酯类	肟菌酯
	抗生素类	多抗霉素
根腐病	硫代氨基甲酸酯类	福美双
		甲基硫菌灵
	缩羰基丙氨酸类	精甲霜灵
	苯基吡咯类	咯菌腈
	生物菌类	枯草芽孢杆菌
	甲氧基丙烯酸酯类	嘧菌酯
灰霉病	甲酰胺类	啶酰菌胺
	嘧啶胺类	嘧霉胺
	抗生素类	多抗霉素
	二羧酰亚胺类	异菌脲
		腐霉利

续表

病害	化学类别	化学名称
疫霉病	乙基脲类	霜脲氰
	氰基咪唑类	氰霜唑
	噁唑烷二酮类	噁唑菌酮
	硫代氨基甲酸酯类	丙森锌
		代森锌
		代森锰锌
		福美双
	吗啉类	烯酰吗啉
	三唑类	苯醚甲环唑
		戊唑醇
		吡唑醚菌酯
	二羧酰亚胺类	异菌脲
	甲酰胺类	啶酰菌胺
	二硝基苯胺类	氟啶胺
	酰亚胺类	克菌丹
	唑烷酮类	噁霉灵
	抗生素类	多抗霉素
炭疽病	咪唑类	咪鲜胺
	溴代氰烷烃类	溴菌腈
	醌类	二氰蒽醌
	三唑类	苯醚甲环唑
		吡唑醚菌酯
	甲氧丙烯酸酯类	肟菌酯
	硫代氨基甲酸酯类	甲基硫菌灵
		代森联
		代森锌
白粉病	甲氧丙烯酸酯类	肟菌酯
	三唑类	戊唑醇
		三唑酮

续表

病害	化学类别	化学名称
白粉病	硫代氨基甲酸酯类	甲基硫菌灵
	羟基嘧啶类	乙嘧酚
	甲氧基丙烯酸酯类	烯肟菌胺
立枯病	唑烷酮类	噁霉灵
	缩羰基丙氨酸类	精甲霜灵
	吗啉类	烯酰吗啉
	硫代氨基甲酸酯类	福美双
	苯基吡咯类	咯菌腈

以三七、农药残留、有机磷、有机氯、杀虫剂、杀菌剂为关键词，对 CNKI、万方、ScienceDirect、PubMed 等数据库进行检索，经过排除有关农残消解动态类和农药清除类文章，共筛选出 35 篇中文文献和 5 篇外文文献。从检索结果可见，三七中农药残留的检测相关文章，最早发表于 1981 年，截至 2005 年共检索到 3 篇文献，均为检测有机氯类农药的残留；2006~2010 年共有 7 篇文献报道，2011~2016 年共有 9 篇文献，2016 年至今共 21 篇相关报道；5 篇外文文献全部集中在最近 5 年时间，2018 年首次在国际期刊上报道三七农残问题。从文献研究内容来看，主要包含检测方法建立及样品分析（26 篇）、市场调查分析（10 篇）和膳食风险评估（4 篇）三个方向。从报道数量上看，1980~2021 年的 40 年间仅有 40 篇文献报道，可见三七药材农药残留研究仍不足。

2.三七农药残留的特征

（1）有机氯类农药

有机氯类农药作为最早投入到三七种植中的农药，是早期重点检测对象。以六六六、滴滴涕和五氯硝基苯等为代表的有机氯类农药使用较为普遍，虽然中国政府早已规定禁止使用滴滴涕、六六六等有机氯农药，但由于此类农药结构稳定，且在早期农业生产中投入量较大，极易吸附在土壤中，并转移至作物中，目前三七中仍有检出甚至超标。2006 年马虹英等利用毛细管气相色谱法对三七粉中的滴滴涕、六六六和五氯硝基苯进行测定，对标《药用植物及制剂进出口绿色行业标准》（WM/T2—2004），抽查的 7 个样品中有 3 批农残超标。2014 年，分析了 16 个三七炮制品中的9种有机氯残留情况，有5批样品的总滴滴涕残留量超过2010版《中国药典》标准，但此后再未见有关六六六和滴滴涕残留超标的文献报道。2008年和2015年对市场上销售的三七产品进行五氯硝基苯残留量监控，结果表明，2008年所采的24个三七样品中有4个样品检测出了五氯硝基苯残留，均超过日本标准。2015年三七中五氯硝基苯的检出率为97.5%，对标《地理标准产品 文山三七》（GB/T19086—2000），超标率为32.5%。对90批三七中共201种农药检测，其中五氯硝基苯检出率为84.4%，有11个样品超过了欧盟《关于植物源和动物源食品和饲料中的农药最大残留》（EC 396/2005）规定的最大残留限量（MRL），36个样品超过了无公害三七药材及饮片的农药残留与重金属及有害元素残留限量（T/CATCM 003—2017）标准。

（2）有机磷类农药

相较于半衰期较长的有机氯农药，有机磷农药具有较低的生物累积性和快速的生物降解性，在作物和土壤环境中残留时间较短，从施药到11月份左右的三七收获季期间，有机磷类农药经过降解后最终残留浓度通常较低，但这类农药大多具有较高的毒性，仍是三七质量安全重点监测对象。在《中国药典》33种禁用农药名单中，有19种农药属于有机磷类。罗莉等建立了三七中12种有机磷类农药的气相色谱检测方法，并从文山、泸西和弥勒产地的三七中检测到了二嗪农、马拉硫磷和对硫磷三种有机磷农药，虽然当时中国并未对这三种农药做出限量标准，但对硫磷已被规定为多种作物中禁用农药。谭福能等采用固相萃取和气相色谱的方法检测了三七中辛硫磷、乐果、对硫磷、甲胺磷和敌敌畏5种有机磷农药的残留情况，检测到了敌敌畏和乐果两种农药，检出率分别为40%和20%，检出浓度均低于人参等中药材在《中国药典》上的限量标准。

（3）氨基甲酸酯类农药

氨基甲酸酯类农药是一类广谱性农药，作为杀虫剂、杀菌剂、除草剂等投入到农业生产中，比有机磷农药具有更高的安全性和更快的生物降解能力，各种细菌和真菌都能快速降解氨基甲酸酯类农药，被作为有机磷类农药的替代物投入到农药生产中，但关于此类农药在三七中的残留报道较少。张举成等建立了在三七中同时检测6种氨基甲酸酯类农药的高效液相色谱法，但并未在三七样品中检测到此类农药的残留。2019年，三七中丙环唑、噁霜灵、腈菌唑、醚菌酯、腐霉利、多菌灵、嘧霉胺、苯醚甲环唑、甲霜灵9种杀菌剂污染状况，多菌灵属于氨基甲酸酯类农药，在62批三七样品中的检出率达到100%，对标《云南省食品安全地方标准》（DBS

53/024—2017），有3个样品中的多菌灵含量超标。

（4）拟除虫菊酯类农药

拟除虫菊酯类农药是目前广泛用于农业生产中的一类农药，较过去的农药相比具有更高的杀虫能力和更低的毒性，适用于投入到三七等多年生作物的种植中。对100个三七样品中203种农药进行了检测，共检出了高效氯氟氰菊酯、氯氰菊酯、氟氯氰菊酯、联苯菊酯和氰戊菊酯5种拟除虫菊酯类农药，高效氯氟氰菊酯和氯氰菊酯是检出率最高的两类农药，检出率分别为79%和65%。方翠芬等建立了同时检测三七中24种农药残留的方法，并对35批三七片和21批三七胶囊进行测定，共检出17种农药残留，其中包括氟氯氰菊酯、氰戊菊酯和氯菊酯三种拟除虫菊酯类农药，检出率分别为89.3%、25%、8%。从90批三七中同时检出溴氰菊酯、氟氯氰菊酯和氯氰菊酯三种拟除虫菊酯类农药，检出率分别为1.1%、12.2%和53.3%，对标《无公害三七药材及饮片的农药残留与重金属及有害元素残留限量》T/CATCM 003—2017合格率分别为98.9%、97.8%和94.5%。由此可见，拟除虫菊酯类农药在三七中使用频繁，检出率较高，但残留量较低，能够达到较高的合格率。

但随着部分农药的禁用和被替换，滴滴涕、六六六、对硫磷、有机氯、有机磷类农药超标问题近年来已被杜绝，烯酰吗啉、腐霉利、丙环唑、苯醚甲环唑等农药检出率越来越高，甚至出现超标现象（表1-13）。

表1-13　三七农药残留超标情况

年限	参考限量标准	检测技术	检测农药种类	超标农药种类
2006	2000版《中国药典》	GC	六氯苯、艾氏剂、狄氏剂、六六六、滴滴涕	六氯苯
2006	《药用植物及制剂进出口绿色行业标准》WM2—2001	GC	六六六、滴滴涕、五氯硝基苯	六六六、滴滴涕、五氯硝基苯
2007	《药用植物及制剂进出口绿色行业标准》WM2—2001	GC	六六六、滴滴涕	六六六、滴滴涕
2008	日本"肯定列表制度"	GC	五氯硝基苯	五氯硝基苯
2010	2010版《中国药典》	GC	六氯苯、五氯硝基苯、滴滴涕、六六六、甲基五氯苯硫醚、七氯、艾氏剂、环氧七氯、氧化氯丹	五氯硝基苯

年限	参考限量标准	检测技术	检测农药种类	超标农药种类
2014	2010 版《中国药典》	GC-MS	9 种有机氯农药	滴滴涕
2015	《地理标志产品 文山三七》GB/T 19086—2008	GC	五氯硝基苯	五氯硝基苯
2016	欧盟、日本、美国、韩国标准综合考量	GC-MS/MS LC-MS/MS	203 项农药残留	烯酰吗啉、腐霉利、戊唑醇、五氯硝基苯、甲霜灵、丙环唑、氟硅唑、多菌灵、恶霜灵、甲基托布津、霜霉威、百菌清、苯醚甲环唑、嘧霉胺、三唑醇、毒死蜱、功夫菊酯、六氯苯、二嗪磷
2017	2015 版《中国药典》	GC-MS/MS	六六六、滴滴涕五氯硝基苯、腐霉利等 24 项农药残留	五氯硝基苯、腐霉利、六氯苯、甲霜灵、苯醚甲环唑、氯氰菊酯
2019	《药用植物及制剂外经贸绿色行业标准》WM/T 2—2004	GC-MS/MS	五氯硝基苯	五氯硝基苯
2019	《食品安全国家标准 食品中农药最大残留限量》GB 2763—2016	LC-MS/MS	39 种生长调节剂残留	4- 硝基苯酚钠、戊唑醇、多效唑
2019	《食品安全地方标准 干制三七花》DBS 53/023—2017《食品安全地方标准 干制三七茎叶》DBS 53/024—2017《地理标志产品 文山三七》GB/T 19086—2008	GC-MS LC-MS	丙环唑、噁霜灵、腈菌唑、醚菌酯、腐霉利、多菌灵、嘧霉胺、苯醚甲环唑、甲霜灵	苯醚甲环唑、嘧霉胺、甲霜灵、多菌灵、丙环唑、噁霜灵、腐霉利
2020	2019 版《美国药》	GC-MS/MS LC-MS/MS	二硫代氨基甲酸酯类杀菌剂	二硫代氨基甲酸酯类杀菌剂总量
2020	欧盟标准 EC 396/2005	GC HPLC	异丙二酮、乙胺嘧啶、百菌清、五氯硝基苯、异丙咪酮和吡咯烷酮	异丙二酮、异丙咪酮、吡咯烷酮和乙胺嘧啶
2020	《无公害三七药材及饮片 农药与重金属及有害元素的最大残留限量》T/CATCM 003—2017	GC-MS/MS	201 项农药残留	啶酰菌胺、毒死蜱、烯酰吗啉、异菌脲、腐霉利、三唑醇、戊唑醇、五氯硝基苯、氯氰菊酯、氟氯氰菊酯、百菌清、六氯苯、溴氰菊酯、三唑酮、五氯苯胺、四氯硝基苯、丙环唑

3.三七中农药残留风险评估分析

除限量标准外，农药残留风险评估也是保障三七使用安全的重要措施。常用的风险评估方法包括膳食风险评估法、食品安全指数法和健康风险指数法。三七中多采用膳食风险评估法。采用膳食风险评估的方法评估苯醚甲环唑在三七花、块茎和须根中的慢性膳食风险，在推荐剂量下施用4次苯醚甲环唑，28天后，三七花、块茎和须根中的风险熵分别为0.21%、0.052%和0.068%，且收获时，距最后一次施药间隔越久，风险熵越低，不会对消费者造成健康风险。计算百菌清在水稻、小麦、番茄和三七等10种作物中的累积膳食风险，其中累积慢性膳食风险达到76.8%，虽不会造成健康风险，但风险值较高，需引起重视。其中来自三七中的百菌清残留仅占0.37%，代谢物4−羟基百菌清在三七中风险熵为2.4%。评估腈菌唑在三七中的风险熵，在高剂量（135 g·hm^{-2}）施药下，腈菌唑在三七中的估计暴露量为2.85×10^{-6}（mg·kg^{-1}），计算出风险熵仅为0.01%。对50个三七样品中五氯硝基苯和六氯代苯残留进行风险评估，风险熵分别为7.5%和2.3%，虽然上述报告中三七的农药残留风险熵均很小，但由于这类报告较少，且均为单独农药的膳食风险分析，缺少多农药风险评估分析，仍需重视三七农药残留可能引发的食用安全问题。

4.国内外三七农药残留限量标准比较

针对农药残留潜在的风险，多数国家和组织都制定了严格的限量标准，以确保其不会对人类、动物或环境造成不可接受的风险。中国农药残留标准仍处于初步阶段，收录的农药和作物种类较少，欧盟、美国、日本等发达国家的食品安全法规多较中国更为严格，导致中国产品出口时常常无法满足农残限量要求。因而，农药残留问题已成为限制三七产品质量和出口受阻的主要原因，对其国内外市场销售及信誉具有较大影响。了解并比较各国农药残留限量标准，将有利于提高三七质量，保障三七的食用安全，提升国内外市场利润。

（1）中国三七农药残留限量标准

中国现行的三七农药残留限量标准主要有《中华人民共和国药典》《食品安全国家标准 食品中农药最大残留限量》（GB 2763—2021）《药用植物及制剂外经贸绿色行业标准》（WM/T2—2004）和《无公害三七药材及饮片的农药残留与重金属及有害元素残留限量》（T/CATCM 003—2017）。2020版《中国药典》第四部"药材和饮片检定通则"对33种禁用农药（55个化合物单体）做出了药材及饮片（植物类）禁用农药不得检出的统一规定，正文标准中仅对人参、西洋参、甘草、黄芪、人参提取物和红参中少量有机氯类农药规定了残留限度，并未对三七的农药残留进行限定。GB 2763—2021对三七中苯醚甲环唑、丙森锌、代森锰锌、多菌灵和戊唑醇5种农药制定了限量。WM/T2—2004规定了药用植物中六六六、滴滴涕、五氯硝基苯和艾氏剂4种有机氯农药的残留限量。这些标准涉及三七中的农药种类较少，多为有机氯、有机磷类农药，无法对三七中的农药残留做全面的安全评估。T/CATCM 003—2017团体标准参考《中国药典》以及美国、欧盟、日本和韩国等国内外相关标准，对三七中共206种农药制定了限量标准，是我国记载三七农药残留限量最全的标准，但普及度和法律效应不及《中国药典》和GB 2763—2021。

（2）国外三七农药残留限量标准

目前国际上尚无针对三七药材的农残限量标准，相关文献多采用与三七同科同属的人参农残限量标准作为参照。欧盟标准《关于植物源和动物源食品和饲料中的农药最大残留》法规（EC 396/2005）是由欧盟食品安全局统一管理制定的，所有的农药残留限量均可在欧盟农药数据库中查询，要求所有成员国均需遵守相关规定，该法规将人参归为茶、咖啡、草本浸剂、可可和角豆树类，收录了人参中510种农药的限量标准，规定除限量标准及豁免物质外的农药均需遵守0.01 mg·kg^{-1}的限量标准。美国标准汇总于美国联邦法规汇编（*Code of Federal Regulations*，CFR）第40篇"环境保护"的"化学农药在食品中的残留容许量与残留容许量豁免"中，由美国环保局负责标准的制定和更新，该法规制定了人参中24种农药MRLs和一项豁免农药。日本厚生劳动省制定的"肯定列表制度"将人参归到其他素菜类，制定了320种农药在人参中的MRLs，未收录的农药则采用0.01 mg·kg^{-1}的统一标准。国际食品法典委员会的农药MRLs由农药残留联席会议和国际食品法典农药残留委员会共同制定，涉及人参中7种农药和人参提取物中的3种农药。ISO参考欧洲药典和美国药典制定了中药材中69种农药MRLs，未细分作物品种。

三七因药效物质明确和疗效显著而具有极大的国内市场，近年来三七的市场需求量保持在每年3.5万吨左右。控制三七的质量安全是保障三七产业能够持续良性发展的重要基础。同时，随着中医药在国际上影响力的不断增强，三七也走出国门远销欧盟、美国、日韩等国家，面对三七产业的迅速发展，我们应在农残检测、标准制定及监管上做出积极响应。未来三七中的农药残留量不仅需要符合国内的限量标准，还应满足各出口国的相关要求，保障质量安全，确保三七产业健康持续的发展。中国一直在加强对三七中农药残留的研究，从农残检测技术到相关质量标准的制定，不断推动三七产业的进步。过去只能通过简单的色谱技术监控少数农药残留，目前采用色谱–串联质谱法即可同时检测出三七中上百种农药残留。随着对农药管理工作的不断深入，20世纪遗留下的有机氯、有机磷等高危农药在三七中的残留问题已基本解决。如今投入到三七生产中的农药多为高效低毒的新型农药，一定程度上缓解了农药残留超标问题，但并未完全杜绝，仍需引起重视。当前国内中药材农药残留标准所收载农药种类较少，致使部分生产者放松了警惕，降低了对农药使用的严格管控。随着产业的发展愈加成熟和国际市场的不断扩大，三七乃至所有中药材中农药残留的种类和限量标准必然会逐步提高，因而要求三七生产者和从业人员尽早做好应对技术储备。当前应针对三七生产中的常见病害，投入新的农药产品，及时进行残留检测方法的研究与更新，实现三七农残检测与监测的动态调整。同时，应积极开展三七农药残留质量标准的研制工作，在保留标准中已有农药的基础上，增加生产实际中应用的农药，从而提高检测效率。

（四）当归农药残留的研究进展

甘肃岷归种植历史悠久，药材质量上乘，因其质优效佳而闻名中外。近年来，随着中医药大健康产业的蓬勃发展，当归需求量逐年增加。2020年，岷县共种植当归2万公顷，为岷县年创产值21亿元，可见当归产业已然成为甘肃中药材产业的支柱。但伴随当归种植面积的不断扩大，连作、重茬等不合理栽培模式导致当归病虫害发生率日渐提高。目前对当归病虫害的防治主要存在农药依赖严重、农药的误用滥用等现象，随着2020版《中国药典》中药材农药残留检测标准的正式施行，当归现阶段农药残留检出率超过50%，其中尤以甲基异柳磷、甲基对硫磷、克百威、蝇毒磷、甲拌磷、水胺硫磷、4，4'–滴滴滴等品种检出率最高。当归药材的农药残留超标问题已成为当前药材行业的热点问题之一。

1.当归种植过程中的病虫害及农药残留研究概况

在针对当归主产区的产地调查中发现，甘肃岷县、渭源、漳县和宕昌等地麻口病、根腐病、褐斑病、灰霉病、白粉病及菌核病等病害发生严重。当归麻口病由腐烂茎线虫引起，在当归种苗移栽至收获期间（4~11月）均有发生，5~7月是田间发病最盛期，病田率高达70%~100%，病株率为24.0%~75.0%，症状表现为当归根部表皮粗糙，内部组织木质化，失去油性，是目前影响当归品质和导致当归减产的主要病害之一。施用农药是防治当归麻口病的主要方法，目前多施用有机磷类农药氯吡硫磷、噻唑磷、辛硫磷和多菌灵进行当归麻口病的防治，被证明为防治效果较好的农药组合：5%辛硫磷37.5 kg·hm^{-2} + 50%多菌灵22.5 kg·hm^{-2}。当归根腐病由真菌界多种镰孢菌复合侵染引起，多与麻口病混合发生，5月初发病，7~8月达到发病高峰期，病株率在10%~30%，其症状表现为发病植株地上部分矮小，叶片枯黄下垂，主根腐烂，呈锈黄色，最后仅剩纤维状物，极易连根拔起。刘月宝等研究表明，移栽前用狼毒水煮液1 kg或45%苦参碱水剂200 g，加72%农用链霉素可湿性粉剂10 g，加80%乙蒜素乳油10 g，兑水7 500 g，蘸当归苗20 kg后移栽，对当归根腐病的防治率可达85%。当归褐斑病由真菌界壳针孢属真菌引起，是当归的主要叶部病害之一，5月下旬发病，7~8月病情加重，并延续至收获期，发病率高达75%~100%，褐斑病主要发生在叶片和叶柄，严重时多个病斑连片呈大型病斑，甚至使叶片中央穿孔，发褐枯萎。实验证实，80%代森锰锌400倍液对当归褐斑病的防治效果较佳，防治率可达64.83%。此外，当归白粉病、灰霉病、炭疽病、菌核病均是由真菌引起的病害，危害当归的叶片、花和茎秆，均不同程度阻碍了当归药材的产业发展。小地老虎、金针虫、蛴螬和蝼蛄等为当归常见的虫害。虫害的防治除了在5月上旬和6月中旬用广谱长效杀虫剂灌根外，还可以采用毒饵诱杀和在当归植株旁开沟施以毒土的方式来加以防治。病虫害对当归药材生产影响很大，尤其是麻口病严重影响甘肃地区当归的产量和品质，目前当归产区对病虫害的防治大部分依赖于化学农药。以当归、农药残留、有机氯、有机磷、拟除虫菊酯、氨基甲酸酯、除草剂、植物生长调节剂、杀虫剂、杀菌剂、病虫害和连作障碍为主题词，对CNKI、万方、维普、PubMed、ScienceDirect和Web of Science等国内外数据库进行检索，共筛选出相关中文文献55篇、英文文献5篇。从检索结果可知，当归的农药残留研究从21世纪初受到关注，第一篇研究论文发表于2002年，从2002~2006年共有9篇文献报道；2007~2011年共有12篇文献报道；2012~2016年共有16篇文献；2017~2021年共23篇相关报道。从文献研究内容来看，主要包含农药残留含量分析（16篇）、农药残留检测方法建立（25篇）、农药残留现状调研（2篇）和健康风险评估（17篇）等4个方面。

2.当归中农药残留的特征

（1）有机氯类农药

2006年，赵春杰等检测了当归等5种中药材的12种有机氯农药残留，结果显示五种中药的总六六六和总滴滴涕均超过国家标准。欧英富等利用气相色谱法对当归等40种不同药用部位的中药材进行农药残留检测，对标国家药典标准、食品卫生国家标准（GB14928.5—94和GB14928.4—94）、FAO/WHO标准、欧盟标准等，推荐我国最大农药残留允许限量标准，当归中六六六、滴滴涕超标。王晓燕等采用GC-ECD对当归中有机氯农药进行检测，样品中检出六六六、滴滴涕、五氯硝基苯等，但未超过2015版《中国药典》规定限量标准。

（2）有机磷类农药

20世纪90年代以来，岷县农户使用高毒农药甲拌磷等防治当归麻口病，导致有机磷类农药残留严重。采集岷县不同区域的20批当归样品，基于LC–MS/MS检测方法对50种禁限用农药进行了农药残留检测。结果显示，所有样品中均检出辛硫磷和甲拌磷，且残留量分布有较大差异；辛硫磷残留量检出较低，甲基异柳磷、甲拌磷和苯线磷具有较高的检出率，其中甲拌磷残留检出量高达822.5 $\mu g \cdot kg^{-1}$，超出2020版《中国药典》甲拌磷最高限量20 $\mu g \cdot kg^{-1}$；第8批样品中检出禁限用农药多达10种。采用改进的QuEChERS方法对20批当归样品进行前处理，采用最优UPLC–MS/MS条件对86种农药残留进行测定。结果表明，86种农药中有12种农药被检出，20批当归样品中辛硫磷检出率为36%，最高检出量为20.6 $\mu g \cdot kg^{-1}$；甲拌磷砜检出率为59%，最高检出量为35.2 $\mu g \cdot kg^{-1}$。通过UFLC–MS/MS测定当归药材中135种农药残留及其代谢物，检出农药有多菌灵、甲拌磷、莠去津和烯唑醇，含量依次为0.010~0.020 mg $\cdot kg^{-1}$，0.018~0.051 mg $\cdot kg^{-1}$，0.012~0.018 mg $\cdot kg^{-1}$，0.015~0.049 mg $\cdot kg^{-1}$，其中甲拌磷和烯唑醇超过欧盟限量要求（MRL为0.01 mg $\cdot kg^{-1}$）。2019年，采用LC–MS/MS检测当归50种禁限用农药残留，其中有机磷类农药残留辛硫磷、水胺硫磷、苯线磷、氧化乐果、甲基异柳磷、三唑磷和甲拌磷最高检出量甚至达到了2~20 mg $\cdot kg^{-1}$，其残留量是2020版《中国药典》中药材农药限量标准的100~600倍。采用UPLC–MS /MS对当归中50种农药残留进行分析和检测。结果表明，有机磷农药总甲拌磷检出率为100%，最高为1.7 mg $\cdot kg^{-1}$；辛硫磷检出率为100%，最高残留量为0.8 mg $\cdot kg^{-1}$；甲基异柳磷检出率为25%，最高为23.1 mg·kg^{-1}。

（3）氨基甲酸酯类农药

氨基甲酸酯类农药大部分低毒且作用广泛，具有很高的杀虫、除草、杀菌活性。研究表明，此类杀虫剂具有潜在的肝脏毒性，可诱导氧化应激，损害肝功能。但此类农药在当归中残留的报道较少。采用GC–MS检测中药材中40种农药残留，其中检出氨基甲酸酯类农药仲丁威在当归根中残留量为0.014 mg·kg^{-1}，未超标。2019年，李安平等检出氨基甲酸酯类农药灭多威，其检出率为1.65%，最高检出量达到7 mg·kg^{-1}，远超过该类农药残留最大限量标准。

（4）拟除虫菊酯类农药

在已有的报道中，拟除虫菊酯类农药残留在当归中并不严重。朱敏凤等采用GC–MS/MS测定当归中联苯菊酯、溴氰菊酯和甲氰菊酯的农药残留量，但均未检出。

（5）植物生长延缓剂

据调查发现，在当归生长中期叶面喷施植物生长延缓剂1~2次，使用后增产30%以上，在岷县使用普遍。然而植物生长延缓剂的使用在带来药用植物增产效应的同时可能伴随中药有效成分下降。翟宇瑶等建立了一种基于高效液相色谱–串联质谱法（LC–MS/MS）同时检测了当归等7种根类药材中多效唑、丁酰肼等5种植物生长延缓剂的方法，回收率为79.3%~103.3%，相对标准偏差均不大于11%，线性关系良好，相关系数均大于0.99。检测结果显示：当归样品中残留丁酰肼为13.4~20.2 μg·kg^{-1}，而在水果蔬菜中丁酰肼的最大残留限量为0~50 μg·kg^{-1}。

（6）其他类禁限用农药残留

采用气相色谱对当归根中除草剂扑草净进行农药残留分析和测定，结果表明，当归干燥根中存在扑草净残留，剂量约为0.42 mg·kg^{-1}。目前对于扑草净农药残留没有相关的限量标准，但是参照2020版《中国药典》中草药农药限量规定，除草醚的限量标准为0.05 mg·kg^{-1}。闫君等采用GC–MS/MS快速检测当归102种农药残留，43批当归中有9批检出三唑醇、三唑酮、毒死蜱、甲基异柳磷、六氯苯和二苯胺农药残留。李安平等检出三嗪类农药磺隆最高残留8 mg·kg^{-1}，有机氮类农药杀虫脒残留3 mg·kg^{-1}。

综上所述，2008年以前，我国当归的农药残留主要以有机氯类超标为主，往后随着大部分有机氯类农药的禁用和限用，当归中有机氯类农药残留检出逐渐少见且在农药残留限度范围内；2008年到现今，文献报道有关当归农药残留主要以有机磷类农药残留超标为主，多数有机磷类农药残留超标甚至禁用农药如甲基异柳磷、甲拌磷等严重超标，可见当归有机磷类农药超标问题急需整治。氨基甲酸酯类农药在当归中时有超标，但并不多见；联苯菊酯类农药未见有关超标报道；此外，植物生长延缓剂、除草剂、三唑类、三嗪类和有机氮类农药残留均有检出，部分出现超标情况。

表1-14　当归农药残留超标情况

年限	参考限量标准	检测技术	检测农药种类	超标农药种类
2006	2005版《中国药典》	GC-ECD	六六六、滴滴涕、五氯硝基苯、七氯、五氯苯胺、甲基五氯苯基硫醚	六六六、滴滴涕
2007	2005版《中国药典》、食品卫生国家标准（GB14928.5—94和GB14928.4—94）、FAO/WHO标准、欧盟标准	GC-ECD	六六六、艾氏剂、氯菊酯、S-氰戊菊酯、溴氰菊酯、甲氰菊酯、滴滴涕	六六六、滴滴涕
2015	欧盟限量（MRL）	UFLC-MS/MS	135种农药及其代谢物	甲拌磷、烯唑醇
2019	2015版《中国药典》	LC-MS/MS	50种禁用农药	甲拌磷
2021	2020版《中国药典》	UPLC-MS/MS	86种农药残留	甲拌磷砜

3.国内外当归农药残留限量标准比较

（1）国内当归农药残留限量标准

2020版《中国药典》中未对当归的农药残留进行限定，但明确规定了药材及饮片（植物类）中33种禁用农药不得检出，即不能超过所规定的定量限，自该标准及既往国家标准实施以来，当归中禁用高毒农药六六六、滴滴涕等农药残留得到了有效的控制，但禁限用农药有机磷类超标严重，需要加强管控。WM/T 2—2004仅规定有机氯类农药残留限量艾氏剂应 ≤ 0.02 mg·kg^{-1}，六六六应 ≤ 0.1 mg·kg^{-1}，五氯硝基苯应 ≤ 0.1 mg·kg^{-1}，滴滴涕应 ≤ 0.1 mg·kg^{-1}，该标准规定限量农药种类单一且面对中药种类广泛，仅供当归农残限量参考标准。DB62/815—2002规定，当归中乐果、多菌灵农药残留量应 ≤ 1 mg·kg^{-1}，六六六、滴滴涕、敌敌畏农药残留量应 ≤ 0.2 mg·kg^{-1}，五氯硝基苯、辛硫磷农药残留量应 ≤ 0.1 mg·kg^{-1}，抗蚜威农药残留量应 ≤ 0.5 mg·kg^{-1}，溴氰菊酯农药残留量应 ≤ 0.05 mg·kg^{-1}，抗蚜威农药残留量应 ≤ 0.5 mg·kg^{-1}。GB 2763—2021对当归中胺苯磺隆、巴毒磷、丙酯杀螨醇和草枯醚等42种农药制定了限量要求，是我国记载最全的当归农药残留限量标准。

（2）国外当归农药残留限量标准

目前尚无针对当归药材的农药残留限量标准。

四、中药材农药残留原因分析与管控建议

（一）中药材中农药残留形成的主要原因

1.种植过程中滥用农药造成的直接污染

为保产增收，种植者在中药材生长过程中常存在不合理用药的问题。施药后药剂可能黏附在中药材表皮，也可能渗透到组织内部并输送至全株，经过一定时间后，大部分农药将逐渐被降解，但如果农药性质稳定，则可长期残留，从而造成残留量超标的问题。

2.环境中残留农药带来的间接污染

在农田施药过程中，直接沉降在作物上的药量只占很少一部分，大部分则散落在土壤，漂移到空气或被水流冲刷至池塘、湖泊和河流中，造成严重的环境污染，有些农药在土壤中可残存几年甚至十几年。药材原植物通过从根部吸收土壤中残留的农药，通过叶片代谢吸收空气中残留的农药或采用被污染的水源进行灌溉，都会引起农药残留量超标。

3.采收、加工、贮存、包装及运输过程中引入的污染

施药与采收中药材间隔期的选择不合理，在施药后不久即开始采收；在药材加工、贮存等过程中，为了达到利益最大化，不合理地使用催熟剂、防腐剂、保鲜剂和抑芽剂等；在包装及运输药材时，为防止其生虫、变质而采用农药进行熏蒸处理等都会对中药材造成二次污染。

4.食物链富集作用造成的污染

环境污染使食物链受到污染和破坏，进而通过富集作用导致动物类药材被污染。如王晓波等研究发现，地龙中六六六的含量远远高于土壤中的含量。这是因为地龙以土壤有机质为食，土壤中残留的农药可被其蓄积。

总之，造成中药材中农药残留超标的原因是多方面的，加上之前关于中药材生产质量规范化管理的条约相对较少，因而严重影响了中药材及其成药的产品质量。

（二）中药材农药残留的控制措施

基于上述中药材生产中农药使用现状和中药材农残的特点，为中药材农药残留情况的改善提出以下建议：

首先，加强我国中药材农药的品种登记，针对中药材生物学特性和不同农药的优缺点合理登记农药，规范中药材生产中农药使用。其次，加快完善中药材农残限量标准，构建合理的中药材农药残留标准体系，使其既符合中药材生产实际，又保障人民用药安全。再次，推广中药材生态种植，探索常规化学农业外的中药材栽培新模式，从根本上不用、少用化学农药。最后，改良中药材生长的土壤质量，选用前景良好的微生物降解剂修复有机农药污染（尤其是有机氯农药）的土壤，避免土壤受长期残留农药污染的影响。此外，还要从基本面上加强农药管理，提高政府和市场的监管力度，加大惩罚力度和奖励机制，严格查处违法禁用的高毒性农药，确保农药市场的安全有序。

第二章
中药材的病虫草害防治

第一节 中药材病虫草害的特点及现状

中药材的质量直接影响中药产品的质量，中药材生产是整个中药产业的基础。为此，中药材产业技术体系提出"有序、安全、有效"的发展目标。我国中药材资源十分丰富，据国家统计局资料显示，2018年全国中药材种植面积达5406万亩，中药材市场规模达1246亿元。随着药用植物人工集约化栽培规模的扩大，病虫害问题凸显，严重影响到中药材产量及品质。药用植物病虫害种类多，发生规律复杂，目前实际生产中仍主要依靠化学农药防治，但由于对中药材病虫害认识不够，实际用药过程中出现了农药误用、滥用等问题，病虫害的防治已成为我国中药材生产上的重点和难点。因此，了解中药材病虫害发生发展规律，并指导合理使用农药是中药材产业健康发展的关键。

一、中药材病害的特点、现状及调查

（一）中药材病害的特点

1.集约化栽培导致病害易流行成灾

药用植物多由野生转家种，野生状态的自然生态系植物之间互相隔离，很少发生病害。高密度、集约化人工栽培使药用植物的生态环境发生了改变，为人工栽培的药用植物的病虫害发生和流行提供了适宜的环境条件。

2.栽培环境的气象特点有利病害发生

药用植物适应各自生长的特定区域和特定生态环境，而潮湿多雨、荫蔽的山区地域，常是许多药用植物的适宜生境，这些条件与许多病虫害发生的适宜环境相吻合，从而诱发病害流行成灾。

3.无性繁殖材料是药用植物病害重要的初侵染来源

不少药用植物是用根、根茎、鳞茎、珠芽或枝条等无性繁殖材料进行繁殖的。这些无性繁殖材料常受到病害侵染而成为当代植株的病害初侵染来源。因此，在生产上建立无病苗种田，精选无病种苗进行适当的种苗处理和地区间种苗检疫等工作是十分重要的防病措施。

4.地下病害严重

许多名贵药用植物为多年生草本植物，如人参和五味子等。这些药用植物土传病害（如真菌性和细菌性根腐病）发生严重，且难以根除，其病害防治必须采取综合措施。中药的药用部位，很多是根、块根和鳞茎等地下部分。这些地下部分易受土传病原真菌、细菌或线虫危害，发生多种根部病虫害。如白术根腐病、附子白绢病、地黄线虫病、浙贝软腐病、黄连地老虎等。这类病害发生严重且难控制，必须用以预防为主的综合措施加以治理。

5.道地产区病害严重

由于历史的原因，某些药材的特定产区被认为是最佳的生产地区。在这些地区生产的某种药材就是所谓的道地药材。如东北的人参、云南的三七、宁夏的枸杞、河南的地黄、浙江的杭菊、四川的川芎、甘肃的当归等。这些道地药材长期生长在特定的地区，病原菌逐年积累，致使病害严重，难以控制。

6.对于种植区域比较广泛的中药材，不同地区病害发生相同或因地而异

对于种植区域比较广泛的中药材，不同地区病害发生相同或因地而异。甘草锈病和白粉病在甘肃和宁夏均有发生，但灰霉病和轮纹病只在甘肃有报道；当归病害在各产区均不相同（表2-1、2-2）。西洋参在我国吉林地区栽培方式为林地伐林栽参，地下根病主要为柱孢属真菌引起的锈腐病；北京年平均气温高于吉林，西洋参的栽培方式为农田栽参，地下根病主要为镰刀菌属真菌引起的根腐病；而在山东，前茬种植花生的土壤所种西洋参根结线虫病发生严重。另外，同一病害在不同产区有病原不同的报道，如几个白术产区的根腐病病原菌，分别为*Fusarium*等7个种，类似情况还有甘草褐斑病、地黄轮纹病、地黄病毒病、半夏病毒病等（表2-2）。原因有可能是病原因地而异，存在复合侵染，也可能受鉴定技术的影响。

表2-1　同一病害的病原多样性

病害种类	产区	病原
白术根腐病	四川	*Fusarium lateritium*，*F.graminearum*
	重庆	*F.oxysporum*，*F.solani*
	贵州	*F.oxysporum*
	浙江	*F.oxysporum*，*F.incarnatum*
	河北	*F.oxysporum*，*F.solani*，*F.graminearum*，*F.incarnatum*，*F.equiseti*，*Rhizoctonia sola*
甘草褐斑病	甘肃	*Cercospora glycyrrhizae*
	宁夏	*Napicladium asteroma*
地黄轮纹病	河南	*Phoma herbarum*
	四川	*Ascochyta molleriana*
地黄病毒病	河南	*Rehmannia mosaic virus*
	四川	*Tobacco mosaic virus*
半夏病毒病	甘肃	*Cucumber mosaic virus*
	河南	*Soybean mosaic virus*
	江苏	*Dasheen mosaic virus*

表2-2　同一产区药材病害的多样性

药材名称	产区	病害名称	病原
甘草	宁夏	锈病	*Uromyces glycyrrhizae*
		白粉病	*Erysiphe* sp.
		黑斑病	*Alternaria* sp.
		灰霉病	*Botrytis cinerea*
		轮纹病	*Ascochyta onobrychidis*
		锈病	*Uromyces glycyrrhizae*
		白粉病	*Uncinula* sp.
		立枯病	*Rhizoctonia solani*
		猝倒病	*Pythium ultimum*
		根腐病	*Fusarium solani*，*F.oxysporum*

药材名称	产区	病害名称	病原
	吉林	叶斑病	*Phyllosticta sophoricola*
当归	甘肃	褐斑病	*Septoria* sp.
		炭疽病	*Colletotrichum dematium*
		水烂病	*Pseudomonas fluorescens*
	云南	根腐病	*Rhizoctonia* sp.，*Meloidogyne incognita*，*Pseudomonas syringae*
		软腐病	*Ditylenchus destructor*
	吉林	叶斑病	*Erwinia rhapontici*

7.禁用高毒农药

药用植物病害的防治应以栽培防治和生物防治为主，农药使用上应避免使用毒性强、残留期长和代谢途径不明的农药。具体禁限用农药见第一章第三节。

（二）中药材病害的现状

由生物因素导致的病害称为侵（传）染性病害。生物性病原主要有真菌、细菌、病毒、线虫和寄生性种子植物五类植物病害的病原生物。

1.真菌性病害

在药用植物病害中，由真菌引起的病害数量最多，约占传染性病害的80%，属第一大病原生物。每种植物上都有几种、几十种真菌病害。常见的霜霉病、白粉病、锈病和黑粉病等植物四大病害都是由真菌引起的，历史上大流行的植物病害多数是真菌所致的。真菌病害的主要症状为坏死、腐烂和萎蔫，少数为畸形。特别是在病斑上常有霉状物、粉状物、粒状物等病征。这是真菌病害区别于其他病害的重要标志，也是进行病害田间诊断的主要依据。具体而言：

（1）鞭毛菌亚门的许多真菌，如绵霉菌、腐霉菌、疫霉菌等，大多生活在水中或潮湿的土壤中，经常引起植物根部和茎基部的腐烂或苗期猝倒病。湿度大时往往在病部产生白色的棉絮状物。高等的鞭毛菌如霜霉菌、白锈菌，都是活体营养生物，大多陆生，危害植物的地上部，引致叶斑和花穗畸形。霜霉菌在病部表面形成霜状霉层，白锈菌形成白色的疱状突起。这些特征都是各自特有的病征。另外，鞭毛菌大多以厚壁的卵孢子或休眠孢子囊在土壤或病残体中度过不良环境，成为下次发病的菌源。

（2）接合菌亚门真菌引起的病害很少，而且多是弱寄生菌，引起的症状通常为薯、菜、果的软腐或花腐。

（3）许多子囊菌及半知菌引起的病害，一般在叶、茎、果上形成明显的病斑，其上产生各种颜色的霉状物或小黑点。它们大多是死体营养生物，既能寄生，又能腐生。但是，白粉菌则是活体营养生物，常在植物表面形成粉状的白色或灰白色霉层，后期霉层中夹有小黑点，即闭囊壳。多数子囊菌或半知菌的无性繁殖比较发达，在生长季节产生一至多次的分生孢子，进行侵染和传播。它们常常在生长后期进行有性生殖，形成有性孢子，以度过不良环境，成为下一生长季节的初侵染来源。

（4）担子菌中的黑粉菌和锈菌都是活体营养生物，在病部形成黑色或褐色的锈状物。黑粉菌多以冬孢子附着在种子上，落入土壤中或在粪肥中越冬。黑粉菌种类多，侵染方式各不相同。锈菌的生活史在真菌中是最复杂的，有多型性和转主寄生现象。锈菌形成的夏孢子量大，有的可以通过气流进行远距离传播，所以锈病常大面积发生。

表2-3　常见中药材病害

植物名称	真菌性病害	其他病害
根及根茎类药材		
半夏	猝倒病、块茎腐烂病、轮纹斑病、灰霉病、炭疽病、黑斑病、白点斑病、紫叶或紫斑病	细菌性软腐病、病毒病
天麻	块茎黑腐病、块茎腐烂病、霉（杂）菌感染、蜜环菌病理性侵害危害、花茎黑茎病	日灼病
续断	根腐病、根结线虫病、斑枯病、白粉病、黑斑病、褐斑病	病毒病
白及	块茎腐烂病、灰霉病、叶褐斑病、炭疽病	
黄精	根腐病、眼斑病、斑枯病、炭疽病、褐斑病、灰霉病	黄精软腐病、黄精病毒病
何首乌	根腐病、叶褐斑病、轮纹病、锈病、黑斑病、枝枯病	何首乌病毒病
太子参	白绢病、根腐病、立枯病、紫纹羽病、叶斑病、霜霉病、黑斑病、锈病	何首乌病毒病
白术	根腐病、立枯病、白绢病、斑枯病、锈病、褐斑病、炭疽病	白术病毒病
重楼	根茎腐烂病、立枯病、茎腐病、白霉病、黑斑病	细菌性叶斑病、重楼病毒病

植物名称	真菌性病害	其他病害
	根及根茎类药材	
桔梗	枯萎病、立枯病、紫纹羽病、轮纹病、斑枯病、炭疽病、锈病、黑斑病	桔梗细菌性叶斑病
丹参	根腐病、疫病、白绢病、叶斑病、灰斑病、灰霉病、轮纹病	丹参病毒病
玄参	白绢病、斑枯病、轮纹病、斑点病、叶斑病	
前胡	根腐病、斑枯病、锈病	
百合	枯萎病、立枯病、白绢病、疫病、灰霉病、炭疽病、叶尖叶缘褐枯病、斑点病、青霉病	百合细菌性软腐病、百合细菌性枯萎病
玉竹	根茎腐烂病、白绢病、锈病、紫轮病、褐斑病、灰霉病	
党参	根腐病、紫纹羽病、白粉病、斑枯病、灰霉病、锈病、霜霉病	
白芍	立枯病、白绢病、根腐病、白纹羽病、茎腐病、褐斑病、拟盘多毛孢褐斑病、白粉病、轮斑病、尾孢轮斑病、疫病、灰霉病、锈病、炭疽病、软腐病	芍药病毒病
射干	根腐病、白绢病、眼斑病、干枯病、锈病	射干病毒病
白芷	立枯病、紫纹羽病、斑枯病、叶斑病、炭腐病	白芷细菌性叶斑病
葛根	根腐病、锈病、癌肿病、炭疽病	葛细菌性叶斑病
当归	根腐病、麻口病、斑枯病、霜霉病、白粉病、灰霉病、炭疽病、菌核病	当归病毒病
苦参	白粉病、叶斑病、黑斑病	
龙胆	炭疽病、灰霉病、黑斑病、锈病、圆斑枯病、斑枯病	
麦冬	根腐病、黑斑病、炭疽病、赤斑病	
防风	根腐病、立枯病、白粉病、斑枯病、叶斑病、菌核病、轮纹病、灰霉病、锈病、茎枯病	细菌性叶腐病、细菌性软腐病
黄芪	根腐病、麻口病、立枯病、白绢病、白粉病、霜霉病、锈病、斑枯病、灰斑病、轮纹病	
南沙参	根腐病、锈病、斑枯病、黑斑病、灰霉病、叶斑病、疫病、白粉病	
金荞麦	轮纹病、褐斑病、斑点病	
山药	根腐病、枯萎病、立枯病、斑枯病、炭疽病、斑纹病、褐斑病、红斑病、黑痣病	山药病毒病
黄连	白绢病、白粉病、炭疽病	
姜	姜瘟病、枯萎病、茎基腐病、眼斑病、斑点病、炭疽病、叶枯病、纹枯病	细菌性叶枯病、花叶病毒病
板蓝根	根腐病、霜霉病、菌核病、白锈病、黑斑病、白粉病、灰斑病	

植物名称	真菌性病害	其他病害
	全草类药材	
淫羊藿	根芽黑腐病、叶褐斑枯病、锈病、白粉病、叶缘斑病	生理性红叶病
鱼腥草	白绢病、茎腐病、紫斑病、炭疽病	
石斛	白绢病、疫病、软腐病、黑斑病、炭疽病、锈病、霉污病、斑点病、褐腐病	石斛病毒病
益母草	白绢病、白粉病、白霉病、菌核病、灰斑病、轮纹病	
紫苏	根腐病、猝倒病、斑枯病、锈病、叶斑病、白粉病	紫苏病毒病
艾纳	根腐病、枯萎病、叶褐斑病、红点病、灰斑病、炭疽病	艾纳香病毒病、淫羊藿病毒病
薄荷	白绢病、锈病、霜霉病、白粉病、斑枯病、灰斑病、茎枯病、叶腐病	花叶病
金线莲	茎腐病、软腐病、白绢病、灰霉病	
头花蓼	枯萎病	
虎耳草	猝倒病、灰霉病、白粉病	细菌性软腐病
	叶和皮类药材	
黄柏	根腐病、锈病、褐斑病、灰霉病、黑斑病、斑枯病、炭疽病、灰斑病、霉污病	黄柏病毒病
杜仲	根腐病、立枯病、斑枯病、角斑病、褐斑病、灰斑病、枝枯病、灰圆斑、黑斑病、炭疽病、锈病	
厚朴	根腐病、立枯病、斑枯病、炭疽病、霉污病、角斑病	
	花和藤木类药材	
忍冬	根腐病、白绢病、褐斑病、白粉病、炭疽病、锈病、叶斑病、霉污病	花叶病
菊花	枯萎病、白绢病、立枯病、猝倒病、灰斑病、斑枯病、霜霉病、白粉病、菌核病、灰霉病	根癌病、青枯病、花叶病
钩藤	根腐病、猝倒病、立枯病	软腐病
	果实种子类药材	
牛蒡	根腐病、白粉病、灰斑病、轮纹斑病、菌核病、锈病、白粉病	花叶病
吴茱萸	白粉病、叶斑病、斑点病、霉污病、锈病	花梗腐烂病、花叶病
栝楼	根腐病、枯萎病、疫病、白粉病、炭疽病、灰斑病	细菌性角斑病
薏苡	黑穗病、叶枯病、叶斑病、白粉病	
喜树	猝倒病、灰霉病、丛枝病、叶黑条纹斑病、角斑病	

植物名称	真菌性病害	其他病害
银杏	疫病、立枯病、根腐病、茎腐病、褐斑病、干枯病	种实霉烂病、早期黄化病
刺梨	白粉病、茎腐病、霉污病	病毒病
米槁	根腐病、灰斑病、心叶黑腐病	

2.细菌性病害

植物细菌病害的数量和危害性都不如真菌病害和病毒病害，但也有不少是生产上的重要问题，如白叶枯病、环腐病、软腐病及茄科作物的青枯病等。与真菌危害症状不同，药用植物细菌病害最常见的有坏死、腐烂和萎蔫，少数为瘤肿和发根。植物发生菌原体病害后则以丛枝、皱缩的畸形症状较多。具体而言：

（1）细菌病害的主要坏死症状是叶斑和叶枯，叶斑最常见。细菌性的叶斑往往呈水渍状，有时可以作为诊断性状，尤其是黄单胞菌属细菌引起的叶斑大多呈水渍状，而假单胞菌属细菌引起的叶斑只是在初期和湿度很高时才表现为水渍状。

（2）腐烂症状最典型的是果蔬、块根和块茎的软腐病，此外还有根茎的腐烂。细菌性软腐病主要是由欧文菌属引起的。

（3）萎蔫是由侵染维管束的细菌引起的，一般是全株性的，偶尔也有局部性的。马铃薯环腐病和青枯病是典型的萎蔫病。

（4）棒形杆菌属和部分欧文菌属细菌的侵染，常引起萎蔫症状。细菌病害的畸形症状不多，土壤杆菌属多引起瘤肿和发根。

（5）植物菌原体属引起的症状主要是丛枝、黄化等畸形。

3.病毒性病害

病毒引起的病害在数量上占植物病害的第二位。植物病毒病害主要发生在禾本科、茄科、豆科、十字花科和葫芦科等植物。生产上危害较大的植物病毒病害有烟草花叶病、黄瓜花叶病、马铃薯病毒病、玉米矮花叶病等。药用植物病毒病很普遍，但鉴定工作做得不多。常见的药用植物病毒病如地黄黄斑病、太子参病毒病、半夏病毒病、人参病毒病、薄荷病毒病、番红花病毒病、天南星病毒病等，都是药用植物栽培过程中亟待解决的问题。太子参病毒病田间发病率最高可达100%，平均为90%，减产达26.6%~39.0%，目前尚无有效的防治方法；白花曼陀罗、八角莲花叶病是由烟草花叶病毒引起的；白术、桔梗、百合、蒲公英等可感染黄瓜花叶病毒。药用植物病毒性病害最常见的有褪色、组织坏死、畸形及花叶等症状。其症状具体表现：

（1）外部症状

植物病毒病害几乎都属于系统侵染的病害。当寄主植物感染病毒后，最终都会在全株表现出病变，这是该类病害的一个重要特点。褪色：主要表现为花叶病和黄化病两种。如地黄黄斑病在叶片上呈现浓绿与淡绿相间的花斑。组织坏死：即细胞和组织坏死。如苹果锈果病在果实上形成褐色木栓化组织。畸形：主要表现为萎缩、小果、小叶、皱叶、丛枝等，可以单独发生或与其他症状结合发生。如苍术束顶病叶片短而窄小，整个植株矮缩；龙眼鬼帚病的典型症状为枝节间缩短成像扫帚一样的一丛枝群。

（2）内部变化

植物受病毒侵染后除在外部表现出一定的症状外，在感病植物的细胞组织内也可以引起病变。细胞内结构的变化，较为明显的如叶绿体的破坏和各种内含体的出现等，形成内含体是其中最特殊的变化。在光学显微镜下所见到的内含体，有无定形内含体（X体）和结晶状内含体两种，这两种内含体在细胞质内及细胞核内均有。

（3）症状变化

植物病毒病的症状容易发生变化。引起变化的原因很多，主要为病毒、寄主和环境三方面的因素。

4.线虫病害

植物受线虫危害后所表现出的症状，与一般的病害症状相似，因此常称线虫病。危害药用植物的最主要病原线虫为根结线虫属。人参、川芎、罗汉果等50多种药用植物都受根结线虫危害，表现为须根形成根结，影响产量和质量。此外，还有胞囊线虫属线虫，如地黄胞囊线虫等。

5.寄生性种子植物病害

寄生性种子植物由于摄取寄主植物的营养或缠绕寄主而使寄主植物发育不良。例如，丹参菟丝子病是由菟丝子引起的，发生在丹参的病害，表现为菟丝子缠绕丹参茎部并产生吸盘伸入丹参韧皮部吸取营养，使丹参植株生长衰弱，叶片变黄，造成茎叶早期枯萎，严重时会枯死。

（三）中药材病害的调查

从20世纪90年代开始，河南、广东、辽宁、安徽、云南、山西、贵州、四川、广西、甘肃、浙江等中药材生产大省陆续开展了野生及栽培药用植物病害的广泛调查工作，对当地发生病害的药材及病原种类有了较为全面的认识，这中间发现了大量病原的新记录种以及新寄主。结果显示，绝大多数的中药材病害为真菌（表2-4）。

表2-4　中药材病害调查（1993~2015年）

省份	药材种类	病害种类					病原总数	新记录种	新寄主
		真菌	细菌	病毒	线虫	其他			
河南	87	150	4	6	6	3	169	11	17
广东	120	490	—	—	—	—	490	86	
辽宁	41	—	—	—	—	—	78		
安徽	62	96	3		2	7	108		
云南	42	43	—	—	—	—	43	6	4
山西	10	13					13		8
贵州	53	38	4	5	1	4	52	—	—
四川	78	—					228	25	
广西	7	9		2		17	28		
甘肃	74	125	—	—	—	—	125	1	
浙江	8	9	—	—	—	—	9		3

二、中药材虫害的特点、现状及调查

按照传统用药部位分，中药材分为根及根茎类药材、全草类药材、叶和皮类药材、种子和果实类药材、花和藤木类药材5种类型。与之对应，中药材害虫根据危害部位可以分为根部害虫、蛀茎害虫、叶部害虫、花果类害虫及药用真菌害虫。

（一）中药材虫害的特点

1.道地药材虫害加重，呈蔓延趋势

道地药材长期生长在特定地区，使得适应于该地区环境和相应寄主植物的菌源、虫源逐年积累，致使病虫害逐年加重，进而难以控制。如巴戟天枯萎病、阳春

砂叶枯病、玉竹根腐病、蛴螬、小地老虎、红蜘蛛、斜纹夜蛾等。随着中药需求量增加，栽培面积逐年扩大及种植密度增加，更多中药材由野生转家种，使中药生态环境发生变化，为病虫害的发生和流行提供了适宜的条件，使一些在野生条件下零星发生或不曾发生的病虫害迅速蔓延，或使某些原来的次要病虫害变成主要病害，危害逐年加重，给道地药材生产造成毁灭性打击。

2. 叶部病害种类繁多，根茎部病害危害严重

多数中草药都患有多种叶部病害，且多以真菌性病害居多。叶部病害多为各种叶斑病，如褐斑病、斑枯病、黑斑病、炭疽病、灰斑病、叶枯病、疮痂病等。此外，还有锈病、白粉病、灰霉病、疫病、病毒病等。许多名贵中药材的药用部位是根、根茎和鳞茎等地下部分，这些地下部分易受土传病原菌或线虫侵害，发生多种根茎部病害，如巴戟天枯萎病、广藿香青枯病、益智及何首乌根腐病、青蒿茎基腐病等，这类病害发生重，危害严重，且难以根除。

3. 单食性和寡食性害虫相对较多

由于各种中药材对生态环境的特殊要求及其本身的特性，决定了某些特殊害虫喜食这些植物或只危害这些植物，也就决定了中药材上单食性和寡食性害虫相对较多。如栀子灰蝶、山银花尺蠖、银杏大蚕蛾、超小卷叶蛾、肉桂双瓣卷蛾等，它们只食一种或几种近缘中药材。

4. 无性繁殖材料是病虫害的重要初侵染源

不少中药是用根、根茎、鳞茎、芽或枝条等无性繁殖材料进行繁殖的，这些无性繁殖材料在生长期常受到病虫害侵染而携带病菌、虫卵，成为当代植株病虫害的初侵染重要来源，也是病虫害传播的一个重要途径。

（二）中药材虫害的现状

1. 中药材根部害虫

中药材根部害虫（或称为地下害虫）是指一生或一生中某个阶段生活在土壤中危害药用植物地下部分、种子、幼苗或土表主茎的杂食性昆虫。我国已记载的药用植物根部害虫共320余种，隶属8目38科，主要包括蛴螬、蝼蛄、金针虫、地老虎、种蝇、根蚜、根象甲、根叶甲、根天牛、拟地甲、根粉蚧、白蚁、蟋、弹尾虫等。其中前四类发生面积最广、危害程度最大，其他类群在部分地区有时也能造成较大的危害。根部害虫具有分布范围广、危害品种多、危害时间长的特点。

（1）分布范围

根部害虫发生遍及全国各地，不论丘陵、平原、山地、草原和旱地都有不同种类的分布。

（2）危害品种多

根部害虫能够危害丹参、人参、玄参、贝母、黄连、乌头、麦冬、天南星、白芍、白术、紫菀、延胡索、太子参、桔梗、白芷等多品种的根及根茎。

（3）危害时间长

从药用植物播种期至收获期，春夏秋三季均能危害，咬食植物块根、块茎、嫩叶及生长点等，造成缺苗断垄或使幼苗生长不良。

此外，药用植物的根部不仅是植物吸收水分和养分的主要器官，而且近70%的中药材是以根部（根、根茎或根皮）入药的。当药用植物根部被害虫危害造成伤口后，为病菌侵入创造条件，可导致各种土传病害的发生，造成更大损失。综上，根部害虫的危害不仅影响药用植物的生长发育，对中药材产量和品质也有重要影响。此外，根部害虫的发生与土壤环境和耕作栽培制度的关系也十分密切。

（三）中药材蛀茎害虫

中药材蛀茎害虫主要指在药用植物茎干中蛀食危害的一类害虫。我国中药材蛀茎害虫分布广泛，且寄主植物多样。主要类群有鞘翅目的天牛、吉丁虫、象甲；鳞翅目的木蠹蛾、夜蛾、螟蛾、透翅蛾；双翅目的瘿蚊、潜蝇等。蛀茎害虫多以幼虫危害植物的茎、枝条及嫩梢等，形成隧道或虫瘿。药用植物以茎部皮层或树脂入药的种类很多，木本或藤本药用植物受到蛀茎害虫危害后，可造成植株受害部位及以上枝叶长势衰弱、萎蔫干枯，多年连续受害后甚至死亡，造成严重经济损失。蛀茎害虫因其隐蔽性强的特点大大增加了防治难度。

（四）中药材叶部害虫

中药材叶部害虫是指在药用植物叶片上活动造成危害的害虫，叶部害虫从药用植物出苗至收获均能产生危害。叶部害虫种类很多，按取食方式可划分为四类：刺吸式害虫、咀嚼式害虫、舐吸式害虫、锉吸式害虫。

1.刺吸式害虫

刺吸式害虫以刺吸式口器吸食植株汁液危害植物，同时还能传播病毒等使药用植物感病，影响植物的正常生长发育，造成叶片失绿、变色，严重的造成药材减产，品质下降或死亡。该类害虫主要来自半翅目、蜱螨目。

2.咀嚼式害虫

咀嚼式口器害虫对药用植物危害严重，以幼虫咬食叶片，形成缺刻、光杆等。该类害虫主要隶属于鳞翅目、直翅目、鞘翅目、膜翅目。

3.舐吸式害虫

双翅目的潜叶蝇危害药用植物叶片，以幼虫潜入叶片内部取食叶肉组织，仅留叶表皮。如潜叶蝇危害后植物叶面上虫道密布，叶片易枯死、脱落。该类害虫体型微小、生活周期短、隐蔽性强，因此不易防治。我国药用植物上危害较严重的有潜蝇科豌豆潜叶蝇/美洲斑潜蝇。

4.锉吸式害虫

缨翅目蓟马科害虫能够危害多种药用植物，以成虫、若虫危害植物嫩芽及叶片，造成叶面针刺状零星或连片的银白色斑点，严重时导致叶片扭曲变黄、枯萎。蓟马体型微小，移动速度快，给防治造成较大难度。我国发生的主要有蓟马科烟蓟马/葱蓟马。

（五）中药材花果类害虫

中药材花果类害虫是指取食中药材花、果实和种子的各类害虫。该类害虫咬食花器、蛀食果实及种子，造成落花和落果，不仅直接影响以花果、种子入药的药材产量，药用植物的繁殖再生产也会受到严重威胁。该类害虫主要为鳞翅目、双翅目、鞘翅目害虫。花果害虫的危害方式多种多样，有的种类取食花管、花序，致使花蕾脱落，不能正常开花；有的种类危害果实，造成果实畸形、腐烂或早落；有的蛀食种荚，将种子吃成缺刻或食尽。中药材花果害虫中很多种类危害方式比较隐蔽，且危害期相对较短，距药材采收期较接近，常给药剂防治带来困难。

（六）药用真菌害虫

药用真菌品种多，应用广泛。传统药用真菌主要有冬虫夏草、灵芝、茯苓、香菇、蜜环菌等。影响药用真菌的害虫较少，除上述危害根部的蛴螬、蝼蛄等，主要发生危害的是白蚁、菌蚊、菌螨、菌蝇类。此外，还有一些专化性害虫，如在茯苓上危害的茯苓虱、茯苓喙扁蝽。

综上，中药材害虫种类繁多，各种药用植物在生长过程中常会受到不同程度的害虫危害，造成产量降低、品质下降。中药材的主要害虫多属于鳞翅目、鞘翅目、直翅目、同翅目、双翅目、等翅目以及蜱螨目等。此外，软体动物蛞蝓和蜗牛，也会危害中药材的根、茎、叶、花和果实。除上述论及的害虫外，尚有许多药用植物未调查或调查不全面，并且许多害虫对药用植物的危害严重，但缺乏深入系统的研究和报道。有的害虫虽然常年危害较轻，但在外界条件适宜的情况下发生规模很大，易暴发成灾，是潜在的重要害虫。有些次要害虫，随外界条件的变化，也有可能成为主要害虫，进而给中药材的生产带来损失，对这些害虫应进行深入系统的研究，提出经济有效的防治措施，防患于未然。

（七）中药材重点品种的主要虫害调查

对贵州省55种药用植物的调查结果表明，分布在药用植物上的害虫主要分属2门，11目，110种（表2-5）。

表2-5　贵州中药资源重点品种虫害调查结果

序号	药材品名	虫害
1	杜仲	地老虎，木蠹蛾，樱桃双斜带卷蛾，大衰蛾，绿尾大蚕蛾，刺蛾
2	天麻	金针虫，白蚁，蝼蛄，蛴螬，蚜虫，蚧壳虫，伪叶甲
3	吴茱萸	蚜虫，褐天牛，柑橘凤蝶，地老虎，红蜡蚧壳虫
4	五倍子	天牛
5	何首乌	蓼金花虫，蚜虫
6	党参	地老虎，蝼蛄，蛴螬，蚜虫，黄曲条跳甲，菱蝗，短额负蝗，豌豆落叶蝇，红蜘蛛
7	天冬	红蜘蛛
8	南沙参	蚜虫，地老虎
9	石斛	石斛菲盾蚧，蜗牛
10	金银花	蚜虫，咖啡虎天牛，小造桥虫，木蠹蛾，朱砂叶螨，银花尺蠖
11	厚朴	星天牛，褐天牛，黄翅大白蚁

序号	药材品名	虫害
12	黄柏	地老虎，天蚕蛾，柑橘凤蝶，蛞蝓，蚜虫，樗蚕
13	半夏	葱螨，红天蛾，吹绵蚧，芋双线天蛾，蚜虫，蛴螬
14	茯苓	黑翅大土白蚁，螨虫，茯苓喙扁蝽
15	山药	阔胫绢金龟，蛴螬，蓼叶蜂
16	桔梗	蚜虫，金针虫，铜绿丽金龟，蛴螬，地老虎，大青叶蝉，尺蠖，红蜘蛛
17	射干	环斑蚀夜蛾，大青叶蝉，蛴螬，蝼蛄
18	黄精	地老虎，蛴螬
19	龙胆	龙胆花蕾蝇
20	天南星	红天蛾，红蜘蛛，蛴螬
21	白芍	蛴螬，金针虫，棕色鳃金龟，地老虎，大蟋蟀，油葫芦
22	桃仁	桃小食心虫，蚜虫，红蜘蛛，红颈天牛
23	麦冬	金针虫，非洲蝼蛄，蛴螬，地老虎
24	金铁锁	暂未见虫害
25	栀子	蚜虫，天蛾幼虫，栀子三纹野螟，咖啡透翅天蛾，黄栀子灰蝶
26	木瓜	蚜虫，桃蛀螟，梨园蚧，褐天牛，柑橘小吉丁，叶蝉，银纹夜蛾，金龟子
27	乌头	蚜虫，叶蝉，银纹夜蛾，金龟子
28	黄连	蝼蛄，蛞蝓，蛴螬，铜绿丽金龟
29	木香	蚜虫，银纹夜蛾，短额负蝗
30	姜黄	地老虎，蛴螬，姜弄蝶，台湾大衰蛾，二化螟
31	砂仁	幼笋钻心虫，姜弄蝶
32	银杏	木蠹蛾，柳蝠蛾，银杏大蚕蛾
33	灵芝	白蚁，蕈蚊
34	艾纳香	大螟
35	山苍子	红蜘蛛
36	鱼腥草	暂未见虫害
37	刺梨	蚧壳虫，蚜虫，叶蝉，食心虫
38	猕猴桃	金龟子，草腥蚧，二星叶蝉，豆天蛾
39	魔芋	红蜘蛛，斜纹夜蛾，铜绿丽金龟，红天蛾

续表

序号	药材品名	虫害
40	三七	蛞，桃蚜，红蜘蛛，小地老虎
41	板蓝根	小菜蛾，甘蓝蚜，豆秆黑潜蝇，银纹夜蛾，斜纹夜蛾，菜粉蝶
42	花椒	二斑黑绒天牛，柑橘小吉丁，柑橘凤蝶，褐天牛，樗蚕
43	丹参	蝼蛄，蛴螬，银纹夜蛾，棉铃虫
44	百合	蛴螬，桃蚜，葱螨，种蝇
45	菊花	菊天牛，蚜虫，蛴螬，金针虫，地老虎，玉米螟，小绿叶蝉，银纹夜蛾，大衰蛾，豌豆落叶蝇，红花食蝇，菊瘿蚊
46	罗汉果	广西灰象甲，竹紫天牛，罗汉果食蝇，黄守瓜，白蚁
47	紫苏	紫苏野螟，银纹夜蛾，甘蓝夜蛾，尺蠖
48	绞股蓝	马铃薯瓢虫，蜗牛，蛴螬，地老虎
49	薏苡	稻管蓟马，玉米螟，黏虫，大螟，棉铃虫
50	西洋参	地老虎，蛴螬，金针虫，蝼蛄
51	除虫菊	蛴螬，蚜虫
52	芦荟	红蜘蛛，蚜虫，棉铃虫，蚧壳虫
53	玄参	红蜘蛛，蜗牛，斑须蝽
54	白术	术籽虫，长管蚜
55	竹荪	白蚁，蛞蝓，蜗牛，蝼蛄，长粉螨，铜绿丽金龟

三、中药材草害的特点及现状

（一）中药材草害的特点

1.杂草种类多

众多的栽培种和广袤的栽培面积导致中药材杂草危害种类多，且在同一田块杂草也常是一年生、多年生杂草混生，构成混合群落。杂草群落结构的差异会增大杂草的防治难度。

2.发生大规模草害的可能性较低

目前单种药用植物种植规模相比于农作物、果蔬等相对较小，有限的种植规模降低了大规模草害发生的可能性。但是随着中药材的产业化，草害发生的规模势必呈逐渐扩大的趋势。

3.多数杂草在中药材苗期生长迅速

大多数杂草苗期较药用植物短，具有早熟性，而药用植物在苗期阶段长势弱且生长缓慢，因此苗期除草难是中药材草害的一大问题。特别是出苗伊始的春季常造成严重危害。因此药用植物播种或栽培前期是杂草防除的关键时期，在出苗初期加强田间管理对于中药材草害的防控尤为重要。

4.适应性和繁殖能力顽强

杂草通常具有寿命长、发芽率高、多实且连续结实性的特点，又因其遗传上具有多种授粉途径的特点而产生了较强的远缘亲和性，因此中药材杂草具有顽强的适应性及繁殖能力。

（二）中药材常见草害的现状

我国幅员辽阔，不同地域的杂草种类多且差异较大，单子叶、双子叶，一年生、多年生杂草均有发生。根据目前的研究报道，发生较为严重的药用植物杂草有田旋花、灰灰菜、稗草、马唐草、狗尾草、马齿苋、狗牙根、猪毛菜、蒲公英、龙葵、荠菜、苦菜等。主要危害的药用植物为姜黄、贝母、防风、甘草、延胡索、半夏、黄连、穿心莲、板蓝根、芍药、桔梗、三七、白术等。以下对危害较严重的几种杂草进行简要介绍。

1.狗尾草

禾本科一年生草本植物，颖果扁平灰白色，长卵形，具点状突起排列呈细条纹状。胚芽鞘紫红色，叶片扁平，长10~20 cm，宽0.8~1.5 cm，叶舌极短，两面及边缘疏生刺毛。圆锥花序紧密呈圆柱状，穗轴每枝生数个小穗；小穗基部具刚毛5~6条。适宜发芽温度为15~30 ℃，温度较低时发芽率低且出苗缓慢，出苗深度为0~8 cm。在我国东北地区于5月份出苗，持续至7月下旬，7~8月为开花期，8~9月为种子成熟期，种子经越冬休眠后发芽。对于南方地区如上海，自4月中下旬开始出苗，一年可发生2~3代，常在旱地发生。

2.马唐草

禾本科一年生草本植物，秆直立或秆基倾斜着地后节处易生根，株高40~100 cm。叶片呈披针条状，基部圆形，无毛或两面疏生软毛；叶舌呈钝圆膜质。总状花序长5~18 cm，呈指状排列，下部近轮生；小穗多孪生，一有柄，另一近无柄；颖果透明，呈椭圆形；以种子繁殖。适宜发芽温度为25~40 ℃，温度低于20 ℃发芽率低且出苗缓慢，出苗深度为1~5 cm，种子萌发的相对适宜湿度为63%~92%。喜光喜湿，分蘖能力强，在潮湿多肥地块长势茂盛，4月下旬至6月下旬为大量发生阶段，8~10月结籽，种子一边成熟一边脱落，且成熟种子有休眠习性。

3.牛筋草

禾本科一年生草本植物，茎秆丛生，斜生、侧卧或直立，株高为15~90 cm。叶片呈条形，叶鞘扁且鞘口具毛，叶舌较短约1 mm。穗状花序呈指状，排列于秆端；小穗呈双行在穗轴一侧密生；颖果棕色至黑色呈卵形，具明显波状的皱纹；以种子繁殖。适宜发芽温度为20~40 ℃，出苗深度为0~1 cm，超过3 cm以上不发芽，无光条件会导致发芽不良，根系发达。可通过无性及有性两种方式繁殖。一般4月中下旬开始出苗，5月进入发生高峰，6~8月发生较少，部分种子1年可发生2代。

4.马齿苋

马齿苋科一年生肉质草本植物，茎自基部分枝，平卧或先端斜上。叶片互生或假对生，叶片扁平，呈倒卵形，近无柄或柄极短。蒴果呈圆锥形，种子黑褐色，表面有细点，呈肾状卵形。花簇生在枝条顶端，黄色，花瓣5片，具2萼片。适宜发芽温度为20~30 ℃，耐干旱且繁殖力强，为夏季杂草，常生长在肥沃湿润的路边、地旁。在我国南方地区，一般4月底至5月初出苗，5月进入发生高峰；东北地区5月中旬出苗，6~8月开花，7~9月为种子成熟期。

5.反枝苋

苋科一年生草本植物，茎直立有分枝，高一般为20~80 cm，生短柔毛。叶互生具长柄，叶片呈卵形或椭圆状卵形，先端梢凸，两面和边缘具柔毛；圆锥状花序，花白色，腋生或顶生。种子呈圆形至倒卵形，黑色。适应性强，常生于农田、路边。适宜发芽温度为15~30 ℃，不耐荫，出苗深度0~5 cm，在密植及高秆作物中长势差。在我国南方地区，一般3月开始发生，4~5月进入发生高峰，9~10月结实；东北地区5月上旬出苗，持续到7月下旬，7月末至8月初为种子成熟期。

6.藜

藜科一年生草本植物，茎直立具条纹，粗壮，高一般为30~120 cm，多分枝。叶互生具长柄，茎基部叶片较大，呈三角状卵形或菱状，边缘具不整齐的波状齿或浅裂；茎上部叶片较窄，叶背具粉粒。圆锥状花序，花为两性花。种子呈双凸镜形，黑色或黑褐色。藜适应性强，适宜发芽温度为15~25 ℃，抗寒耐旱，出苗4 cm。在我国南方地区，一般3月开始发生，4~5月进入发生高峰，9~10月结实；东北地区4月中旬出苗，6月下旬开花，7月下旬为种子成熟期。

7.豚草

菊科一年生草本植物，茎直立具条纹，高一般为20~150 cm，有圆锥状分枝。叶互生或对生，1~2回羽状分裂，裂片具短糙毛。头状花序，单性，雄头花序较多，在枝条顶部为总状花序；雌头花序无梗，着生于雄头花序下部叶腋处。为典型的短日照喜光植物，喜湿，夏至后迅速进入花期。适应性广、耐贫瘠，生于农田中、路旁或荒地中。种子需经过低温春化作用方能出芽，需经过冬季0~4 ℃三个月左右的层积作用。5~6月通常为营养生长期，7~8月进入现蕾开花期，9~10月种子成熟期。

第二节　中药材病虫草害防治策略及方法

化学防治法是使用各种化学农药防治植物病害的方法。农药具有高效、速效、使用方便、经济效益高等优点，但使用不当，可对植物产生药害，引起人、畜中毒，杀伤有益微生物，导致病原物产生抗药性。当前，中药材生产上的化学防治是防治植物病虫害的关键措施，但是如果农药使用不当，会造成中药材农药残留超标和环境污染等安全性问题。

一、中药材病害防治策略及方法

（一）中药材病害防治策略

植物病害化学防治的策略就是要科学地使用杀菌剂，提高植物病害化学防治的效果和最大限度地发挥化学防治的经济效益、生态效益和社会效益。因此不管是策略还是具体的措施都要充分考虑防治效果、生态影响、经济和社会等因素。因此植物病害化学防治的策略应该包含预防为主、综合防治和科学用药3方面的核心内容，是针对不同病害发生特点将化学防治、生态及生物控制、栽培技术等防治措施有机结合的植物病害综合治理，其目标是将植物病害控制在经济损害允许范围之内，以获得最佳的经济效益、生态效益和社会效益。

1. 预防为主

要坚持在病原菌侵染之前或侵染后的早期使用杀菌剂，把病害的发生控制在较低水平，充分发挥化学防治的效果和延缓抗药性群体的形成。

2. 综合防治

要坚持在植物病害化学防治实践中配合利用各种利于减轻病害发生的技术，例如注意田园卫生，铲除越冬（越夏）的病原，减少侵染来源，监测和控制病原菌的发生与流行，选用抗病品种和利用作物防御反应，加强水肥管理，合理轮栽和调节播种期，配合生态和生物控制，充分发挥杀菌剂在植物病害综合防治中的作用。

3. 科学用药

要坚持依据杀菌剂的生物学特性和理化性状、病害的生物学特征、寄主和环境对植物病害发生的影响，正确选用杀菌剂品种、剂型和使用的方法、时间、频率，保证杀菌剂的高效、安全使用。

（二）常用杀菌剂的种类

1. 非内吸性杀菌剂

（1）波尔多液

这是最早发现和应用的保护剂之一。为天蓝色胶状悬液，在植物表面黏着力强，不易被雨水冲刷，残效期可达15~20天。波尔多液由硫酸铜和石灰乳配制而成，主要有效成分是碱式硫酸铜。波尔多液的防病范围很广，可以防治多种药用植物病害，如霜霉病、疫病、炭疽病、溃疡病、疮痂病、锈病、黑星病等。但在不同作物上使用时要根据不同作物对硫酸铜和石灰的敏感程度，来选择不同配比的波尔多液，以免造成药害。

（2）石灰硫黄合剂

石灰硫黄合剂简称石硫合剂，是由生石灰、硫黄粉和水熬制而成的一种深红棕色透明液体，具臭鸡蛋味，呈强碱性。有效成分为多硫化钙。多硫化钙的含量与药液比重呈正相关，因此常用波美比重计测定，以波美度（°Be）来表示其浓度。与其他药剂的使用间隔期为 152 天。石硫合剂可用于防治多种作物的白粉病及各种果树病害的休眠期防治。它的使用浓度随防治对象和使用时的气候条件变化而有所不同。在生长期一般使用 0.1~0.3 °Be。

（3）代森锰锌（喷克、大生、大生富、新万生、山德生、速克净）

代森锰锌属有机硫类低毒杀菌剂，是杀菌谱较广的保护性杀菌剂。对药用植物炭疽病、早疫病和各种叶斑病等多种病害有效。同时，它常与内吸性杀菌剂混配，用于延缓抗性的产生。制剂有 70% 代森锰锌可湿性粉剂，外观为灰黄色粉末。本品不要与铜制剂和碱性药剂混用。

（4）福美双

福美双属有机硫中等毒杀菌剂。其抗菌谱广，具保护作用。主要用于处理种子和土壤，防治多种作物的苗期立枯病。也可用于喷洒以防治一些果树、蔬菜的疫病、炭疽病等病害。制剂有 50% 福美双可湿性粉剂，外观为灰白色粉末。拌种和土壤处理用于防治药用植物苗期立枯病，用药量为 0.3~0.8 kg · 100 kg^{-1}；喷雾用于防治油菜、黄瓜霜霉病、葡萄白腐病、炭疽病等。不能与铜制剂、碱性药剂混用或前后紧接使用。

（5）代森锌

代森锌为有机硫低毒杀菌剂。该杀菌剂使用安全，一般不会引起药害。制剂有 60%、65% 及 80% 可湿性粉剂，外观为浅黄色或灰白色粉末。可用于防治药用植物疫病、霜霉病、炭疽病。遇碱或含铜药剂易分解。

（6）百菌清（达科宁）

百菌清属苯并咪唑类低毒杀菌剂。对鱼类毒性大。其杀菌谱广，对多种作物真菌病害具有预防作用。在植物表面有良好的黏着性，不易受雨水等冲刷，一般药效期 7~10 天。制剂有 75% 百菌清可湿性粉剂，外观为白色至灰色疏松粉末；10% 百菌清油剂，外观为绿黄色油状均相液体；45% 百菌清烟剂，外观为绿色圆饼状物。适用于预防各种药用植物的真菌病害。如霜霉病、疫病、白粉病、锈病、叶斑病、灰霉病、炭疽病、叶霉病、蔓枯病、疮痂病、果腐病等。

（7）乙烯菌核利（农利灵）

乙烯菌核利属二甲酰亚胺类低毒杀菌剂，有触杀性。对果树、蔬菜类作物的灰霉病、褐斑病、菌核病有良好的防治效果。制剂有 50% 农利灵可湿性粉剂，外观为灰白色粉末。可用于防治各种药用植物的灰霉病、蔬菜早疫病、菌核病、黑斑病。在药用植物上的安全间隔期为21~35天。

（8）异菌脲（扑海因）

异菌脲属氨基甲酰脲类低毒杀菌剂，是广谱性的触杀性杀菌剂，具有保护、治疗双重作用。制剂有50%扑海因可湿性粉剂，外观为浅黄色粉末；25%扑海因悬浮剂，外观为奶油色浆糊状物，能与除碱性物质以外的大多数农药混用。对葡萄孢属、链孢霉属、核盘菌属引起的药用植物灰霉病、菌核病等均有较好防治效果，常用稀释倍数为1000倍。在药用植物上一个生长季最多使用3次，安全间隔期为7天。

（9）菌核净

菌核净属亚胺类低毒杀菌剂。具有直接杀菌、内渗治疗作用、效期长等特性。对白粉病、油菜菌核病防治较好。制剂有40%菌核净可湿性粉剂，外观为淡棕色粉末，遇碱和日光照射易分解。

（10）腐霉利（速克灵、杀霉利）

腐霉利属亚胺类低毒杀菌剂。具有保护、治疗双重作用。对灰霉病、菌核病等防治效果好。制剂有50%速克灵可湿性粉剂，为浅棕色粉末。可防治多种药用植物的灰霉病、菌核病、叶斑病。药剂配好后尽快使用。不能与碱性药剂混用，也不宜与有机磷农药混配。单一使用该药容易使病菌产生抗药性，应与其他杀菌剂轮换使用。

（11）氧化亚铜（靠山）

氧化亚铜属无机铜类低毒杀菌剂。其杀菌物质主要为铜离子，对多种作物的真菌、细菌病害有效。制剂有56%靠山水分散粒剂，为红褐色微型颗粒。可防治药用植物的霜霉病、早疫病等。高温或低温、潮湿气候条件及对铜敏感作物慎用。

（12）氢氧化铜（可杀得）

氢氧化铜属无机铜类低毒保护性杀菌剂。其中起杀菌活性的物质为铜离子。制剂有77%可杀得可湿性粉剂，外观为蓝色粉末。可用于防治药用植物角斑病、霜霉病、早疫病等真菌、细菌性病害。避免与强酸或强碱性物质混用；高温、高湿气候条件及对铜敏感作物慎用。

（13）氯苯嘧啶醇（乐比耕、异嘧菌醇）

氯苯嘧啶醇属嘧啶类低毒杀菌剂。用于叶面喷洒，有预防治疗作用，杀菌谱广。制剂有6%乐比耕可湿性粉剂，外观为白色粉末。可防治药用植物的白粉病、锈病、炭疽病及多种叶斑病。在药用植物上使用的安全间隔期为21天。

（14）抗霉菌素120（农抗120、农用抗菌素TF-120）

抗菌素120属农用抗生素类低毒广谱杀菌剂。它对许多植物病原菌有强烈的抑制作用。制剂有2%、4%抗霉菌素120水剂，外观为褐色液体，无霉变结块，无臭味。对药用植物上的白粉病、锈病、枯萎病等都有一定防治效果。本剂勿与碱性农药混用。

（15）链霉素

链霉素属低毒抗菌素类杀菌剂。对多种作物的细菌性病害有防治作用，对一些真菌病害也有效。制剂有72%农用硫酸链霉素可溶性粉剂，外观为白色或类白色粉末，低温下较稳定，高温下易分解失效，持效期7~10天。可防治药用植物软腐病等细菌病害。该剂不能与碱性农药或碱性水混合使用。喷药8小时内遇雨应补喷。避免高温日晒，严防受潮。

（16）混合脂肪酸（83增抗剂）

原药外观为浅黄色透明液体。低毒，具有使病毒钝化的作用，抑制病毒初侵染，降低病毒在植物体内增殖和扩展速度。制剂有10%混合脂肪酸水乳剂，外观为乳黄色黏稠状液体。主要用于防治烟草花叶病毒。使用本品应充分摇匀，然后对水稀释，喷后24小时内遇雨需补喷。宜在植株生长前期使用，后期使用效果不佳。本品在低温下会凝固，可放入温水中待制剂融化后再加水稀释。

（17）霜脲锰锌（克露）

霜脲锰锌由霜脲氰和代森锰锌混合而成。属低毒杀菌剂，对鱼低毒，对蜜蜂无毒害作用。对霜霉病和疫病有效。单独使用霜脲氰药效期短，与保护性杀菌剂混配，可以延长持效期。制剂有72%克露可湿性粉剂，外观为淡黄色粉末。主要用于防治药用植物霜霉病和疫病。此药贮存在阴凉干燥处，未能及时用完的药，必需密封保存。

（18）春雷氧氯铜（加瑞农）

春雷氧氯铜由春雷霉素与王铜混配而成。王铜外观为绿色或蓝绿色粉末。春雷氧氯铜属低毒杀菌剂。制剂有50%加瑞农可湿性粉剂，外观为浅绿色粉末，除碱性农药外，可与多种农药相混。对多种作物的叶斑病、炭疽病、白粉病、早疫病和霜霉病等真菌病害及由细菌引起的角斑病、软腐病和溃疡病等有一定的防治效果。安全间隔期为7天。

（19）植病灵

植病灵由三十烷醇、硫酸铜、十二烷基硫酸钠混合而成。三十烷醇是生长调节物质，可促进植物生长发育，三十烷醇与十二烷基硫酸钠结合后可使寄主细胞中的病毒脱落，并对病毒起钝化作用。硫酸铜通过铜离子起杀菌作用。制剂有1.5%植病灵乳剂，外观为绿色至天蓝色液体。可用于防治药用植物花叶病和蕨叶病。应贮存在阴凉避光处，用时充分摇匀。在作物表面无水时喷施。喷雾必须均匀，避免同生物农药混用。

2.内吸性杀菌剂

（1）三乙膦酸铝（疫霉灵、疫霜灵、乙膦铝）

纯品为白色无味结晶，遇强酸、强碱易分解。属低毒杀菌剂。在植物体内能上下传导，具有保护和治疗作用。它对霜霉属、疫霉属等藻菌引起的药用植物病害有良好的防效。制剂有40%、80%三乙膦酸铝可湿性粉剂，外观为淡黄色或黄褐色粉末；90%三乙膦酸铝可溶性粉剂，外观为白色粉末。用于防治药用植物霜霉病和疫病。勿与酸性、碱性农药混用，以免分解失效。本品易吸潮结块，但不影响使用效果。

（2）恶醚唑（世高、敌萎丹）

为低毒广谱性杀菌剂。具有治疗效果好、持效期长的特点。可用于防治子囊菌亚门、担子菌亚门和半知菌亚门病原菌引起的叶斑病、炭疽病、早疫病、白粉病、锈病等。制剂有10%水分散粒剂，3%敌萎丹悬浮种衣剂。

（3）甲基硫菌灵（甲基托布津）

原粉为微黄色结晶，对酸、碱稳定。属苯并咪唑类广谱性杀菌剂，低毒，具有预防和治疗作用。制剂有70%甲基托布津可湿性粉剂，外观为无定形灰棕色或灰紫色粉剂；50%甲基托布津胶悬剂，外观为淡褐色悬浮液体；36%甲基硫菌灵悬浮剂，外观为淡褐色黏稠悬浊液体。适用于防治由子囊菌、半知菌引起的各种病害，如黑穗病、赤霉病、白粉病、炭疽病、灰霉病、褐斑病等。不能与含铜制剂混用，收获前14天内禁止使用。

（4）甲霜灵（雷多米尔、瑞毒霜、甲霜安）

原粉外观为黄色至褐色无味粉末。甲霜灵属低毒杀菌剂，是一种具有保护、治疗作用的内吸性杀菌剂，可被植物的根、茎、叶吸收，并随植物体内水分运转而转移到植物的各器官。可以做茎叶处理、种子处理和土壤处理。对霜霉菌、疫霉菌、腐霉菌所引起的病害有效。制剂有25%雷多米尔可湿性粉剂，外观为白色至米色粉末。可用于防治药用植物的霜霉病、晚疫病。该药易产生抗性，应与其他杀菌剂复配使用。每季施药次数不得超过3次。

（5）三唑酮（百理通、粉锈宁）

三唑酮原粉外观为白色至浅黄色固体，在酸性和碱性条件下都稳定。属低毒杀菌剂，是一种高效、低残留、持效期长、内吸性强的三唑类杀菌剂。被植物的各部分吸收后，能在植物体内传导。对药用植物锈病和白粉病具有预防、铲除、治疗、熏蒸等作用。对鱼类及鸟类比较安全。制剂有25%百理通可湿性粉剂，外观为白色至黄色粉末；20%三唑酮乳油，外观为黄棕色油状液体；15%三唑酮烟剂，外观为棕红色透明液体。对根腐病、叶枯病也有很好的防治效果。安全间隔期为20天。

（6）丙环唑（敌力脱、丙唑灵、氧环宁、必扑尔）

原油外观为明黄色黏滞液体。丙环唑属低毒杀菌剂，是一种具有保护和治疗作用的三唑类杀菌剂，可被根、茎、叶吸收，并可在植物体内向上传导。残效期1个月。制剂有25%敌力乳油，外观为浅黄色液体。可以防治子囊菌、担子菌和半知菌引起的病害，如白粉病、锈病、叶斑病、白绢病，但对卵菌病害如霜霉病、疫病无效。贮存温度不得超过35 ℃。

（7）速保利（烯唑醇）

纯品为白色颗粒，除碱性物质外，能与大多数农药混用。速保利属中等毒杀菌剂。是具有保护、治疗、铲除和内吸向顶传导作用的广谱杀菌剂。抗菌谱广，特别对子囊菌和担子菌高效。如白粉病菌、锈菌、黑粉菌和黑星病菌等，另外还有尾孢霉、青霉菌、核盘菌、丝核菌等。产生抗药性较慢，程度较低，一般不至于发生田间防治失效。制剂有12.5%速保利可湿性粉剂，外观为浅黄色细粉，不易燃，不易爆。适用于防治各种作物上的白粉病、锈病、黑穗病、叶斑病。本品不能与碱性农药混用。

（8）噻菌灵（特克多）

噻菌灵是白色粉末，属低毒杀菌剂。与苯菌灵等苯并咪唑类药剂有正交互抗药性。具有内吸传导作用。抗菌活性限于子囊菌、担子菌、半知菌，而对卵菌和接合菌无活性。制剂有45%特克多悬浮剂，外观为奶油色黏稠液体，在高温、低温水中及酸、碱液中均稳定。可防治多种药用植物的白粉病、炭疽病、灰霉病、青霉病。

本剂对鱼有毒。

（9）多菌灵

原药为浅棕色粉末。遇酸、碱易分解。为高效、低毒、内吸性苯并咪唑类杀菌剂。剂型有25%、50%可湿性粉剂，外观为褐色疏松粉末。可用于防治子囊菌亚门和半知菌亚门真菌引起的多种药材菌核病、枯萎病、灰霉病、炭疽病、早疫病、褐斑病等。常用500倍液喷雾，也可用于拌种、浸种、蘸根、灌溉及沟施等。药剂保存注意防潮。不得与铜制剂混用。

（10）多抗霉素（多氧霉素、多效霉素、宝丽安、保利霉素）

原药为浅褐色粉末。多抗霉素溶于水，对紫外线稳定。在酸性和中性溶液中稳定，在碱性溶液中不稳定。多抗霉素属低毒、广谱性抗生素杀菌剂，具有较好的内吸传导作用。该药对动物没有毒性，对植物没有药害。制剂有10%宝丽安可湿性粉剂，外观为浅棕黄色粉末及3%、2%、1.5%多抗霉素可湿性粉剂，外观为灰褐色粉末。主要防治对象有药用植物霜霉病、枯萎病、叶斑病、灰霉病及黑斑病等多种真菌病害。本剂不能与酸性或碱性药剂混用。

（11）噁霜锰锌（杀毒矾）

该药属于苯基酰胺类低毒杀菌剂。对鸟和鱼类低毒。药效略低于甲霜灵，与其他苯基酰胺类药剂有正交互抗药性，属于易产生抗性的产品。具有接触杀菌和内吸传导活性。有优良的保护、治疗、铲除活性。药效可持续13~15天。其杀菌活性仅限于鞭毛菌亚门卵菌纲真菌，对子囊菌、半知菌、担子菌无活性。噁霜锰锌由噁霜灵与代森锰锌混配而成，其抗菌谱更广，除控制卵菌病害外，也能控制其他病害。制剂有64%杀毒矾可湿性粉剂，外观为米色至浅黄色细粉末。用于防治各种药用植物的霜霉病、疫病、早疫病、白粉病等。不可与碱性农药混用，不可放在高于30 ℃的地方。

（12）氟硅唑（福星）

该药属于低毒三唑类杀菌剂。对子囊菌、担子菌和半知菌所致病害有效，对卵菌无效，对白粉病、黑星病有特效。制剂有40%福星乳油，外观为棕色液体。主要防治梨黑星病。酥梨类品种在幼果期对此药敏感，应慎用。为避免病菌对福星产生抗性，应与其他保护性药剂交替使用。

（13）霜霉威（普力克）

该药具有内吸传导作用，低毒。对卵菌类、真菌有效。制剂有66.5%、72.2%普力克水剂，为无色、无味水溶液。可以防治多种作物苗期的猝倒病、霜霉病、疫病等病害。

（14）烯酰吗啉（安克）

烯酰吗啉属低毒杀菌剂，对鱼有中等毒性，对蜜蜂和鸟低毒，对家蚕无毒，对天敌无影响。它对鞭毛菌亚门霜霉科和疫霉属的真菌有效，有很强的内吸性。制剂有69%安克锰锌水分散粒剂、69%安克锰锌可湿性粉剂，外观分别为绿黄色粉末和米色圆柱形颗粒。其主要成分为烯酰吗啉和代森锰锌。主要防治药用植物霜霉病和疫病。与瑞毒霉等无交互抗性，可与铜制剂、百菌清等混用。

（15）恶霉灵（土菌消）

该药为低毒的内吸土壤消毒剂。对腐霉菌、镰刀菌引起的猝倒病、立枯病等土传病害有较好的效果，对土壤中病原菌以外的细菌、放线菌影响很小，对环境安全。制剂有30%土菌消水剂、70%土菌消可湿性粉剂。闷种易产生药害。

3.杀线虫剂

（1）二氯异丙醚

该药为一种具熏蒸作用的杀线虫剂，其蒸气压低，气体在土壤中挥发缓慢，对植物安全，可在播种前10~20天处理土壤，或在播种后或植物生长期使用。对人、畜低毒，残效期10天左右，但地温低于10℃时不可用。制剂有30%颗粒剂，80%乳油。施药量为60~90 kg·hm^{-2}，距离15 cm处开沟或穴施，深10~20 cm，穴距20 cm，施药后覆土。

（2）其他

农业生产中常用的杀线虫剂还包括一些高毒的有机磷类农药，如灭线磷、克线磷等。

（三）杀菌剂的使用方法

决定用药的原则：根据防治对象病原菌种类，选用最安全、最经济、最有效的药剂；采用较低的使用量；最少的施药次数；使用最简便的施药方法。杀菌剂的使用方法有多种，其中最主要的是喷雾和喷粉、种子处理和土壤处理。

1.喷雾和喷粉

叶面喷雾和喷粉是防治作物生长期气传病害最主要和最有效的施药方法。气传病害的侵染来源具有持续性，因此防治气传病害的杀菌剂必须具备足够的持效期。喷雾比喷粉在植物的表面更容易形成一层有效的保护性滞留药层，因此防病的效果更好。即借助雾化器械产生的压力，把药液分散成细小的雾滴，把药剂均匀喷洒在植物表面，也是目前生产上应用最为广泛的一种方法。施药时，要做到雾滴细小、喷洒均匀；喷雾应选择晴天上午、无风或风力在1~2级的条件下进行；在喷雾中加入表面活性剂可以有效地降低农药的表面张力，降低药液与生物靶标的接触角；加入有较好黏着能力的化合物则能够提高杀菌剂在植物表面的黏着。喷粉器则是将粉剂均匀喷洒到植物表面上。喷粉法比较适用于温室栽培防治病害，其优点是不增加棚室内的湿度。喷粉法与其他用药法不同，其药剂不是直接喷于植物体上，而应当喷于行间，使药粉在植物表面自然沉降。因此，喷粉时最好选择晴天无风的早晨、露水还未干之前进行，效果较好。

防治植物病害的喷药技术要求要比防治害虫高得多，要达到较好的防治效果，施药者应该了解杀菌剂和所防治植物病害的生物学特性，有针对性地进行喷施。喷施非内吸性杀菌剂时，不仅需要保证药液能够喷施到所有需要保护的茎叶，而且还需要在茎叶表面能够形成均匀的药膜，对于在叶背面发生的病害，还要将药剂喷施到叶片背面。内吸性杀菌剂虽然具有在植物体内再分布的特性，但是常见的内吸性杀菌剂主要在质外体系输导，只有喷施到植物嫩茎和叶腋处的药剂可以被吸收，随水分和无机盐输导到上部功能叶片，而喷施在叶面的药剂只能沿着叶脉方向朝叶尖和叶缘输导，不能从一张叶片向另一叶片传导。叶面喷洒杀菌剂除了需要喷施均匀外，还要注意使药液尽可能多地沉积在植物的茎叶上。

2.种子处理

许多植物病害是通过种子、苗木传播的，种苗消毒是防治植物病害的一项很重要的措施。种苗处理是用药剂处理种子、苗木、插条、接穗、块根、块茎、鳞茎。进行种苗处理时，要根据防治对象的特点选择不同的药剂。较常用的种苗处理方法有浸种、拌种、闷种及种衣法。浸种法即种子浸泡在杀菌剂药液中一定时间，沥出种子晾干即行播种，安全性低的杀菌剂浸种后有的还要求清洗，防止药害；拌种法可提早在播种前数个月或1年进行，以延长药剂的作用时间，表面带菌的可用非内吸性的杀菌剂，若病菌潜藏在表皮下，要用渗透性较强的铲除剂或内吸性杀菌剂。

3.土壤处理

土壤是许多病原菌（包括线虫）栖居的场所，是许多植物病害初次侵染的来源。如立枯病、黄萎病、枯萎病等重要作物病害都是由土壤带菌传染的。土壤处理显然是防治这些土传病害最有效的方法。在种植前，一些挥发性杀菌剂（土壤熏蒸剂）经常被用来熏蒸土壤，以减少线虫、真菌和细菌的侵染。用于土壤熏蒸处理的杀菌剂，不仅需要考虑其抗菌谱和活性，而且也要考虑药剂的物理化学特性。土壤熏蒸处理的效果与药剂在土壤中能否均匀分布有关，一般用于土壤熏蒸处理的药剂需要有较高的蒸气压和一定的水溶性，才能保证在土壤中具有良好的扩散或浸透作用。一些杀菌剂则作为粉剂、土壤浇灌或者颗粒剂等方式使用到土壤中防治幼苗的猝倒、苗期疫病、冠腐、根腐以及其他病害。药剂处理土壤的方法，常用的有穴施法、沟施法、浇灌法和翻混法等。保护性杀菌剂在土壤中使用可以杀灭土壤中病原微生物，在播种前或播种时使用可以保护种子萌发时的幼根和胚芽不被侵染，在植物生长期使用可以防止病菌的根部和茎基部侵染。现代内吸性杀菌剂活性高、选择性强、持效期长，可以在种植前一次性使用于土壤处理而达到一个作物生长季节的防治效果。某些叶部病害（比如霜霉病和锈病）也可在种植前使用杀菌剂（例如甲霜灵、三唑醇等）于土壤中达到防治的效果。

二、中药材虫害防治策略及方法

（一）中药材虫害防治策略

1.开展中药材虫害调查，确定监控对象

有必要对不同中药材的虫害开展调查研究，摸清有害种类和天敌种类，寻求有效控制虫害发生的途径与方法，为中药材产业的发展提供依据和条件。

2.提倡品种的间套轮作，生态栽培

间套轮作技术作为利用生物多样性控制虫害发生的典范，一直受到人们关注。

3.药材与农作物间套种

如在玉米地里，可于其株、行垄上，间种板蓝根、补骨脂等中草药；在甘蔗地里，可套种白术、丹参、柴胡、射干、薏苡等药材；在冬瓜、南瓜或黄瓜地里，可间套种玄参、白芷等根茎类药材；水稻田里，可轮作、间作水半夏、莲藕或放养水蛭及其他水生动物药材。

4.药用植物轮种

每种植物都有一些专门的病虫杂草，连作可使这些病虫草周而复始地恶性循

环式地感染为害。适当的作物轮作可以打破虫和病的发作周期，阻止杂草的滋生。

5.制订严格的中药材种子、种苗的引种标准和检疫措施

通过农业农村部门统一规划，制订出严格的引种标准。而在药材种子、种苗的调运中，制订严格的检疫制度，避免中药材病虫害在境内乃至全国广泛交流。

（二）针对不同害虫的化学防治

药剂进入害虫身体，主要是通过口器、表皮和气孔三个途径。第一，针对不同类型口器的害虫应有针对性地选用药剂，如对咀嚼式口器害虫玉米螟、凤蝶幼虫、菜青虫等应使用胃毒剂敌百虫等，而对刺吸式口器害虫则应使用内吸剂。第二，昆虫的体壁由表皮层、皮细胞和基底膜三层构成，而昆虫上表皮作为体壁表皮最外层，也是最薄的一层，其内含有蜡质或类似物质，这一层对防止体内水分蒸发及药剂的进入都起着十分重要的作用。因此，针对昆虫体壁构造，在杀虫药剂中常加入对脂肪和蜡质有溶解作用的溶剂。如乳剂，由于含有溶解性强的油类，一般比可湿性粉剂的毒效高。第三，要掌握病虫发生规律。一般来讲，昆虫随龄期的增长，体壁对药剂的抵抗力也不断增强，因此应抓住防治有利时机，及时用药。此外，还应注意农药的合理混用、交替使用、安全使用，避免药害和人畜中毒。各类害虫的有效防治方法很多，应根据不同药用植物受害阶段、害虫发生规律、危害虫态等实际情况综合考虑、选择使用。本部分同样依前文将危害药用植物的害虫分为五个类型，分别对各类型害虫常用的化学防治方法进行介绍。

1.根部害虫的化学防治

中药材根部害虫主要为鞘翅目、鳞翅目、直翅目中的蛴螬、地老虎、蝼蛄、金针虫等，根部害虫在土下活动危害呈现垂直分布和季节性移动规律，在春秋两季危害尤为严重。化学防治为目前防治根部害虫的主要手段，常用的方法：

（1）药剂拌种

用50%辛硫磷乳油按种子量的0.1%~0.2%拌种，放置3~4小时，种子稍干后再进行田间播种，可防治蝼蛄、蛴螬、地老虎和金针虫等地下害虫。

（2）土壤处理

可结合播前整地，进行土壤药剂处理。可用50%辛硫磷乳油以4.5 kg·hm^{-2}，加水750 kg均匀喷洒地面，然后整地播种；也可选用5%辛硫磷颗粒剂等，按

37.5 kg·hm^{-2}拌以 300~375 kg 细砂或煤渣撒施。还可以用一定量的药剂兑水制成毒土，均匀撒于种苗穴中，可防治多种地下害虫，但应注意种苗与毒土要隔开，免生药害。用于配置毒土的常用药剂：药剂 1.5 kg+水 7.5 kg+细土 300 kg·hm^{-2}；5%二嗪磷颗粒剂 37.5 kg·hm^{-2}；2.5%溴氰菊酯乳油 25 mL+50%辛硫磷乳油 500 mL，加适量水配置成毒土后于成虫盛发期施用 300~400 kg·hm^{-2}。

（3）毒饵诱杀

将 90%敌百虫晶体或 50%辛硫磷乳油以 0.3~0.75 kg·hm^{-2}加适量水，拌入碾碎炒香的麦麸或豆饼等 30~75 kg 制成毒饵，于无风闷热的傍晚将毒饵分成若干小份放于畦沟行间或苗穴中，可防止蝼蛄等；或将新鲜莴苣叶、苜蓿、旋花、小白菜、刺菜等切碎，用 90%敌百虫晶体 500~800 倍液喷拌后制成毒饵，按 10~15 kg·hm^{-2}用量，于傍晚分成小堆置放田间，可毒杀小地老虎大龄幼虫等。

（4）糖醋液诱杀

地老虎、金龟子、蝼蛄等对糖液均有较强的趋性，因此可用其进行诱杀。糖醋液常用配方为糖 6 份、醋 3 份、白酒 1 份、水 10 份，加 90%敌百虫 1 份调匀装盆。每亩 1 份，傍晚放置在距地面 1.2 m 高处施用效果较好。

（5）药液浇灌

在幼虫发生量大的田块，用不带喷头的喷壶或拿掉喷片的喷雾器向植株根际喷药液。可按推荐浓度用 90%敌百虫晶体、50%辛硫磷乳油，或 10%吡虫啉可湿性粉 0.025 kg；隔 8~10 天灌根一次，连续灌 2~3 次，可杀死地老虎、蛴螬和金针虫等地下害虫。

2.蛀茎害虫的化学防治

中药材茎部害虫主要为鞘翅目和鳞翅目的天牛、吉丁虫、蠹虫、木蠹蛾及蛀茎螟蛾类，多年生木本及藤本植物易受茎部害虫危害。茎部害虫具有隐蔽性强的特点，目前多采用茎干注射药剂、虫孔处插毒签、喷施化学农药、诱捕成虫等防治方法。

（1）天牛类

将 3%辛硫磷颗粒从虫孔塞入；用吸足 80%敌敌畏乳油棉球或布条等塞入或裹住蛀孔处防治天牛幼虫。在成虫盛期喷施以下药剂对天牛也有较好的防治效果，如 5%西维因粉剂、90%敌百虫晶体、50%辛硫磷乳油，0.25%溴氰菊酯粉剂。

（2）木蠹蛾类

在卵孵盛期可喷施 10%溴虫腈、20%杀虫脲、20%虫酰肼乳油、Bt 制剂、氯氰菊酯；幼虫孵化初期及蛀入木质部后施用50%杀螟松效果良好；成虫发生或卵期可选用敌百虫晶体。

（3）蛀茎螟蛾类

当幼虫在心叶中集中危害时可施用5%辛硫磷颗粒剂进行毒杀；在幼虫孵化盛期可喷施2.5%溴氰菊酯乳油4000倍液或20%氰戊菊酯乳油2000~4000倍液。

（4）透翅蛾类

对于越冬幼虫，可在寄主植物周围浇50%辛硫磷800倍液、2.5%溴氰菊酯2000倍液等，在寄主周围撒施5%西维因粉剂也有较好防效；成虫羽化高峰时施用1.8%阿维菌素。

3.叶部害虫的化学防治

叶部害虫包括刺吸叶片汁液、取食或者潜食叶肉的害虫，主要为鳞翅目、鞘翅目、半翅目等，包括蚜虫、蚧壳虫、螨类、蝶蛾类、叶甲类、潜叶类等，叶部害虫自作物播种出苗至收获阶段均能为害。并且叶部害虫多以幼虫期取食危害，少数种类成虫亦能为害。在进行药剂防治时，对低龄幼虫施药效果最佳。此外，叶部害虫天敌种类丰富，对害虫控制作用明显，应注意选用对天敌危害较小的药剂品种。

（1）对于半翅目害虫

1）蚜虫：0.26%苦参碱、5%除虫菊素、2.5%溴氰菊酯、20%丁硫克百威乳油、1.8%阿维菌素乳油、10%吡虫啉等均有较好防效，蚜虫发生期还可喷洒2000倍杀灭菊酯水溶液或喷洒20%氰戊菊酯、50%抗蚜威可湿性粉剂等。

2）蚧壳虫：7~8月虫害发生期可喷洒氟乙酰胺1500~2000倍液、松脂合剂、茶枯松脂合剂或机油乳液，也可配置3~5波美度石硫合剂或3%~5%柴油乳剂；蚧壳虫若虫孵化期可用10%吡虫啉可湿性粉剂、25%噻嗪酮、95%机油。

3）螨类：树木休眠期防治可喷施石硫合剂；成螨出蛰或出瘿期可施用如50%杀螨丹、50%硫黄、1.8%阿维菌素乳油、10%吡虫啉可湿性粉剂1500~2000倍液等进行防治。此外，5%甲维盐乳油、73%克螨特乳油、20%复方浏阳霉素、5%噻螨酮乳油，73%炔螨特乳油，20%灭扫利乳油、0.3%苦参碱、50%溴螨菊酯乳油1000倍液等均有显著防效，螺虫乙酯为近年来使用较多的低毒、高效杀虫剂。

4）叶蝉：对于叶蝉若虫常喷施的药剂有48%乐斯本乳油、灭幼脲3号、20%烟碱、3%除虫菌、10%吡虫啉可湿性粉剂；对成虫可喷施10%吡虫啉可湿性粉剂、

2.5%鱼藤酮乳油。

5）木虱：常用的药剂有1.8%阿维菌素乳油、2.5%溴氰菊酯乳油、25%噻嗪酮乳油、10%吡虫啉可湿性粉剂等。

6）螨类：常用的药剂包括50%辛硫磷乳油、5%锐劲特悬浮剂、20%氯氰菊酯乳油、2.5%鱼藤酮乳油、2.5%溴氰菊酯乳油、10%吡虫啉可湿性粉剂、1.8%阿维菌素乳油1000~3000倍液等，还可以用烟草液防治螨类。

7）潜叶蝇：在成虫高峰期至1龄幼虫期常用的药剂有1.8%阿维菌素乳油、2.5%三氟氯氰菊酯乳油、75%灭蝇胺等。

（2）对于鳞翅目害虫

鳞翅目幼虫3龄前一般抗药性较差，是药剂防治的关键时期，可用20%氰戊菊酯乳油2000~5000倍液，2.5%溴氰菊酯、1.8%阿维菌素乳油、90%敌百虫晶体、50%辛硫磷乳油等；4龄后可用0.5%楝素乳油800~1000倍液、灭幼脲悬浮液500~1000倍液、50%杀螟松乳油220~3000 mL等。

1）夜蛾：可用药剂有0.3%苦参碱、20%辛氰乳油、4.5%高效氯氟氰菊酯、50%辛硫磷乳油、2.5%敌百虫、50%巴丹可湿性粉剂、20%氰戊菊酯乳油、2.5%溴氰菊酯乳油等。

2）螟蛾：2.5%溴氰菊酯乳油3000倍液、80%敌百虫可湿性粉剂1000倍液加0.2%碱面、含芽孢1.0亿的苏云金芽孢杆菌500~800倍液等。

3）尺蛾：幼虫3龄前可使用25%灭幼脲悬浮剂、50%辛硫磷乳油、10%醚菊酯乳油、50%杀螟松乳油、2.5%功夫菊酯乳油。

4）刺蛾：幼虫2~3龄。可使用1%苦参碱、50%辛硫磷乳油、2.5%高效氯氟氰菊酯、20%菊杀乳油。在幼虫龄期喷洒90%敌百虫晶体、1.8%阿维菌素乳油、5%灭幼脲。

5）蝶类：植物源杀虫剂，如2.5%鱼藤酮乳油、0.65%茴蒿素水剂；生长调节剂，25%灭幼脲、20%抑食肼、5%定虫隆等。

（3）对于直翅目害虫

在蝗虫蝗蝻阶段可用10%氰戊菊酯乳油3000倍液、20%灭幼脲悬浮剂600倍液喷雾防治，0.5%楝素乳油、2.5%溴氰菊酯乳油4000倍液或90%敌百虫晶体均效果显著。

（4）对于鞘翅目害虫

对于叶甲成虫，可在4月下旬于越冬代成虫活动后用50%辛硫磷乳油加水制成毒土后撒入田中，90%敌百虫晶体也有较好防效。低龄幼虫期可选用1.8%爱福丁乳油、20%氰戊菊酯乳油、20%杀灭菊酯乳油、2.5%溴氰菊酯乳油、20%戊氰菊酯乳油3000倍液、2.5%鱼藤酮乳油、10%吡虫啉可湿性粉剂等。

4.花果类害虫的化学防治

中药材花果类害虫主要包括鳞翅目、双翅目、鞘翅目等害虫。对于花果类害虫，由于其危害方式多种多样，因此掌握有利的防治时机，选择高效、低毒、低残留的药剂，注意施药的安全间隔期成为防治花果类害虫的关键要素。

（1）对于鳞翅目害虫

1）螟蛾：成虫盛发期至幼虫孵化盛期是施药的关键期，常用药剂有50%辛硫磷乳油1000倍液，90%敌百虫晶体800倍液，2.5%溴氰菊酯乳油2000倍液，25%杀虫双水剂，10%顺式氯氰菊酯乳油3000倍液或0.5%楝素乳油800倍液、苏云金芽孢杆菌100倍液加3%苦楝油喷雾等。

2）蛀果蛾：在卵盛发期应及时用药，20%戊氰菊酯乳油2000倍液、50%杀螟松乳油1000倍液、2.5%溴氰菊酯乳油3000倍液均有良好防效；对于越冬幼虫，可用50%辛硫磷乳油加水喷施在细土上制成毒土撒施；对于幼虫盛孵期，用2.5%溴氰菊酯乳油3000~4000倍液、25%增效喹硫磷乳油1000倍液，20%灭幼脲3号悬浮剂，1%苦参碱2000倍液等。

3）棉铃虫：在田间半数卵变黑前用50%辛硫磷乳油1000倍液；3龄前可用1.8%阿维菌素乳油1500倍液、48%多杀菌素悬浮剂5000倍液、20%戊氰菊酯乳油2000倍液。

（2）对于双翅目害虫

1）实蝇：5%辛硫磷粉剂加细土混匀或用5%甲萘威粉剂撒施地表消灭越冬代成虫或蛹，红花现蕾后可用90%敌百虫晶体800倍液、2.5%溴氰菊酯乳油或20%戊氰菊酯乳油3000倍液加红糖进行点喷。

2）瘿蚊：对于刚羽化出土的成虫可施用40%辛硫磷乳油7.5 kg·hm^{-2}；成虫盛发期可用90%杀虫晶体500倍液、50%辛硫磷乳油1000倍液或0.5%楝素乳油。

3）鞘翅目害虫：对于白星金龟甲在幼虫发生时用50%辛硫磷乳油1000倍液，

50%杀螟丹粉剂1000倍液；对甘草豆象，在结荚时用90%敌百虫晶体1000倍液和20%溴氰菊酯乳油1000倍液防治一次。

4）缨翅目害虫：蓟马能够危害多种药用植物的花朵，乙基多杀菌素为筛选出的对蓟马低毒、高效的化学农药。

（5）药用真菌害虫

危害药用真菌的害虫主要为等翅目、双翅目、蜱螨目的白蚁、菌蚊、菌蝇和菌螨。

1）白蚁：目前最常用的方法为毒饵诱杀，即将低剂量缓释药物制成诱饵杀蚁剂，白蚁取食这类制剂后返回蚁巢，将有毒物质通过食物传播给巢中其他个体，导致蚁群中毒。常用作诱饵的药剂包括慢性作用药剂福美双、苯基吡唑类和昆虫调节剂苯氧威、灭幼脲、氟铃脲等。为预防白蚁发生，目前世界上品种最多的白蚁预防剂为拟除虫菊酯类，如氯菊酯、氰戊菊酯、氟氯氰菊酯。

2）菌蚊：可喷施25%溴氰菊酯5000倍液或以40%二嗪农乳剂拌料，氯氰菊酯、灭幼脲1号或3号等也具有较好防效。

3）菌蝇：在菌蝇发生量较大时，进行药剂喷雾可抑制菌蝇的发生，常用的药剂包括25%喹硫磷乳油及5%锐劲特胶悬剂。

4）菌螨：在配料时每100 kg干培养料添加克霉灵80~150 g对防治菌螨有较好防效，此外喷施50%辛硫磷乳油、50%氯氰菊酯乳油1500~2000倍液同样可有显著效果。

（三）其他主要防治方法

1.植物检疫

植物检疫是依据国家法律法规，对调入和调出的植物及其产品等进行检验和处理，以防止人为传播的危险性病、虫、草传播扩散的一种带强制性的防治措施。药用植物种类多、栽培地域广，加强药用植物病虫害检疫对中药材病虫害防治具有重要作用。对于中药材害虫的检疫，其中的一个检疫重点是对蚧类的防治。蚧壳虫主要随苗木传播，因此要选用无病虫苗木。为防治蚧类蔓延，对蚧类苗木可以采用溴甲烷熏蒸4 h，杀虫又不影响苗木。此外，螨类也是检疫的重点之一，螨类不仅是中药材叶部的主要害虫，还会危害多种药用真菌。保障菌种优质、无幼螨及卵，杜绝螨源是防治药用真菌螨类虫害的重要措施之一。应加强对苗木、菌种的检疫，禁止带螨实生及扦插苗等的外运。

2.农业防治

农业防治法是通过调整栽培技术等一系列措施以减少或防治病虫害的方法。大多为预防性的，主要包括以下几方面：

（1）合理轮作和间作

在药用植物栽培过程中，进行合理的轮作和间作，无论对病虫害的防治或土壤肥力的充分利用都是十分重要的。如许多土传病害对人参、西洋参危害较严重。种过参的地块在短期内不能再种，否则病害严重，会造成大量死亡或全田毁灭。轮作期限长短一般根据病原生物在土壤中存活的期限而定，如白术的根腐病和地黄枯萎病轮作期限均为3~5年。此外，合理选择轮作也至关重要，一般同科属植物或同为某些严重病、虫寄主的植物不能选为下茬作物。间作作物的选择原则与轮作作物的选择基本相同，如根部害虫多发于禾本科药材，与非禾本科作物间作会减少其根部虫害的发生；种植草本药材应避免与叶蝉的其他寄主如十字花科、豆科作物间作；板蓝根田应避免与十字花科蔬菜间作等。

（2）深耕细耙

深耕是重要的栽培措施，它不仅能促进植物根系的发育、增强植物的抗病能力，还能破坏蛰伏在土内休眠的害虫巢穴和病菌越冬的场所。机械杀伤、风冻日晒等不利的自然因子可直接消灭病原生物和害虫，特别是根部害虫。如人参、西洋参在播种前，要求土地休闲一年，进行耕翻晾晒数遍，以改善土壤物理性状，减少土壤中致病菌数量。针对药用植物的各部害虫，春季翻耕能够降低危害叶部的鳞翅目害虫的卵、幼虫、蛹等；翻土对木蠹蛾茧也具有杀伤作用；适量阳光暴晒有利于抑制蚧壳虫的发生；春季多耙同样能消灭根部害虫虫卵。

（3）除草、修剪

加强田间管理，铲除田间杂草，及时清除田中残枝落叶是重要的农业防治措施。铲除杂草可以防止蚜虫滋长。药用植物收获后，受病虫危害的残体和掉落在田间的枯枝落叶，往往是病虫隐蔽及越冬的场所，是翌年病虫来源。因此，除草、清洁田园和结合修剪将病虫残体和枯枝落叶烧毁或深埋处理，能够减少越冬幼虫和蛹，可以大大减轻翌年病虫危害的程度。此外，在药材出苗前即根部害虫低龄幼虫的盛发期，及时除草，能够减少幼虫早期食物来源、破坏害虫的越冬场所。而对于蛀茎害虫，在其生长期剪除有虫枝条集中销毁能够很大程度上控制害虫虫口密度。

（4）调节播种期

某些病虫害常和栽培药物的某个生长发育阶段物候期密切相关。如果设法使这一生长发育阶段错过病虫大量侵染的危险期，避开病虫危害，也可达到防治目的。

（5）合理施肥

合理施肥能促进药用植物生长发育，增强其抵抗力和被病虫危害后的恢复能力。施足底肥，注意氮磷钾搭配使用。如白术施足有机肥，适当增施磷、钾肥，可减轻花叶病。但使用的厩肥或堆肥，一定要腐熟，否则肥中的残存病菌以及地下害虫蛴螬等虫卵未被杀灭，易使地下害虫和某些病害加重。碳酸氢铵等化肥的深施能提高肥效并且可以腐蚀、杀伤蛴螬等地下害虫。

（6）适当灌溉

对根部害虫，15%~20%的土壤湿度适宜地下害虫生长，当土壤湿度大于35%~40%时不利于害虫生长。因此，适时进行春灌及秋灌能够降低虫口密度、减轻危害。此外，适时灌溉还能够增强树势。

（7）选育和利用抗病虫品种

药用植物的类型不同或品种不同往往对病虫害抵抗能力有显著差异。如有刺型红花比无刺型红花能抗炭疽病和红花实蝇，白术矮秆型具有较强的抗术籽虫能力等。因此，利用品种的抗病虫特性，进一步选育出较理想的抗病虫害的优质高产品种是十分有意义的工作。

3.物理防治

此方法是应用各种物理因素和器械防治病虫害的方法，常用方法如下：

（1）诱杀成虫

1）黑光灯、频振式杀虫灯等：能够诱杀包括直翅目、鳞翅目、双翅目、鞘翅目、双翅目等多种害虫，如蝼蛄、木橑尺蛾、刺蛾、螟蛾、木蠹蛾、叶蝉、菌蚊、丽金龟、鳃金龟等，对降低田间成虫虫口密度有重要作用。

2）利用性激素：如可用性外激素诱杀大蓑蛾、食心虫等。

3）利用昆虫趋化性：糖醋液能够诱杀鳞翅目、鞘翅目、直翅目等多种害虫。如危害叶部的蝶蛾、根部害虫蝼蛄和地老虎、蛀茎害虫天牛等。常用糖醋液配置可采用酒∶水∶糖∶醋=1∶2∶3∶4加少量敌百虫。

4）用黄色粘虫板诱杀蚜虫，或者覆盖银灰地膜利用昆虫对不同颜色的趋性悬挂黄色、蓝色粘虫板对多种害虫也具有较好防效，如用蓝板诱杀蓟马，黄板诱杀菌蝇、菌蚊等。

5）其他诱集方法：将梧桐树叶在清水中浸泡后，叶面朝下置于田间能够诱集地老虎幼虫；在蝼蛄多的地块挖坑内置新鲜马粪后盖草能诱集蝼蛄；设杨树枝或谷草把诱集鳞翅目夜蛾。

（2）人工捕虫

对于不同类型的害虫可以针对其习性采用不同的捕虫方法。对于根部害虫蝼蛄，根据早春时节它可以在地表造成虚土堆的特点，查找虫窝，深挖消灭成虫及虫卵；对于蛀茎害虫，如5~6月是星天牛、黑尾暗翅筒天牛的成虫盛发期，可集中在盛发期进行捕捉，在树干基部发现天牛产卵裂口和流出的泡沫状胶质时，可以直接刮除树皮上的卵粒和初孵幼虫。对于叶、花类害虫，如木橑尺蛾等，可在幼虫吐丝准备化蛹时人工收集，也可在晚秋组织人工挖蛹；而对于夜蛾，可以利用其假死性，震动寄主植物使幼虫震落杀死，也可在产卵期摘除带卵的叶片。

（3）机械杀虫

中药材中较难防治的蛀茎害虫是天牛，在发现藤蔓或枝干外挂虫粪时用尖锐细铁丝斜刺3~5次，对藤蔓中危害的天牛幼虫有很强的杀伤作用。此外还可用铁丝钩杀幼虫。对于瓜蒌透翅蛾同样适用。

（4）树干涂白

用石灰水或白涂剂涂白树干，能够起到防止如木蠹蛾、天牛鳞翅目、鞘翅目害虫在树干上产卵的作用。

4.生物防治

生物防治是利用各种有益的生物来防治病虫害的方法。主要包括以下几方面：

（1）利用寄生性或捕食性昆虫

利用天敌，以虫治虫是防治中药材害虫的重要手段。寄生性昆虫包括内寄生和外寄生两类，经过人工繁殖，将寄生性昆虫释放到田间，用以控制害虫虫口密度。捕食性昆虫种类主要有螳螂、蚜狮、步行虫等，这些昆虫多以捕食害虫为主，对抑制害虫虫口数量起着重要的作用。大量进行繁殖并释放这些益虫可以防治害虫。具体的防治实例：对于根部害虫，大黑臀钩土蜂、春臀钩土蜂能够防治蛴螬及金龟虫；益鸟、蟾蜍、步甲均能对金针虫发挥杀灭作用。对于蛀茎害虫，管氏肿腿蜂能够防治菊天牛和黑尾暗翅筒天牛；姬蜂、小蜂、蠹蛾黑卵蜂、昆虫病原线虫、螽斯等都能抑制蠹蛾的发生。对于叶部害虫，胡蜂、土蜂、麻雀、寄生蜂能够防治木橑尺蛾；费氏大腿蜂、瘤姬蜂等寄生蜂能够防治大蓑蛾；食肉螨、线虫、啄木鸟等能够控制叶甲密度；澳洲瓢虫、大红瓢虫均能防治吹绵蚧；赤眼蜂能防治多种蝶、蛾等。

（2）微生物防治

利用真菌、细菌、病毒等寄生于害虫体内，使害虫生病死亡或抑制其危害植物，俗称"以菌治虫"。如可以利用蛴螬乳状杆菌、卵孢僵菌及病原线虫防治根部害虫；病原线虫中斯氏线虫和异小杆线虫科对金龟甲类有较好防效；白僵菌、绿僵菌、苏云金芽孢杆菌对暗黑鳃金龟防效好；颗粒病毒能够防治黄地老虎；青虫菌或苏云金芽孢杆菌对蝶类幼虫期效果显著；核多角体病毒能够防治大蓑蛾；利用微孢子虫可防治蝗虫等。

（3）有益生物的应用

其他有益生物包括益鸟、蛙类、蜘蛛、鸡、鸭等可消灭害虫。如家养鸭是捕食叶蝉的能手；蟾蜍和蛙类能够捕食鳞翅目、象甲、蛴螬、蝼蛄等多种害虫；蜘蛛是多种螨类等害虫的天敌。

（4）使昆虫不孕

通过辐射或化学物质处理，使害虫丧失生育能力，不能繁殖后代，从而达到消灭害虫的目的。

三、中药材草害防治策略及方法

（一）中药材草害防治策略

1.利用耕地等农业措施，有效控制杂草数量

播前精细整地，人工拾去杂草的地下根茎等繁殖器官，此方法效果明显，这也是防除多年生杂草唯一有效的方法。人工清理土壤中残留的多年生杂草根系，可以直接、间接地消灭或减少杂草种源，恶化其生活环境，达到防除杂草的目的。持续几年，可有效控制如小蓟、苣荬菜等多年生恶性杂草的发生。防除多年生杂草，从农业措施入手是关键，必须从源头做起，否则极易形成杂草优势群落，导致恶性杂

草的发生。

2.利用播前及播后苗前时期进行土壤封闭处理

有效防治杂草土壤封闭处理方法是通过喷雾法把药剂喷洒于土壤表层，建立起一个封闭药土层，以杀死萌发出土的杂草。中药材播种期是进行土壤封闭处理的最有利和最关键的时期。通过土壤封闭处理可以将田间杂草消灭于萌芽期和造成危害之前。早期控制杂草，还可以推迟或减少人工除草次数。特别是针对草相复杂的田块，在播后苗前进行土壤封闭处理能够有效防治田间杂草，提高杂草防除效果。土壤封闭处理使用的药量与药效受土壤质地、有机质含量以及 pH 值的影响，因此需要针对中药材的不同栽培条件进行全方位的化学除草活性筛选试验，以明确药量和施药方法，使用对环境和药用植物安全的、低风险的除草技术。

3.药材生长期的茎叶处理技术

在中药材生长期进行化学除草，作为防治杂草的补充，也是中药材田间杂草防除的关键时期。苗后茎叶处理受土壤类型、土壤湿度的影响相对较小，看草施药，针对性强。但生产上要严格控制施药剂量，否则易产生药害。中药材田间化学除草剂的选择应遵循高效/超高效、低毒、低残留、环境友好原则。同时，使用时应遵循减量原则：一是选用高效/超高效品种，降低单位面积用药量；二是施药时点片结合，减少用药面积；三是抓住最佳施药时间，减少用药次数。

4.杂草竞争优势明显时，利用人工除草一次性拔除杂草

中药材生长期，尤其是药材封垄前，如果田间杂草竞争优势明显，生长速度快，应以人工拔除杂草为主，此阶段不宜使用化学除草方法进行茎叶处理。因为杂草进入生长旺期后，植株比较高，且数量多、密度较大。而中药材的新叶生长旺盛，对药剂敏感，使用化学除草方法易产生药害。此期间应及时进行1次人工除草，以防草荒和恶性杂草的发生。但是，人工除草易导致多年生和宿根类杂草种群数量增加和蔓延。如将小蓟、黄蒿等宿根类杂草铲除后，由于土壤中的根系仍然具有生长活性，将地上植株铲除后会促使其残留在土壤中的根系萌发出多个植株，人为增加了杂草数量。因此，及时清理干净土壤中残留的杂草根系是关键，这也是人工除草中需要注意的问题。

5.杂草综合治理关键技术的研究和应用

中药材田间杂草防治应采取综合治理措施，将耕作、轮作、人工除草、清洁土

壤环境和一次性化学除草关键技术等有机结合起来，形成综合防治技术体系，应用于中药材田间杂草防治，达到除草、养地、增产和节省成本的目的。

（二）中药材草害防治方法

1.中药材除草剂的作用机制

（1）抑制光合作用

光合作用是绿色植物利用太阳光能将所吸收的二氧化碳和水合成有机物，并释放氧气的过程。除草剂通过干扰植物光合作用的正常进行，从而破坏植物的正常光合作用，导致植株死亡。

（2）破坏植物的呼吸作用

有些除草剂可以渗入植物细胞线粒体的内膜，阻碍植物呼吸系统的电子传递，从而破坏植物呼吸系统，导致植物呼吸功能散失，植物逐渐死亡。

（3）抑制植物氨基酸生物合成

比如草甘膦主要抑制杂草分生组织的代谢和生物合成过程，植物生长受抑制，最终死亡。磺酰脲类除草剂通过抑制乙酰乳酸合成酶，从而导致蛋白质合成受阻，植物生长受抑制死亡。

（4）干扰内源激素

激素调节着植物的生长、分化、开花、成熟等。有些除草剂可以作用于植物内源激素抑制植物体内广泛的生理生化过程，从而导致植物死亡。

（5）抑制细胞分裂

细胞自身具有增殖能力，是生物结构体功能的基本单位，除草剂对植物细胞分裂产生抑制作用，从而导致植物死亡。

2.中药材除草剂的使用方法

除草剂防除农田杂草的使用方法很多，按除草剂的喷施目标可分为土壤处理法和茎叶处理法。按施药方法又可划分为喷雾法、撒施法、泼浇法、甩施法、涂抹法、铺膜法等。本书按土壤处理法和茎叶处理法介绍。

（1）土壤处理法

将除草剂施用于土壤，称为土壤处理法。根据处理时期不同又可划分为播前土壤处理、播后苗前土壤处理与苗后土壤处理。采用该方法的药剂是土壤处理剂。值得注意是，多数传统土壤处理剂对已出土杂草防除效果差，因此土壤处理法适用于杂草尚未出土的作物田。供土壤处理用的除草剂必须具有一定的持效期，才能有效地控制杂草。落于土壤立即钝化或降解的除草剂如敌稗、草甘膦等茎叶处理剂，则不宜作土壤处理剂。

1）播前土壤处理：此法是在作物播种或移栽前用除草剂处理土壤，具体施药方法可分为两种：①播前土表处理：此法是在作物种植前将除草剂施于土壤表面。例如稻田插秧前施用噁草酮于土表防除杂草，蔬菜等移栽前施用异丙甲草胺等防除杂草。②播前混土处理：作物种植前施用除草剂于土表，并均匀地混入浅土层中的方法称为播前混土处理法。为了使药剂均匀地混入土层内，可用钉齿耙、圆盘耙、旋转耙等混拌。经验表明，用圆盘耙交叉耙两次，耙深10 cm就能将药剂均匀地分散到3~5 cm的土层内。土层内的杂草萌芽或穿过药层时，吸收药剂而死亡。这种处理法的特点：能够减少易挥发性农药的流失，例如挥发性强的茵草敌、燕麦敌等硫代氨基甲酸酯类和易挥发与光解的氨氟乐灵、仲丁灵等二硝基苯胺类除草剂，采用土表处理效果较差，而混土处理则能维持较长的有效期。土壤深层也能萌发的杂草如野燕麦等，采用土表处理常表现出药效差，而混土处理法能发挥较高的药效。在土壤墒情差的情况下，由于苗前土壤处理药剂不能淋溶向下渗透接触杂草种子，故药效较差。而采用播前混土处理则药剂能接触到杂草种子，故可获得较好的效果。例如土壤墒情差的条件下使用西玛津防除玉米杂草，利用播前混土处理就能提高药效。采用播前混土处理也可能出现一些问题：首先是药剂如果混入种子层内，会降低药剂的选择性，要求所用的除草剂必须具有足够的选择性，否则会出现药害。其次，当除草剂从表层被分散到较深土层后，不一定都能增加除草效果，有些除草剂可能适得其反，因为土壤中的药剂浓度被稀释而降低了药效。

2）播后苗前土壤处理：作物播种后尚未出苗时处理土壤，称播后苗前土壤处理或苗前土壤处理。多数土壤处理剂是用这种方法施药的，包括取代脲类、三氮苯类和酰胺类等重要的除草剂种类。苗前土壤处理可以应用选择性除草剂，如丁草胺用于稻秧田，西玛津与莠去津用于玉米田。但大多数情况是利用土壤位差等的综合选择性，达到安全除草的目的。

3）苗后土壤处理：作物生育期处理土壤或移栽缓苗后处理土壤，称为苗后土壤处理。例如稻田插秧后杂草尚未出土或处在幼苗期施用丁草胺或禾草丹等，一些移栽蔬菜在缓苗后使用异丙甲草胺控制未出土杂草等。为了减少药剂附着在作物上，常采用颗粒剂或药剂混以湿土撒施，从而避免产生药害。但该种施药方法必须注意：①在作物缓苗后施药；②所选用的除草剂必须对作物苗期安全或采取适宜的施药方法，如水稻田移栽后丁草胺等药剂不能喷洒施药；③杂草尚未出土。

（2）茎叶处理法

将除草剂直接喷洒到生长着的杂草茎叶上的方法称为茎叶处理法。按农田作业的时期又可分为播前茎叶处理与生长发育阶段茎叶处理。

1）播前茎叶处理：这种方法是农田尚未播种或移栽作物前，用药剂喷洒已长出的杂草。这时农田尚未栽培作物，故能安全有效地消除杂草。此法通常要求除草剂具有广谱性，药剂易被叶面吸收，落在土壤上不致影响种植作物。常用的药剂有草铵膦、草甘膦等。但这种施药方法仅能消除已长出的杂草，对后发杂草则难以控制。

2）生长发育阶段茎叶处理：作物出苗后施用除草剂处理杂草茎叶的方法称为生长发育阶段茎叶处理。这种方法不仅药剂能接触到杂草，也能接触到作物，因而要求除草剂具有较高选择性。如2，4-D或2-甲-4-氯防除麦田中双子叶杂草，二氯喹啉酸防除稻田稗草，灭草松防除大豆田双子叶杂草等。一些对作物毒性强的除草剂可通过定向喷雾或保护装置达到安全施药的目的。

茎叶处理法一般采用喷雾法而不用喷粉法，因为喷雾法使药剂易于附着、渗入杂草组织，有较好的药效。生长发育阶段茎叶处理的施药适宜期，宜在杂草敏感而对作物安全的生长发育阶段。如用2，4-D防除小麦田杂草，宜在小麦3~5叶期至拔节期前，阔叶杂草2~5叶期最佳；烟嘧磺隆防除玉米田杂草，应在玉米3~5叶期，杂草2~5叶期。

（三）中药材除草剂的使用注意事项

1.选用低毒、低残留的化学除草剂

各类除草剂只能用作土壤处理和芽前的处理，禁止在作物生长期使用，特别是禁止使用国家已经禁用的高毒除草剂，如2,4-D类化合物含致癌物质，于2006年在A类绿色食品生产中已被禁用，自2023年1月29日起将全面禁止使用；除草醚、百草枯等二苯醚类除草剂因其具有慢性毒性也已被禁用。

2.需遵循"预防为主，综合治理"的植保原则

防除杂草要做到"除早、除小、除了"。重视药用植物栽培前或播种前的除草关键期。用低毒化学除草剂做土壤处理，把握好植物栽培前或播种前的除草关键期，保证播种前药材地无杂草，能够起到事半功倍的效果，在整个生育期均可免受杂草的危害，是防治药材生长过程中草害的重要措施。

3.根据杂草类型及药用植物品种有针对性地选用除草剂

由于目前市场上尚无专门针对药用植物的除草剂，因此多借用农作物上使用的除草剂，在使用过程中应结合除草剂的作用机理合理选用除草剂类型，以免造成不良后果和经济损失。主要的除草剂选择原理包括药材与杂草位差、时差、形态、生理、生物五个方面，即根据药材与杂草在土壤中的位差、出芽期差异、叶片角质及蜡质层厚度差异导致的对除草剂耐受程度的差异、对除草剂吸收的差异及除草剂对不同植物活化反应的差异有针对性地选用合理除草剂。此外，根据药用植物的生长特性选择合适时机对除草剂作用的发挥也有重要影响。

第三章
农药残留的危害及对中药材的影响

第一节　农药残留的危害

农药残留指由于农药使用后残存于生物体、食品、农副产品、饲料和环境中的农药母体及其具有毒理学意义的代谢物、转化产物、反应物和杂志的总称。我国常见的农药残留主要为有机磷类、有机氯类、拟除虫菊酯类和氨基甲酸酯类四大类农药。各种农药残留对于人体健康、生态系统及社会经济效益等会造成多方面的危害。

一、农药残留对人体健康的危害

农药对人类健康产生的危害有以下特点：作用对象广泛、剂量稳定、环境复杂。农药通过食入、接触皮肤、呼吸进入人体后，能否对健康产生危害，首先取决于含量的多少，同时还与其在人体内的代谢过程有关。一般农药进入人体后，大都进入血液，随着血液的循环进入不同器官，其中仅有少量呈游离态，大部分与血浆蛋白，特别是白蛋白结合，少数与球蛋白结合，从而对人体的神经系统、消化系统、呼吸系统、循环系统、泌尿系统、血液系统和生殖系统造成不同程度的损害。其中4种主要的农药危害表现如下：

（一）有机磷类农药的危害

有机磷农药是广谱杀虫剂，应用广泛，主要有敌敌畏、内吸磷、乐果、敌百虫等60余种。它可残留在蔬菜、水果、茶叶、谷物等农作物上，食用后可能发生肌肉震颤、痉挛、血压升高、心跳加快等症状，甚至昏迷死亡。特别是一些有机磷农药可因急性中毒或残留蓄积引起迟发性神经毒性。最早发现有此毒性的有机磷化合物是三邻甲苯磷酸酯引起的所谓"姜酒事件"。1930年美国有2万多人饮用了掺有三邻甲苯磷酸酯的牙买加姜酒，十几天后许多饮酒者下肢瘫痪。1975年埃及使用溴苯磷防治棉花害虫时也发生类似人畜中毒事件，导致美国环境保护局撤销其登记。迟发性神经毒性可由职业性暴露、一次性摄入、长期低剂量暴露引起。

（二）有机氯类农药的危害

有机氯农药是高残留农药，它随食物等途径进入人体后，主要蓄积于脂肪组织中，其次为肝、肾、脾、脑，还发现于人乳中。有机氯农药可致急性或慢性中毒，急性中毒引发中毒者中枢神经症状，因其积蓄在人体脂肪中，故急性中毒性低，症状轻，一般为乏力、恶心、眩晕、失眠，慢性中毒可造成人的肝、肾和神经系统损伤，该农药中滴滴涕有致癌性。

（三）氨基甲酸酯类农药的危害

氨基甲酸酯类农药是应用很广的新型杀虫剂与除草剂，其毒性与有机磷相似，但毒性较轻，恢复也快，食用残留这类农药较多的农作物，中毒者会产生和有机磷中毒大致相同的症状，但因其毒性较轻，一般几小时就能自行恢复。

（四）拟除螨酯类农药的危害

拟除虫菊酯类农药主要有氰戊菊酯、杀灭菌脂、灭百可、氯氰菊酯、溴氰菊酯、溴氰菊酯等低毒农药，中毒表现症状为神经系统症状和皮肤刺激症状，进入体内的毒物少数随大便排出。24小时内排出50%以上，8天内几乎全部排出，仅有微量残存于脂肪及肝脏中。大量动物试验证明，拟除螨酯类无致癌、致畸和致突变作用，也有人（Bhuya）认为溴氰菊酯有诱变作用。

（五）其他农药的危害

除了高毒农药外，构成突出残留毒性的农药：①农药亲体或其杂质或代谢物具有三致性（致癌、致畸、致突变性）的农药。如杀虫脒的代谢产物N-4-氯邻甲苯胺、代森类杀菌剂的代谢产物乙撑硫脲，其他品种如敌枯双、2，4，5-涕、三环锡、二溴氯丙烷等，这些农药在动物毒性试验中发现有明确或潜在的致畸或致突变作用。②环境激素化合物或内分泌干扰化合物，它具有类似生物体激素性质，具有扰乱生物体内分泌系统的作用。在已公布的67种环境激素中，化学农药占了44种。

农民在喷洒农药的过程中常常不注意采取防护措施，农药易通过呼吸道、皮肤进入人体，最终导致机体生理功能紊乱，引起慢性中毒和致畸、致癌、致突变作用。陆枫林等对浙江省嘉兴县、安吉县的4个村100名农药喷洒员跟踪调查显示，未采取防护措施的农民体格检查结果显示：6人有皮肤瘙痒、红色皮疹，7人有头晕、头痛、恶心的症状，12人有眼部刺激症状，表现为轻度中毒，无中、重度中毒，血生化及血常规检查指标均超标。江阴市2001~2008年急性农药中毒的流行病学调查，安徽省庐江县农村农药中毒的流行病学调查，上海市松江区107例急性农药中毒分析，杭州市2007~2008年1742例急性农药中毒流行病学分析等研究，均显示发生农药急性中毒的原因可分为两类：一类为在喷洒过程中防护不当发生的中毒，即生产性中毒，该类中毒主要以有机磷农药为主，高发在夏秋季节，30~50岁的男性居多；另一类为因自服或堆放不当发生的中毒，即非生产性中毒，该类全年均有发生，以女性为主。在墨西哥农场工人中进行的乐果、甲胺磷、甲基对硫磷等对精子染色质结构影响的研究结果显示，长期接触该类农药的工人精子染色质结构发生了较大改变。

二、农药残留对生态系统的危害

（一）对大气的污染

农药对大气的污染途径主要来源于农药生产企业排出的废气、农药喷洒时的扩散、残留农药的挥发等，而以农药厂排出的废气为最严重。大气中的残留农药漂浮物或被大气中的飘尘所吸附，或以气体与气溶胶的状态悬浮于空气中。空气中残留的农药，随着大气的运动而扩散，使污染范围不断扩大，一些高稳定性的农药（如有机氯农药）进入大气层后传播到很远的地方，污染区域更大，对其他地区的作物和人体健康造成危害。

（二）对水体的污染

农药对水体的污染主要来源有直接向水体施药、农田施用的农药随雨水或灌溉水向水体的迁移、农药生产加工企业废水的排放、大气中的残留农药随降雨进入水体、农药使用过程中的雾滴或粉尘微粒随风飘移沉降进入水体以及施药工具和器械的清洗等。其中农田农药流失为最主要来源。农药除污染地表水体以外，还使地下水源遭受严重污染。一般情况下，水体中农药污染范围较小，但随着农药的迁移扩散，污染范围逐渐扩大，不同水体遭受农药污染的程度由高到低依次为农田水、河流水、自来水、深层地下水、海水。调查发现，江汉平原地下水中有机磷农药整体含量范围为 $31.5264.5\ ng\cdot L^{-1}$，含量最高的是二嗪农和氧化乐果，分别为 $54.3\ ng\cdot L^{-1}$ 和 $32.1\ ng\cdot L^{-1}$，二嗪农为 $27.8\ ng\cdot L^{-1}$，并且农药的含量随着水深度的增加而升高。青狮潭库区六六六和滴滴涕含量仍然很高，六六六的最大浓度高达 $455.66\ ng\cdot L^{-1}$，滴滴涕最高浓度达 $91.89\ ng\cdot L^{-1}$。水体被农药污染后，会使其中的水生生物大量减少，破坏生态平衡，而地下水中生物量较少，水温低，又无光照，受到农药污染后极难降解，易造成持久性污染，其治理难度更大。若被当作饮用水源，将会严重危害人体健康。

（三）对土壤的污染

随着农业的发展和农药使用量的增多，农药污染土壤越来越成为一个严重的问题，它不仅发生在发达国家，而且在发展中国家也相当严重。目前，我国约有87万~107万公顷的农田土壤受到农药污染。土壤是农药在环境中的"贮藏库"与"集散地"，施入农田的农药大部分残留于土壤环境介质中。有关研究表明，使用的农药有80%~90%最终进入土壤。土壤中的农药主要来源：农业生产过程中防治农田病、虫、草害直接向土壤施用的农药；农药生产加工企业废气排放和农业上采用喷雾时，粗雾粒或大粉粒降落到土壤上；被污染植物残体分解以及随灌溉水或降水带入到土壤中的农药；农药生产加工企业废水、废渣向土壤的直接排放以及农药运输过程中的泄漏事故等。进入土壤中的农药将被土壤胶粒及有机质吸附，土壤对农药的吸附作用降低了土壤中农药的生物学活性，降低了农药在土壤中的移动性和向大气中的挥发性，同时它对农药在土壤中的残留性也有一定影响。农田土壤中残留的农药可通过降解、移动、挥发以及被作物吸收等多种途径逐渐从土壤中消失，但其速度有的往往滞后于农业生产周期。

（四）对生物的污染

农药作为外来物质进入生态系统后，可能改变生态系统的结构和功能，影响生物多样性，导致某些生物种类减少，最终破坏生态平衡。农药可直接杀伤天敌，引起害虫的再猖獗，也可通过杀伤中性昆虫而影响天敌的作用。一些农药还具有刺激害虫（如褐飞虱）生殖的效应。滥用和乱用农药还会使害虫的抗药性不断增强，导致农药的杀虫效果大大下降，从而导致农药追加的恶性循环。农药的施用会改变水稻植株生理生化特性，从而导致水稻抗虫性下降。同时，由于食物链的富集作用，起始浓度不高的农药会在生物体内逐渐积累，愈是上层的营养级，生物体内农药的累积量愈高，而人处于食物链的终端，因此受到的危害最为严重。另外，农药对环境的影响还表现在一些农药（如铜制剂和含汞农药）的大量使用，致使重金属元素在土壤中富集，引起植物中毒。

我们在使用农药时，一般情况下有80%~90%的农药通过各种各样的方式向环境中扩散。生态环境中残留的微量农药在动植物体内蓄积，之后残留的农药将会通过生物链的作用多次蓄积和转移，使残留量逐渐增大。换而言之，越靠近食物链终端的生物体内的农药残留量越高。20世纪50年代开始广泛应用的早期有机合成化学农药，特别是氯代烃类杀虫剂，许多品种都是化学性质极其稳定、难以生物降解的持久性农药，这类农药脂溶性强，可以在环境中远距离转移，通过食物链富集作用可以在顶端生物体内富集放大数万倍甚至数十万倍，对一些有益生物造成种群下降，甚至是种群灭绝性的影响，从而对生态系统的平衡构成威胁和破坏。卵壳变薄是有机氯农药对鸟类的一种特殊影响，其结果是鸟卵不能孵化，造成种群数量减少以至灭绝。1963年，英国发现某地区金鹰繁殖率低，其卵仅30%能正常孵化。后发现该区为牧羊区，每年用狄氏剂为羊洗涤灭虫，金鹰因吃羊尸体而蓄积高浓度狄氏剂导致卵壳变薄。

三、农药残留对社会经济效益的危害

虽然当前对农产品中残留农药带来的健康风险仍然存有争论，但毫无疑问，较高的残留水平意味着较高的风险。经过长期累积，摄取的残留农药会对人体造成异常严重的损害，可能诱发基因突变，致使癌变、畸形的比例和可能性大大提高。农药使用引发的农药残留问题与经济社会快速发展背景下居民对高品质、安全、健康生活方式的追求产生了突出的矛盾。但农药残留问题不仅仅危害到国内民众的健康，引发对食品安全问题的担忧与恐慌，同时农药残留已经成为制约我国农业和农村经济发展的重要因素。农药污染不但阻碍了我国农产品的出口，造成了十分严重的经济损失，而且直接削弱了我国农产品在国际市场上的竞争力。由于我国出口的农产品农药残留量超出了进口国农药残留限量标准，而被拒绝进口的事例时有发生。随着国际市场上日趋严格的农药残留标准日益成为发达国家或农产品进口国重要的技术贸易壁垒手段，我国日显恶化的农产品农药残留问题也严重阻碍了农产品的出口，造成巨额损失。据统计，由于受制于国外苛刻的农药残留标准，中国出口农产品屡遭进口国拒收、扣留、退货、索赔等，每年带来的对外贸易损失达到70亿美元。农残问题制约我国中药材及其制品的出口也多有报道，如2002年韩国从水参中检出杀虫剂超过相关标准7倍以上，随即韩国主管部门对中国水参做出了不适宜进口的决定；2007年我国出口美国的枸杞因农残超标被美国食品药品管理局拒绝入境；截至2009年，我国出口德国的植物药因农残和重金属超标而被退回的达30%以上；在1995~2006年我国出口澳大利亚的植物药有30%因农残超标被就地销毁等。

四、农药残留问题的现实原因

农产品农药残留问题的出现具有深刻的现实原因。一方面源于农业生产中农民对农药的过量、不合理施用，以及不顾国家法令仍然使用高毒农药。农民对防止病虫害或调节作物生长，提高农产品产量、增加收入等主观要求和农民知识水平低，缺乏正确、适时、适量施用农药的农技知识，以及对农药的不合理认知的客观现实共同催生了农民在农药使用上出现的乱施滥用，进而导致农药残留超标；同时，高毒农药具有杀虫效果快且好，而且成本低的优势，在经济利益的驱使下，生产商、经销商、零售商和农民共同形成了生产、销售、使用高毒农药的利益链条。另一方面，我国正处于市场经济体制基本确定、城市步入快速发展阶段、农村社会向工业社会转变、产业结构处于调整和升级的转型时期，政府将主要精力放在发展生产、提高经济发展速度和质量上，一定程度上忽视了对产品质量（包括农产品质量）的监管。而且，长期以来政府和民众的农产品安全意识淡薄，对农药和农药残留等方面的立法与政策缺失，为问题农产品在市场上"横行"提供了可乘之机。

第二节　"膨大剂"类植物生长调节剂的使用

近年来，随着中药生态农业、中药材生态种植、绿色中药材、有机中药材等优质中药材生产概念的推广深入，在化学投入品使用方面，已有药农开始有意识地采取避免使用高毒农药，使用有机肥部分取代化肥等措施。而与农药、化肥问题趋好相对应的是植物生长调节剂的不当使用问题逐渐凸显。事实上，植物生长调节剂应用于中药材生产不可一概而论，在以赤霉素为代表的植物生长促进剂用于促进药材种子萌发，提高育苗成功率与种苗质量等方面已有相当数量的产品登记，并取得良好效果；而当前问题主要存在于药农盲目追求产量而出现的"以药代肥"，大剂量滥用具有"膨大剂"作用的植物生长调节剂方面。由于中药材有区别于一般农产品的独特质量要求，此类植物生长调节剂的广泛使用对药材质量的潜在影响引发了公众的担忧和业界广泛讨论。

结合相关文献报道和实际产地调研，当前中药材生产中"膨大剂"类植物生长调节剂使用主要存在以下4方面问题：①使用范围广。以"膨""壮""胖"等为关键词的一系列"膨大剂"类产品广泛使用在如麦冬、泽泻、牛膝、地黄、党参、当归、川芎、附子、山药、三七、大黄等根与根茎类药材上，甚至在药农口中已经达到"凡是栽培中药材无一不用"的程度。②违规使用问题突出。根据我国《农药管理条例》规定，植物生长调节剂属于农药，只有取得农药登记并获得生产许可的产品，才能进行生产、经营和使用。但当前中药材大田生产阶段"膨大剂"类植物生长调节剂多为在未经登记许可情况下的违规使用，缺乏使用规范，也造成盲目大剂量使用成为常态。③对"膨大剂"认知存在误区。在实际调研过程中发现，越是传统道地产区，"膨大剂"的使用往往越为普遍，这是由于传统产区常规栽培技术成熟，药农将"膨大剂"视为低投入增产的新型优良生产技术，因此争相使用，结果造成"某种中药材使用膨大剂"此类的报道影响更加广泛。④市售产品成分标示不明。在已有报道中，发现"膨大剂"产品很大一部分没有正规的产品登记号，在产品成分组成方面也标示模糊，除了少数如麦冬使用多效唑等明确的案例外，很多药农根本不知道自己所用是何物。

以上现实情况也引发了诸如中药材用"膨大剂"究竟是什么，"膨大剂"是否真的可以有效增产，"膨大剂"对中药材质量有何影响，等等一系列问题。基于此，本部分内容从中药材用"膨大剂"的概念，"膨大剂"对中药材产量、质量影响等方面对现有研究进行总结，并对存在的问题展开分析讨论，以期加深大家对中药材"膨大剂"问题的认识及相关研究的开展提供参考。

一、中药材用"膨大剂"的相关概念

（一）植物生长调节剂

人工合成或提取的与植物激素具有相似作用的物质称为植物生长调节剂。植物生长调节剂按来源可分为3种类型：①人工合成提取的天然植物激素，如吲哚乙酸、赤霉素等；②人工合成的天然植物激素的类似物，如萘乙酸、吲哚丁酸、6-苄氨基嘌呤等；③人工合成的与天然植物激素的结构不同，但具有其活性的物质，如甲哌鎓、矮壮素、多效唑、乙烯利等。按作用效果看，植物生长调节剂分为植物生长促进剂、植物生长延缓剂和植物生长抑制剂3类：

1.植物生长促进剂

植物生长促进剂的主要作用为促进细胞分裂、分化和伸长生长，从而促进植物营养器官的生长和生殖器官的发育，起到增大增产作用。主要包括生长素类、细胞分裂素类、油菜素甾醇类等几大类。具体而言生长素类有吲哚乙酸、吲哚丁酸、萘乙酸、防落素等；细胞分裂素类有6-BA、激动素等；油菜素甾醇类有油菜素内酯、表高油菜素内酯等。此外，其他常见生长促进剂还有赤霉素类、乙烯利、氯吡脲等。

2.植物生长延缓剂

植物生长延缓剂的功效主要为通过抑制赤霉素的生物合成和抑制茎顶端下部区域的细胞分裂和伸长生长，使生长速率减慢，导致植物节间缩短，诱导矮化，防止植株徒长，形成矮化健壮植株等。主要包括多效唑、烯效唑、缩节胺、矮壮素、丁酰肼、氯化胆碱等。

3.植物生长抑制剂

植物生长抑制剂能够抑制生长素和茎顶端分生组织细胞中核酸和蛋白质的合成，以及顶端分生组织细胞的伸长和分化，使植物丧失顶端优势，控制生长，抑制开花抽薹等。主要包括脱落酸、水杨酸、三碘苯甲酸、马来酰肼等。此外，部分产品如抑芽丹、疏果安、整形素等，也作植物生长抑制剂在实际生产中广泛应用。

（二）农资市场上的"膨大剂"

"膨大剂"为农资市场通俗的叫法，泛指一类对作物地上果实种子、地下根茎等收获部位起到"膨大"增产作用的农业投入品，产品种类繁多，按其标识可分农药和农肥两类。当前农资市场上被叫作"膨大剂"的产品，从所标示成分上看，包括多种植物生长调节剂、微量元素、氨基酸水溶肥等及其复配产品。其中，相比微量元素、氨基酸等，植物生长调节剂作用明确，且有研究表明许多号称具有"膨大剂"作用的微量元素和氨基酸水溶肥中均有违规添加生长调节剂的现象，因此基本可以认为，所谓"膨大剂"的有效成分本质上更多的还是指各种植物生长调节剂。

（三）地上部位收获作物用"膨大剂"

若简单以"膨大剂"为关键词进行检索，会发现其结果多指向为氯吡脲（KT30或者CPPU）。氯吡脲为具有细胞分裂素类作用的人工合成的植物生长调节剂，主要在各类瓜果种植中使用广泛，具有显著的促进果实膨大的作用。常见的各类新闻报道中类似西瓜、甜瓜、葡萄、草莓等"膨大剂"问题中大多所指为此物质。此外，噻苯隆、赤霉素、6-BA等植物生长促进剂也作为瓜果"膨大剂"在生产中有使用。

（四）根与根茎类作物用"膨大剂"

不同于瓜果种植，中药材种植中使用"膨大剂"占比的是地下部分入药的根与根茎类药材，如地黄、麦冬、山药、丹参等。因此当前中药材生产中所说的"膨大剂"不同于一般农业生产中的氯吡脲等植物生长促进剂类的"膨大剂"，更多是指具有促进地下部分生长的一类投入品，市场中又称"壮根灵"。此类"膨大剂"具体成分多为植物生长延缓剂或植物生长抑制剂类植物生长调节剂，目前认为其基本膨大增产作用原理为通过抑制地上部分生长，促进作物将营养物质向地下部分转移从而促进根与根茎增产。尤其是矮壮素、多效唑等为代表的植物生长延缓剂为当前中药材生产中"膨大剂"最主要成分。此外，还有如胺鲜酯、复硝酚钠等具有提高植物光合能力等促生作用的植物生长调节剂也有一定使用。

在前文所述基础上，基于已有调查报道和农药信息网数据库，从现有产品注册登记的57种植物生长调节剂中筛选出此类中药材常用的具有根与根茎类"膨大剂"作用的植物生长调节剂共12种，其具体结构和理化性质见图3-1，表3-1。后续本文主要内容即围绕此类中药材田间生产阶段常用植物生长调节剂展开。

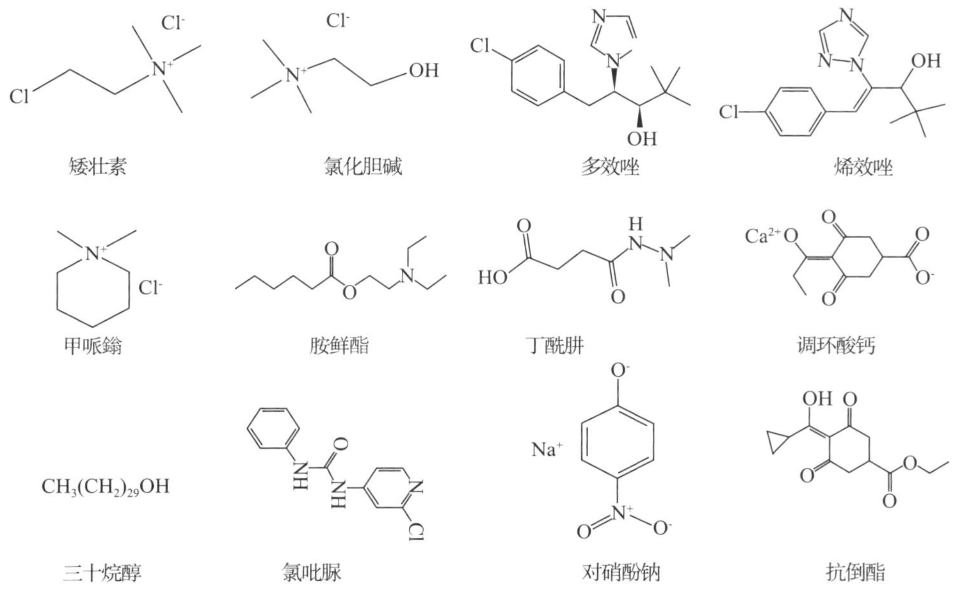

图3-1　中药材生产中常用"膨大剂"类植物生长调节剂

表3-1　中药材生产中常用"膨大剂"类植物生长调节剂主要理化性质

名称	分子式	水溶性 （20 ℃，mg·L^{-1}）	Log Kow （pH值7，20 ℃）	pKa （25 ℃）	DT50 （土壤）/天
矮壮素	$C_5H_{13}Cl_2N$	886000	−3.47	完全电离	27.4
氯化胆碱	$C_5H_{14}ClNO$	650000	−3.77	—	7
多效唑	$C_{15}H_{20}ClN_3O$	22.9	3.11	—	112
烯效唑	$C_{15}H_{18}ClN_3O$	8.41	3.84	13.07	100

名称	分子式	水溶性 （20 ℃，mg·L^{-1}）	Log Kow （pH值7，20 ℃）	pKa （25 ℃）	DT50 （土壤）/天
甲哌鎓	$C_7H_{16}NCl$	500000	−3.55	完全电离	26
胺鲜酯	$C_{12}H_{25}NO_2$	易溶于水	—	—	1.5
丁酰肼	$C_6H_{12}N_2O_3$	180000	−1.512	4.68	0.6
调环酸钙	$2（C_{10}H_{11}O_5）Ca$	786	−2.9	5.15	0.7
三十烷醇	$C_{30}H_{62}O$	不溶于水	13.61	—	—
氯吡脲	$C_{12}H_{10}ClN_3O$	39	3.3	不电离	243.6
对硝基苯酚钠	$C_6H4NNaO_3$	溶于水	1.28	7.16	1.23
抗倒酯	$C_{13}H_{16}O_5$	27	−0.29	4.57	1.65

注："—"：数据未见报道。

二、"膨大剂"类植物生长调节剂对中药材产量、质量的影响

膨大、增产为农户在中药材田间生产过程中使用植物生长调节剂最主要的原因。但由于当前中药材生产中此类植物生长调节剂均为未经登记的违规使用，没有经过有效性评价，也没有相适应的使用说明，都是农户凭借厂家宣传和个人经验的粗放式施用。因此其增产效果往往仅凭个人感觉，缺乏有效评价。更为关键的是，由于中药材有不同于一般农产品的质量要求，在关注产量的同时，此类植物生长调节剂对以次生代谢物为主要药效成分的中药材质量的影响更为关键。而相比于产量的变化，农户对药材质量的变化更加难以评估。因此，植物生长调节剂对药材产量和质量的影响亟需相关研究进行验证。现有关此类植物生长调节剂应用于药材田间生产阶段研究已有一定数量报道，涉及主要植物生长调节剂包括矮壮素、多效唑、甲哌鎓等，其对黄芩、丹参、麦冬、泽泻等中药材产量、质量的影响总体可分为以下三类：

（一）提升产量同时对药材质量无不利影响

植物生长调节剂使用的理想情况为提升产量的同时可提升药材质量或至少对质量无显著不利影响。有研究表明，植物生长调节剂的适当使用在增产的同时

还可提升药材有效成分含量，黄芩喷施甲哌鎓可显著增加黄芩根鲜重25.9%，并显著提升黄芩苷含量11.3%和总黄酮含量16.8%，而赤霉素处理对根鲜重无显著影响，但显著降低总黄酮含量23.1%；不同浓度烯效唑处理可显著提升泽泻产量18.9%~28.4%，同时可提高泽泻醇A-24-乙酸酯含量3.6%~32.7%、提升泽泻醇B-23-乙酸酯含量5.9%~28.8%；陈明霞等研究发现，施用不同浓度的多效唑可显著提升地黄产量13.9%~37.0%，同时可显著提高地黄中梓醇含量11.3%~30.8%和毛蕊花糖苷26.7%~170.0%；艾纳香施用胺鲜酯、多效唑均可显著提升整株产量，同时可显著提升左旋龙脑含量，对挥发油、总黄酮含量未有显著影响；多效唑可提升种苗繁殖丹参单株产量14.2%，同时对多种丹参酮和丹酚酸类成分均无显著影响。此外有部分仅关注产量或质量变化的研究显示，多效唑、氯化胆碱可明显提升西洋参产量；凌征柱等研究发现，施用多效唑显著提高法菲亚单株根产量15%左右；盆栽试验发现，施用胺鲜酯可提高泽泻三萜类含量约1倍，20 μg·mL^{-1}多效唑同样可提高三萜类成分约25%。

（二）提升产量同时对药材质量存在不利影响

植物生长调节剂对植物次生代谢的影响往往是通过复杂的调控网络产生的，其结果相对更难预计和控制。除上述在增产同时未造成药材质量下降的案例外，同样有研究表明，此类植物生长调节剂的使用在增产的同时会对药材质量造成不利影响。以麦冬为代表性的生产中使用"膨大剂"的中药材，现有多个研究一致表明"膨大剂"的使用在提升麦冬产量的同时可造成次生代谢物含量的降低。小区试验发现，麦冬施用胺鲜酯和多效唑均能显著提升产量，其中40 mg·kg^{-1}胺鲜酯增产50.89%，3500 mg·kg^{-1}多效唑可增产22.95%；多效唑处理可显著提升麦冬产量1.5~3倍以上，同时会显著降低麦冬中麦冬皂苷D、麦冬皂苷C、麦冬皂苷Ra等皂苷类成分和麦冬黄烷酮C的含量；施用多效唑与未知成分的"膨大剂"可显著提升麦冬产量2.34~3.42倍，但多效唑可降低川麦冬中总皂苷含量24.2%。除麦冬外，类似的研究还在盆栽试验中发现，施用烯效唑对丹参根干重无显著影响，但在特定浓度范围内可显著降低迷迭香酸含量34.1%、丹酚酸B含量25.9%、隐丹参酮含量53.8%，对丹参酮2A含量无显著影响；使用未知具体成分的"壮根灵"后，不同产地党参中的党参炔苷含量普遍明显下降，平均下降幅度为22.18%。

（三）对药材产量质量均可造成不利影响

更有研究表明，在一些情况下植物生长调节剂的使用不仅会带来药材质量降低，甚至会造成产量的下降。植物生长调节剂作用的一大特点就是需要在特定的浓度范围内才能起到理想的效果，不恰当的使用不仅不能达到目的，甚至可能造成相反的作用。小区试验发现，抑芽丹可显著降低白芷产量29.9%~66.5%，高浓度多效唑处理虽可增产11.4%，但低浓度下显著降低产量35.9%；矮壮素高浓度无显著差异，低浓度可减产43.1%，甲哌鎓低浓度无显著差异，高浓度增产17.4%，赤霉素高浓度增产30.6%，低浓度减产31.3%。类似情况还发现，低中浓度多效唑处理藁本可显著提高产量46.3%或提升挥发油含量24.9%，但高浓度（400 mg·L^{-1}）处理下会显著减产9.5%并降低挥发油含量55.9%。此外，还有盆栽试验发现施用矮壮素和赤霉素分别会显著降低黄芩地下部分生物量47%和53%，同时矮壮素使地下部分黄酮类成分的含量显著下降30.5%，赤霉素处理则无显著变化。田间小区试验表明，施用矮壮素对广西莪术块根与根产量无显著影响，可提升块根姜黄素含量的积累43%，但不利于根状茎中姜黄素的积累（降低约33.3%），同时显著降低了根茎中挥发油含量约10%；施用烯效唑降低山药产量等。

综上，基于现有研究的整理分析表明，"膨大剂"类植物生长调节剂对中药材产量、质量的影响情况复杂，仅在有限的情况下此类植物生长调节剂的使用可以在不对药材质量造成不利影响时起到所期待的增产作用，而在相当数量研究中可造成药材质量的下降，甚至部分研究中会对药材产量造成不利影响。综合各研究可发现，药材对不同植物生长调节剂，不同药材对同一植物生长调节剂，同一药材对不同浓度的同一植物生长调节剂，甚至同一处理下药材中不同部位或不同成分对处理的反应均可能存在显著的差异，甚至出现完全相反的作用效果。结合当下中药材种植的实际情况，药农由于缺少使用规范并对植物生长调节剂的作用特点缺乏认知，难以精确掌握施用剂量，盲目大剂量用药，除剂量问题外更存在多种植物生长调节剂混合使用的复杂情况，因此当前生产中"膨大剂"类植物生长调节剂的使用有可能已对中药材质量造成不利影响，一定情况下在产量方面也并未能实际带来农户预想的收益，甚至造成损失。警示当前应重视中药材生产中植物生长调节剂的违规使用问题，加强管理，特别是要帮助农户认识到相关情况，促使农户主动放弃中药材种植中"膨大剂"的盲目使用。

三、相关研究中存在的问题与建议

需要指出的是，就研究本身而言，现有的研究基础仍然十分薄弱，特别是在紧密关系到实际生产的田间试验方面仍然存在很多不足，后续研究中应加以重视改进，为中药材种植中植物生长调节剂的合理使用提供可靠参照。

（一）现有研究品种分散，研究结论难以形成共识

中药材种类繁多，当前大规模栽培的中药材已超200种，也造成现有研究少见同一种中药材的集中报道，而不同药材对植物生长调节剂的反应不同，因此各研究结论间难以相互参照。同时在田间试验条件下，药材生长与次生代谢物积累除受到植物生长调节剂处理的影响外，还受到其他光照、水肥等复杂条件的影响，因此在少部分有多个报道的药材品种研究中也出现了各研究结果不一致，甚至完全相反的情况。如在金银花相关研究中，有研究显示金银花施用矮壮素、甲哌鎓和多效唑均可不同程度降低金银花中绿原酸和总黄酮含量，特别是对幼蕾期金银花影响较大；同样有研究发现，多效唑和甲哌鎓均可显著提升绿原酸含量59.2%~96.9%，并在部分处理中可显著提升总黄酮含量84.7%~18.7%，其余处理无显著影响；还有研究的结果则更为复杂，显示低/中浓度矮壮素和低/高浓度烯效唑可显著降低金银花黄酮含量4.7%~8.5%，其余处理可显著提升黄酮含量8.1%~22.5%或无显著影响，各浓度矮壮素和低浓度烯效唑处理可降低绿原酸含量1.5%~17.2%，中浓度甲哌鎓和高浓度烯效唑则可提升绿原酸含量1.9%~14.3%，其余处理无显著影响。类似的情况还发生在丹参上，有研究发现多效唑对多种丹参酮和丹酚酸类成分均无显著影响；同样有研究表明多效唑的类似物烯效唑可显著降低丹参中迷迭香酸、丹酚酸和隐丹参酮含量。

（二）田间试验设计存在缺陷，缺少标准试验设计概念

除不同研究结果不一致造成的结论总结困难外，现有单个研究本身也存在一些问题，可能造成结论可靠性不足。特别是相比于小麦水稻等传统农作物研究而言，中药研究者普遍缺少田间标准试验设计概念。其中最为普遍且关键的问题在于现有

中药材相关研究几乎全部为单点单轮/年试验设计，而普通农作物标准田间试验至少要求单轮/年两点或单点两轮/年的重复设计。同时还有试验小区面积过小，甚至部分研究缺乏小区重复等造成样品代表性不足等问题。

此外，还有少数研究结果中出现了与一般认知明显不符的情况，如有研究结果显示多效唑处理后出现植株株高显著增加等现象；还有一些试验中多效唑、矮壮素等赤霉素抑制剂与赤霉素处理后结果一致等。这些结果既有可能由于激素调控网络本身的复杂作用导致的Hormesis效应的真实情况，也可能由试验过程中意外受到其他外界强因素影响导致，同时不排除试验本身操作不到位等带来结果偏差的可能性，这些现象形成的具体原因有待后续深入研究，而其中由于意外因素带来的研究结论偏差则很大程度上可以通过严谨的试验设计规避。

（三）中药材田间试验对质量和产量的统一重视不够

首先，在中药材相关研究中应关注质量这一核心问题，当前研究受整体研究基础制约，对药材质量评价不够深入。现有研究中"膨大剂"类植物生长调节剂对药材质量影响方面的研究仍然较为粗浅，大多数研究中关注指标仍为总黄酮、总绿原酸、总挥发油等大类成分，难以全面、精确地表征药材质量的变化，且迄今尚未有涉及药效变化方面的研究报道。这些有赖于整体中药材质量评价模式的完善，可考虑及时借鉴引入如代谢组学等可整体表征药材质量的研究技术。

同时，从实际药农生产者的角度出发，产量是不可避免的重要影响因素。事实上，利用植物生长调节剂提高药用植物次生代谢物产量一直以来是研究热点，特别是在悬浮细胞体系下已有许多研究表明可利用不同植物生长调节剂组合提高特定次生代谢物产量。但中药材生产毕竟不同于仅关注目标成分的工业生产，传统农业栽培仍然是中药材生产的基本途径，增产降质或提质但减产的情况都不是药农在实际生产中所乐于见到的结果。因此，在做中药材相关研究时应注意产量和质量研究的相关性，增强研究对实际生产的指导意义。

（四）对阴性试验结果重视不够，易造成潜在的"幸存者偏差"

当前研究者和相关期刊倾向于发表有显著差异的阳性研究结果，而对阴性结果重视不够。如在笔者资料收集过程中仅发现1例中药材用"膨大剂"类植物生长调节剂的阴性报道，这可能导致大量阴性结果被掩盖，造成此类植物生长调节剂会普遍显著影响中药材产量质量的"幸存者偏差"样假象。不同于其他探索性基础研究，经过严格试验设计的田间试验的阴性结果，同样对实际生产具有很大的指导意义，可以帮助农户避免农资资源的浪费和对生态环境的影响等，因此应鼓励此类研究阴性结果的报道。

四、中药材植物生长调节剂的管理

如前文所言，中药材生产中使用"膨大剂"实际多为植物生长调节剂，按照《农药管理条例》的规定，植物生长调节剂属于农药，只有取得农药登记并获得生产许可的产品，才能进行生产、经营和使用。而当前除赤霉素用于人参种子播前浸种等用于打破种子休眠、促进幼苗生长和氯化胆碱用于山药（此登记实际针对食品山药）有产品登记外，尚未有针对大田生产的中药材用植物生长调节剂产品注册登记。因此，虽然当前在实际中药材生产中植物生长调节剂使用已是常态，但均属随意扩大适用范围的违规使用。

除随意扩大适用范围使用植物生长调节剂外，市场中还有一类是打着微量元素、氨基肥等名号的"农肥膨大剂"类产品。前者属于违规使用，但所用产品仍是正规产品，成分明确。但后者往往以农肥名义存在，由于当前我国农肥登记制度相比农药登记仍很不完善，有研究发现当前农肥"壮根灵"中隐性添加植物生长延缓剂现象十分普遍，且产品未能标明所含成分，因此此类产品均为不合格产品，造成使用、监管的很大困难，亟需加强相关管理。对此，农业管理部门曾发文要求重点检查产品是否取得农药登记，标签与农药登记核准内容是否相符，产品质量是否合格。并要求书面承诺申请登记的水溶肥料产品没有添加植物生长调节剂等农药成分，但目前此等现象仍十分普遍。

具体到管理上，当前对植物生长调节剂的管理仍然是按照一般农药的监管模式，即设定限量值进行残留检测的方式。我国目前仍未有针对中药材的植物生长调节剂标准，最新的限量标准GB2763—2019《食品中农药最大残留限量标准》中规定的植物生长调节剂种类共有20种，其中植物生长促进剂8种（2，4-滴钠盐、胺鲜酯、氯吡脲、复硝酚钠、萘乙酸和萘乙酸钠、噻苯隆、噻节因、乙烯利），植物生长抑制剂5种（单氰胺、抗倒酯、氯苯胺灵、四氯硝基苯、抑芽丹），植物生长延缓剂7种（矮壮素、丁酰肼、多效唑、氟节胺、甲哌鎓、烯效唑、调环酸钙）。涉及的食品和农产品中的大类主要有谷物、油料和油脂、蔬菜、水果、坚果、调味料等6大类。如表3-2所示：表中的最大残留限量范围即某一植物生长调节剂在所对应的食品或农产品中最大残留量的限量范围。如矮壮素在规定的谷物、油料和油脂等12个小类中，最大残留限量值最小为0.1 mg·kg⁻¹，最大为10 mg·kg⁻¹。

表3-2 我国植物生长调节剂限量标准情况

序号	植物生长调节剂	规定的食品、农产品种类	最大残留限量范围（mg·kg⁻¹）	ADI mg·(kg·bw)⁻¹
1	2,4-滴钠盐	番茄（作为植物生长调节剂仅登记使用范围为番茄）	0.5	
2	矮壮素	谷物、油料和油脂、蔬菜3类12种	0.1~10	0.05
3	胺鲜酯	谷物、油料和油脂、蔬菜2类10种	0.05~0.2	0.023
4	单氰胺	葡萄	0.05	0.002
5	丁酰肼	花生仁	0.05	0.5
6	多效唑	谷物、油料和油脂、蔬菜、水果4类5种	0.05~0.5	0.1
7	氟节胺	棉籽	1	0.5
8	复硝酚钠	谷物、油料和油脂、蔬菜、水果4类7种	0.1~0.2	0.003
9	甲哌鎓	谷物、油料和油脂、蔬菜3类5种	0.05~5	0.195
10	抗倒酯	谷物、油料和油脂、糖料3类6种	0.05~3	0.3
11	氯苯胺灵	马铃薯	30	0.05
12	氯吡脲	蔬菜、水果2类6种	0.05~0.1	0.07
13	萘乙酸和萘乙酸钠	谷物、油料和油脂、蔬菜、水果4类20种	0.05~0.1	0.15
14	噻苯隆	油料和油脂、蔬菜2类6种	0.05~1.00	0.04
15	噻节因	油料和油脂、蔬菜2类6种	0.05~1	0.04
16	四氯硝基苯	马铃薯	20	0.02
17	调环酸钙	谷物1类2种	0.05	0.2
18	烯效唑	谷物、油料和油脂2类4种	0.05~0.1	0.02

续表

序号	植物生长调节剂	规定的食品、农产品种类	最大残留限量范围（mg·kg⁻¹）	ADI mg·(kg·bw)⁻¹
19	乙烯利	谷物、油料和油脂、蔬菜、水果、干制水果、坚果、调味料 6 类 24 种	0.2~50	0.05
20	抑芽丹	蔬菜 1 类 4 种	15~50	0.3

注：数据来源于 GB 2763—2019《食品中农药最大残留限量标准》。

国际上，国际食品法典委员会标准、欧盟标准、日本肯定列表制度标准和美国标准是有代表性的限量标准。各标准中具有代表性的矮壮素、多效唑、萘乙酸 3 个植物生长调节剂在几种主要作物上限量标准见表 3-3。可以看到，由于植物生长调节剂本身对人体危害性较小，且生产中使用剂量较低，因此其本身的安全性不是首要问题，如美国、日本、国际食品法典委员会等国家、组织均将大多数的植物生长调节剂列入豁免名单。这也提示中药材植物生长调节剂管理的困难不在于根据传统依据 ADI 等进行的限量标准的制定，而在于由于中药材不同于一般农产品的质量要求所导致的植物生长调节剂潜在的影响药材质量间接引发的安全隐患。因此需要根据中药材的质量特点探索建立相应的植物生长调节剂管理方法。

表3-3　国内外标准中植物生长调节剂残留限量比较（mg·kg⁻¹）

类别	矮壮素		多效唑		萘乙酸	
	小麦	玉米	小麦	稻谷	番茄	苹果
中国	5	5	0.5	0.5	0.1	0.1
美国	—	—	—	—	—	0.05
日本	5	0.05	—	—	—	0.5
国际食品法典委员会	3	—	—	—	—	—
欧盟	2	0.05	0.02	0.02	0.05	0.05

当前，除了继续探索植物生长调节剂在中药材生产的某些关键环节充分发挥其作用，如在中药材种子种苗培育阶段合理使用赤霉素、细胞分裂素等调节剂有效降低育苗成本，提高育苗质量外，在大田生产阶段，植物生长调节剂的使用仍缺乏必要的研究基础，需保持谨慎，严格管理。在中药材生产方面，当前虽然在《中药材

生产质量管理规范》（征求意见稿）等文件中均已有明确要求中药材生产中不得使用
植物生长调节剂应用于调节药用部位生产，但目前在执行环节仍未能有效执行，需
要进一步明确并加强监管。在农药管理方面，使用监管上应严守《农药管理条例》
要求，对相应违规使用问题加强监管。产品登记方面，对注册登记用于中药材生产
的相关产品，可在登记环节就要求提供对药材质量影响的相关资料，从源头避免后
续潜在的质量影响。

第三节 优质中药材生产对农药使用的要求

一、中药生态农业对肥料、农药等投入品的要求

中药生态农业虽刚刚起步，却发展迅猛。2015年，郭兰萍等在理论上探讨了中
药生态农业，在总结我国生态农业的起源和常用技术与特点的基础上，分析了中药
生态农业的背景和现状，指出中药生态农业是中药农业的必由之路，并分析了中药
生态农业的发展思路及重点任务。因一般作物农业无法比拟的优势，短短几年间，
中药生态农业引起业界高度重视。"中药材生态种植技术研究与示范"被列入科技部
"十三五"重点研发计划。

中药生态农业是指应用生态学原理和生态经济规律，以社会、经济、生态综合
效益为指标，结合系统工程方法和现代科学技术，因地制宜地设计、布局、生产和
管理中药农业生产的发展模式。与生态农业相类似的现代农业模式包括有机农业、
自然农业、生物农业、可持续农业、绿色农业等提法。其中，现阶段有机农业、绿
色农业由于偏重于产品和认证，在普通消费者中具有更高的认知度。通过与有机农
业、绿色农业的比较，有助于进一步明确生态农业的定位和要求。

有机农业、绿色农业等概念均表明几种现代农业模式都要求农业生产对环境产
生良好影响，可持续，至少是无害的。农业生产过程中化肥、农药等投入品的使用，
直接对土壤环境及微生物、空气、地下水和其他生物带来强烈和持久的影响。由

表3-4可见，有机产品生产中要求不使用化学合成的化肥、农药、生长调节剂、饲料添加剂等物质及转基因产品，可有条件使用植物和动物来源、矿物来源、微生物来源及一些无机化合物和诱捕器等物理方式。绿色食品生产不允许使用添加稀土元素、使用转基因产品为原料生产或存在其他不安全因素的肥料，且AA级绿色食品生产中不可使用化学合成肥料。AA级绿色食品生产中允许使用的植保产品名单除部分是生物化学产物来源外，基本与有机农业一致；A级绿色食品允许有条件使用其他推荐名单内的130种化学合成农药。

表3-4　有机产品和绿色产品生产投入品使用要求比较

	有机产品（GB/T19630.1—2011）	绿色产品
肥料	有机产品要求，生产中不可使用化学合成肥料。并给出了明确的允许使用的土壤培肥和改良物质名单，包括植物和动物的来源、矿物来源与微生物来源三类，均为天然来源或未经化学处理加工的物质	绿色食品肥料使用准则（NY/N394—2013）规定：AA级绿色食品不可使用化学合成肥料，仅可使用农家肥料、有机肥料、微生物肥料三类肥料；A级绿色食品除AA级允许使用肥料外，还允许有条件者使用有机－无机复混肥料、无机肥料和土壤调理剂。绿色食品要求不允许使用添加有稀土元素或存在其他不安全因素的肥料
农药	有机产品规定：生产中应优先采用农业措施，通过选用抗病抗虫品种、非化学药剂种子处理、培育壮苗、间作套种等一系列措施起到防止病虫草害的作用，及其他灯光诱杀、机械捕捉等措施。在以上方法不能有效控制病虫草害时，允许使用给定名单内的植物保护产品，包括植物和动物来源、矿物来源、微生物来源、其他类	绿色食品农药使用准则（NY/N393—2013）规定：AA级绿色食品不允许使用化学合成的农药，仅可使用给定名单内的农药，其来源为植物和动物来源、微生物来源、生物化学产物、矿物来源和其他。这与有机产品相似。A级绿色食品规定，优先使用AA级允许使用的农药，在不能满足需要时可以适量使用给定名单内的化学合成农药，名单内有各类化学农药130种
其他	不允许使用转基因产品	不允许使用转基因产品

中药生态农业追求"天地人药合一"，其中对投入品的管控是关键，应禁止使用化肥、化学农药和植物生长调节剂等各类化学合成的投入品，也禁止采用基因产品及其产物，这一点也与有机农业一样。在具体操作层面，生态农业和有机农业都强调使用有机肥和鼓励利用作物轮作、秸秆还田、种植绿肥作物等种植管理方式来保持土壤质量和控制病虫草害。这提示我们，在真正合乎规范的操作中，中药生态农业产品在安全性上已达到有机产品要求。此外，中药生态农业在农业生产管理中有其独特性。首先，中药生态农业大力推广模拟原始生境的"拟境栽培"。其次，虽然中药生态农业和有机农业都喜欢健康的土壤，都鼓励采用有机肥来维持土壤健

康，但中药生态农业并不鼓励过分追求土壤肥力，健康的土壤环境会有利于中药材的生长发育，但对很多中药材而言，相对贫瘠的土壤更有利于其品质的形成，不少药用植物的原始生境都是土壤贫瘠的山坡或荒漠。因此，中药生态农业的管理要充分考虑产量和品质的平衡，而不是单纯像有机农业那样一味地鼓励肥沃的有机质土壤。

二、绿色食品的农药使用准则

在前文生态农业、有机产品和绿色产品投入品要求分析的基础上，我们首先明确了在理想状态下，中药生态农业产品在农药使用上要求与有机产品要求相当。而结合当前中药材生产实践，中药生态农业仍处起步发展阶段，难以要求立刻全面推广并进一步达到理想要求。因此，在此阶段，中药材实际生产中必要的农药使用仍难以避免。在此过程中，绿色食品分级的农药使用制度是有益的借鉴。总体而言，在优质中药材栽培的农药使用上，可以首先以A级绿色食品的农药使用要求作为基本要求，以AA级，即有机农业标准为进一步发展目标。

（一）绿色食品的分级农药使用要求

绿色食品标准共分为两个技术等级，即AA级绿色食品标准和A级绿色食品标准。二者在农药使用方面有不同的要求，总体而言，AA级绿色食品不允许使用化学合成的农药，仅可使用给定名单内的农药，其来源为植物和动物来源、微生物来源、生物化学产物、矿物来源和其他。这与有机产品相似。A级绿色食品规定优先使用AA级允许使用的农药，在不能满足需要时可以适量使用给定名单内的化学合成农药，名单内有各类化学农药130种。

（二）绿色食品的农药选用

具体来说，绿色食品在农药选用上的规定可以概括为"一前提、两原则、两清单"。一前提，即绿色食品生产中选用农药的前提条件应符合农药相关的法律、行政法规、部门规章和国家强制性标准等，并获得国家农药登记许可。法律法规主要包括《中华人民共和国农产品质量安全法》《农药管理条例》及实施办法、农业部有关农药品种限定的公告等。两原则，即农药品种选择原则和农药剂型选择原则。

农药品种选择上坚持低风险原则、有效性（对主要防治对象）原则、兼治优先原则和交替使用（不同作用机理农药）原则。选择对主要防治对象有效的，对生态环境、操作人员和农作物危害小的低风险品种，提倡农药剂型选择从绿色食品生态环保和安全的属性出发，重点考虑不同剂型对农田环境、作业人员健康和农产品质量安全的影响。目前环保剂型主要是水剂化、粒剂化和缓释化3种类型。两清单，即AA级和A级绿色食品生产均允许使用的农药和植保产品清单（简称AA级清单）与A级绿色食品生产允许使用的其他农药清单（简称A级清单）。

　　AA级清单以GB/T 19630—2019《有机产品生产、加工、标识与管理体系要求》标准中"有机植物生产中允许使用的投入品"为基础，同时按照低风险原则，对比研究国内农药登记使用情况和豁免制定食品中最大残留限量的农药名单后最终确定。清单中共有51种（类）产品，包括植物和动物来源20种、微生物来源6种、生物化学产物3种、矿物来源12种、其他10种。A级清单是对目前获得农业标准化国家农药登记许可且有相关风险评估数据的342种有机合成农药进行逐一评估和综合分析筛选确定的清单。进入清单的产品应主要满足以下5个条件：①根据国内人群的膳食暴露风险评估结果，国家估算每日摄入量占农药每日允许摄入量的20%以内，评估安全系数提高5倍。②根据WHO农药危害性分类，不属于淘汰类、极高危险性类和高危险性类农药。③根据我国农药毒性分类，属于低毒和微毒的农药，少量中毒农药确有不可替代性可列入。④根据FAO/WHO、国际食品法典农药残留专家联席会议的风险评估结果，存在风险，国际食品法典委员会撤销最大残留限量的农药不能列入。⑤根据发达国家登记使用情况，在美国或欧盟登记使用；部分用途确有需要的，需要在日本、澳大利亚、加拿大或欧盟国家中至少2个国家登记使用的农药。根据以上条件确定130种可用农药，包括杀虫剂28种、杀螨剂8种、杀软体动物剂1种、杀菌剂40种、熏蒸剂2种、除草剂44种、植物生长调节剂7种。

（三）绿色食品农药的使用规范

　　绿色食品生产在农药选用上坚持低毒低风险原则，在农药的使用操作中同样强调安全合理使用。具体要求：

1.掌握正确的防治时期

　　即根据药剂特性及作物种类等选择最合适的用药时间。比如毒杀作用的杀虫剂对幼虫的初龄期最为有效，拒食作用的杀虫剂应在害虫的取食阶段施用。

2.选择合理的施药方式

即要根据病虫草害的危害方式、发生部位和农药的特性来选择，如在作物地上部造成表面危害的，一般采用喷雾方式；对于土壤传播的病虫害，可采用土壤处理的方法等。

3.严格控制施药剂量和施药次数

超量使用农药并不能明显提高防效，反而会杀伤害虫天敌，破坏生态平衡，增加环境和作物残留，因此绿色食品强调按农药登记剂量合理使用。

4.确保安全间隔期

执行安全间隔期是控制农产品农药残留，避免残留超标的重要措施。安全间隔一般可按国家标准《农药合理使用准则》和农药登记批准的产品标签规定执行。相关原文可见附录一《绿色食品农药使用准则》和《绿色食品生产允许使用的农药和其他植保产品清单》。

第四章
中药生态农业的病虫草害综合防控

    众所周知，长期使用化学农药容易造成环境污染与农药公害。通过喷洒方式对病虫害起到防治作用的农药仅占少量，其余大部分都挥发到大气中，或淋溶流失到土壤和水田中或残留于作物中，造成环境污染。一些农药一旦进入食物链，就很难消除。食用农药残留超标的农作物产品可直接影响人体健康，农药残留威胁着整个生态系统，对生物多样性产生影响。化学农药直接作用于病原体，干扰其生物氧化和生物合成，但是由于病原菌与高等动植物细胞的结构和功能等基本相似，所以在杀死靶标生物病原菌的同时，或多或少都会对动植物以及非靶标生物产生农药公害，对非靶标生物的直接危害使病虫害防治更加复杂和困难。与化学农业忽视自然界的整体性，痴迷于单一要素不同，生态农业的核心理念是"道法自然"，认为大自然是个有机整体，其各个组成要素之间的相生相克可以造就一个和谐、平衡的农业环境，而对自然界资源和能量的循环运动规律的认识是农业科技的源泉，对大自然规律的认识和运用是农业可持续发展的关键。生态农业的优势体现在，在遵循作物自身生长发育规律的基础上，种植过程由于不使用化学肥料、农药、激素等干扰剂，可以提高农产品的安全性。有研究显示，80%的生态农产品营养价值较化学农业高。生态农业并不排斥各种现代化学农业技术和成果，比如农业机械、黄板、灭虫灯等，它只是要在农业生产的全过程中体现符合自然界生态规律的总指导原则。病虫草害绿色防控是中药生态农业的常规技术，它是以保护农作物，减少化学农药使用为目标，协调使用生态调控、生物防治、物理防治、科学用药等绿色防控技术控制农作物病虫草危害的农业措施。实施有害生物绿色防控可达到保护生物多样性，降低病虫草害暴发几率的目的，同时它也是促进标准化生产，提升农产品质量安全水平的必然要求，是保护生态环境的有效途径。显然，中药生态农业是中药GAP的未来，也是减少农药使用，从根本上解决中药材农残超标，保证中药材安全、有效、可持续发展的必然趋势。本章重点介绍中药生态农业病虫草害的综合防控策略和方法。

第一节　中药生态农业病虫害的综合防控

人为地采取相关手段和方法，减轻、干涉或防止病原物及害虫危害植物的过程称为植物病虫害防治。随着人们对植物病虫害防治研究的日益深入，化学防治措施存在的弊端逐渐凸显。1962年，美国海洋生物学家卡尔逊（Rachel carson）针对高效有机农药的大量使用，出版了《寂静的春天》（*Silent Spring*）一书，引起了国际社会的巨大反响，促使植物保护专家对植物病虫害防治策略问题进行重新思考。1972年2月，美国联邦政府机构环境质量委员会（CEQ）在《害虫综合治理》报告中提出了有害生物综合治理（integrated pest management，IPM）的概念。有害生物综合治理是以生态学为基础，针对单一依靠化学防治出现的问题而采取的防治策略。它从农业生态系统整体出发，根据有害生物和环境之间的相互关系，充分发挥自然控制因素的作用，因地制宜协调运用多种经济、安全、简单易行的措施，将有害生物控制在经济损害允许的水平之下，防治费用最低，效果最佳，经济效益最大，对植物和环境的不良作用最小，既有效地预防或控制病害的发生与发展，又确保对农业生态环境最大限度的保护，创造农业生产可持续发展的必要条件，即力求最佳的经济效益、生态效益和生态效益。

一、有害生物综合治理的要点及原则

有害生物综合治理的要点：①共存哲学，即综合治理的基础哲学是共存哲学或称容忍哲学。在通常情况下，有害生物无需彻底消灭，只需控制在经济损失允许水平以下。保留少量害虫可以使其成为害虫天敌生存的条件，维持生态系统的多样性和遗传体系的多样性，以期达到利用自然因素调节害虫数量的目的。但外来入侵有害生物在入侵初期，当存在彻底消灭的可能时，不排除使用消灭手段根除，以免给人类造成更大的危害。②节制用药，即综合治理策略主张节制使用有机化学防治药剂。尽最大可能减少化学防治手段给环境及产品造成的污染。③重视自然因素的调控作用，即综合防治策略强调充分发挥自然因素对有害生物的调控作用，重视作物自身的耐受补偿能力及生物防治手段。④坚持生态学原则，即强调以生态学原则指导有害生物的综合治理，保护环境生态平衡并维持农田优良的生态系统，通过生态管理，减轻有害生物的发生频率和发生程度。⑤低成本、高收益，只有在有害生物造成的经济损失大于防治成本时才有必要采取防治措施，以达到最佳经济效益。

1975年春，我国农林部召开了全国植物保护会议，确定了"预防为主、综合防治"的植物保护工作方针。指出："以防作为贯彻植物保护方针的指导思想，在综合防治中，要以农业防治为基础，因地、因时制宜，合理运用化学防治、生物防治、物理防治等措施，达到经济、安全、有效地控制病虫危害的目的。"预防指在病虫害发生之前采取措施，控制病虫害发生的程度和流行速度，降低或避免可能造成的损失。综合防治的基本要点：①防治对象的综合治理，即根据当地当季某种作物有害生物的发生特点，兼顾其他有害生物进行综合治理。②防控措施的综合运用，即根据防治对象的不同，在充分利用自然控制因素的基础上，合理应用各种必要的防控措施，控制病害或者虫害与其他有害生物的危害。③制定科学的防控目标，即将病害或虫害控制在经济允许的水平以下，而并非彻底消灭有害生物，从而获得最佳的经济效益、生态效益和社会效益。

综上可见，有害生物综合治理必须坚持以下3个原则：①以系统学和生态学为依据。有害生物的综合治理将病虫害看作是生态农业系统的重要组成部分，其目的是以植物与周围生物和非生物环境协调发展为基础，发展高产稳产农业，保持良好的农业生态系统，持续保护环境资源。②协调运用各种防治措施。病虫害的防治不是单一孤立的行为，在充分考虑生态平和稳定的前提下，选择适宜的防治措施。防治措施都有其各自的局限性，没有一种防治措施是万能的，因此有害生物综合治理策略要求各种措施协调运用，取长补短，强调重视使用自然控制因素，所有人为防治措施与自然控制协调使用。③以经济有效为防治目的。有害生物综合治理是管理系统，不要求将有害生物彻底铲除，而是将有害生物的种群数量控制在经济损失允许水平以下。不过分强调预期的防治效果和短期效应，而比较注重长期的累计效应，讲究实效，因地制宜，节约成本，以达到最佳防治效果，取得最大经济效益。

二、有害生物综合治理的原理及措施

病虫害的治理原理包括杜绝、铲除、免疫、保护、治疗等多个方面。杜绝指采用检疫的方式，防止病原物和害虫传入农作物生产区。铲除指利用环境因素、化学药剂、物理措施或生物天敌消灭或减少病原物和害虫的种群数量。免疫指利用环境或寄主本身遗传抗性提高寄主对病虫的抗性。保护指通过物理或化学措施使病虫难以接触到作物。治疗指化学药剂对已经发病或被害虫危害的作物进行修复使之恢复健康。通常，有害生物综合治理措施分为以下6类：植物检疫、农业防治、生物防治、物理防治和化学防治、抗病品种利用。在制定综合治理策略时，应根据流行规律和防治措施的可能性及效果，因时因地制宜。

（一）植物检疫

植物检疫又称法规防治，是一个国家或地方政府颁布法令，设立专门机构，利用立法和行政措施防止或延缓危险性的有害生物人为传入或传出。人为传播的主要载体是被有害生物侵染或污染的种子、苗木、农产品包装材料和运输工具等。其中，种子苗木检疫具有特殊重要性。

植物检疫程序是植物检疫机构的行政执法程序，包括检疫许可、检疫申报、检验和检疫处理等基本环节。

1.检疫许可

检疫许可是指在输入植物或植物产品前，由输入方事先向植物检疫机关提出申请，由检疫机关审查并做出是否批准输入的法定程序。无论国际贸易还是国内贸易，凡涉及植物和植物产品调运的，均必须事先取得检疫许可。未取得检疫许可的，不得调运；取得检疫许可的，输入方必须根据检疫机关检疫要求中规定的限定性有害生物名单申报检疫。

2.检疫申报

检疫申报（又称报检），是有关检疫物进（出）境或过境时由货主或其代理人向植物检疫机关及时声明并申请检疫的法定程序。应报检的物品到达口岸前或到达口岸时，货主或其代理人必须及时办理检疫申报手续。需进行检疫申报的检疫物包括植物、植物产品、植物性包装物、铺垫材料以及来自有害生物疫区的运输工具等。

3.检验

植物检疫机构根据报验的受检材料，进行检疫监管、现场检疫和实验室检测等。检疫监管是检疫机关对进（出）境或调运的植物、植物产品的生产、加工、存放等过程实行监督管理的检疫程序，包括产地检疫、预检、隔离检疫和疫情检测等。现场检验是指检疫人员在机场、车站、码头等现场对货物所做的直观检查，包括现场检查和现场抽样。现场检验的主要方法有X光机检查、检疫犬检查、肉眼检查、过筛检查等。实验室检测是利用实验室仪器设备对样品中有害生物的检查和鉴定。常用的实验室检测方法有比重法、染色法、洗涤法、保湿萌芽法、分离培养与接种法、噬菌体法、血清学法、指示植物接种法等。分子生物学技术和计算机技术的应用使实验室检测更精准和快速。

4.检疫处理和出证

对调运的植物、植物产品和其他检疫物，经现场检验或实验室检测，如发现携带有检疫性有害生物，应区分不同情况对货物采取除害处理、禁止进（出）口、退回或销毁等处理。经检验、检测合格或经除害处理后合格的货物，由检疫机关签发《植物检疫证书》，予以放行。

（二）农业防治

农业防治是从农田生态系统的总体观念出发，通过改进耕作栽培制度，选用抗耐品种，加强栽培管理，运用各种农业调控措施，创造有利于植物生长而不利于病虫害发生的环境条件，从而控制病虫害的发生和发展。农业防治措施通常在明确寄主植物、病原物和环境因子病害三角相互关系的基础上实施。在各种防控技术中，农业防治经济、安全、简单易行且无污染，对一些其他措施难以控制的病虫害往往能有控制效果。但农业防治措施单独使用时见效慢，多作为预防性措施。而病虫害大发生时，必须配合并依靠使用其他防治措施。

1.合理利用抗耐品种

植物对病虫害有一定的抵抗能力，利用植物对病虫害的抗性防治病虫害是最经济、最有效的方法。如地黄品种"北京2号"对地黄轮纹病和斑枯病有较好的抗性，而"金状元"对斑枯病比较敏感，"小黑英"抗孢囊线虫能力较强。生产中，药用植物的抗病虫品种研究工作基础薄弱，优质抗病虫害品种数量极少。中药材种质资源丰富，为优质、优型、优效的抗性品种的培育提供了大量备选材料。病虫害盛发期，在田间选择比较抗病虫害的植物单株留种，可作为优质品种选育的材料来源。

2.培育并使用优质无毒种苗

生产上许多病虫害依靠种子种苗及其他无形繁殖材料携带传播，如丹参种苗须根作为介体可携带传播根结线虫，菊花白锈病由脚芽传播，因此培育和使用无病种苗材料可有效防治该类病虫害的发生。通过无病虫苗圃育苗、精选种苗、种子处理、使用无病繁殖材料等可获得无毒种苗。

3.建立合理的种植制度

改进耕作制度，实行粮食作物、经济作物和药用植物的合理间作套种和轮作，运用地膜覆盖技术等设施栽培技术，改善栽培密度，改变植物生长的环境条件，控制和减少食性或专一寄主的病虫害发生数量。合理的种植制度有地域性，各类作物种类和自然条件不同，种植形式和耕作方式极为复杂，具体措施对病虫害的影响程度不一，需根据当地条件、兼顾丰产和防病虫的需要，结合轮作、间作、套种、少耕免耕等措施，建立合理的种植制度。

（1）仿野生栽培技术

仿野生栽培是指根据药用植物生长特性及其对生态环境的要求，人为创造一定的生长环境，让植物在模拟自然环境条件下繁殖生长，实现其集约化生产与管理。例如，在竹林等林下开展三叶青袋式仿野生栽培模式。采用毛竹林无纺布袋式栽培，充分借助毛竹林下的自然生态环境及天然"遮阴"条件，且三叶青块根不生长在栽培袋里，大大降低了采收难度，减少了除草剂等化学药剂的使用，降低了病虫害的发病率，提高了综合效益。

（2）合理轮作

轮作指在同一田块上有顺序地在季节间和年度间轮换种植不同作物或复种组合的种植方式。轮作植物必须是非寄主。实行合理的轮作制度，病原物因缺乏寄主或者不适合生存而消亡，从而降低病原物的数量，对土传病害防治尤为适合。相反，连作常引起病虫害加重，导致减产和品质下降。药用植物连作障碍问题严重，例如人参栽种5~6年后连作障碍严重，老参地通常需要30年左右的恢复期；丹参连作时，根结线虫危害严重，药材减产，品质下降。轮作遵循的两个基本原则：一是吸收土壤养分不同、根系深浅不同的作物互相轮作。如将深根性的根茎类药用植物与浅根系的全草类、花类进行轮作。苍术进行水旱轮作可减轻根结线虫病、根腐病、白绢病的发生。二是避免同科植物轮作。同科作物常受同种病虫害危害，原则上应尽量避免同科植物轮作。

合理确定轮作年限，有利于病虫害的防治。各种药用植物轮作年限依据植物种类、病害传播规律而定。例如黄芩与禾本科作物轮作3~5年可减轻叶枯病，地黄、菊花枯萎病田轮作年限一般为3~4年，川芎菌核病田轮作1年即可。

轮作并不能完全消除病虫害，只能减轻病虫害的发生。所以，轮作要与其他防治措施，如清除田间病残体，及时翻耕土壤，充分腐熟农家肥等，提高轮作防病效果。

（3）科学间套种

间套种是指两种或多种植物同时栽种在同一块地里。由于其相互影响较大，间套种必须从病虫害防治和植物生长发育多方面进行综合考虑。例如有些植物的植株和根系分泌物或气味可以对某些临近作物的病虫害有抑制或趋避作用，达到防治病虫害的目的。地黄和玉米或芝麻间作，玉米、芝麻高秆阻碍了地黄拟豹纹银蝶成虫产卵活动，危害大大减轻；龙胆草和玉米间作，减轻斑枯病的发生。相反，如果临近作物选择不当，改善了病虫食料条件，有利于病虫转移，则会导致病虫害加重。例如黄芪与大豆套种，豆荚螟危害加剧。

（4）适宜的播种时期和播种方式

药用植物播种期的早晚对病虫害的发生有一定的影响。某些病虫害和药用植物某一个生长发育期关系密切，如设法使植物生长发育阶段错过病虫害大量侵染的危险期，就可以避免或减轻该种病虫害的危害程度，达到防病避虫的目的。例如红花春播易患炭疽病、枯萎病和菌核病，减低产量；如果实行秋播则大大减少病害的发生；荆芥适时早播，苗高25 cm以上，会有一定的抗病能力，减轻或避免茎枯病的发生；黄芪夏播可避免春季苗期害虫的危害。

播种方式不同，也会影响药材的产量、质量和病虫害的发生。如金钱草等药用植物实行直播可以减少根腐病与立枯病的发生，若采用育苗移栽的方式则加重上述病害的发生，降低产量。

栽培方式的不同也与病虫害的发生关系密切。例如板蓝根高畦栽培使软腐病危害减轻，平畦栽培使软腐病危害加重。大部分药用植物有栽培株行距的配置，过密时田间阴湿，通风透光不好，易发生病害；过稀产量下降。

4.加强栽培管理

（1）整地

整地耕地、深翻土地可以减少在土壤中越冬的病虫。土地平整，可以预防田间积水，防止流水传播病害和诱发病害的发生。土地深耕可将地面的病株残体和病虫翻入土中，加速病株残体的分解，减少越冬病虫。

（2）改良土壤

土壤的理化性质、结构、肥力等对病虫害的发生都有一定的影响。例如十字花科药用植物根肿病多发生在偏酸性的土壤中，在偏碱性的土壤中很少发生，氮肥偏多的土壤容易诱发藿香褐纹病。根据病虫害发生的条件，及时改良土壤，可以减轻病虫害的发生。

（3）选好苗床和土壤消毒

最好选未种过药材的地做苗床，选择土壤要肥沃、地势高、便于排灌管理且最好未种过药材的田地做苗床，粪肥要充分腐熟，以防止土壤和粪肥传播的病害。苗床要选在地势高，便于排灌的地方。播种要均匀，不宜过密。播种后覆土忌太厚，不利出苗，并要做好防寒、保温的准备工作。用旧床土或用药地做苗床育苗时，一定要换用无病的新土或进行土壤消毒。土壤消毒的药物可用50%多菌灵1份加50%福美双1份混匀或50%多菌灵7份加58%瑞锰锌3份混匀。苗床管理要特别注意控制苗床温、湿度，预防苗床病害发生。适当蹲苗，提高药材抗病力，还要注意防治地下害虫。作物收获后彻底清除田间病株残体，集中深埋或烧毁，能有效地减少越冬或越夏菌源数量。这一措施对多年生药用植物栽培尤为重要。

（4）科学管理肥水

合理施肥，改良土壤理化性质，调节土壤小气候，增强土壤保水保肥能力；改善作物营养，促进植物健壮生长，增强作物抗病虫害能力。施足底肥，不施用带有病菌的土杂肥，不偏施氮肥增施磷肥、钾肥，提高药用植物的抗病能力。合理施肥就是要因地制宜地科学确定肥料的种类、数量、施肥方法和施肥时期。施肥不当也会加重病虫害，例如在农田施用未经腐熟的有机肥，会招引金龟子、种蝇产卵。灌水不当，田间湿度过高，往往是多种病害发生的重要诱因，排灌结合，避免大水漫灌，提倡滴灌、喷灌和脉冲灌溉。

（5）调节生态环境

调控生态环境主要指调控栽培地的温度、湿度和光照。适宜的种植密度有利于通风透光，可提高药用植物的抗病虫害能力。对温室栽培的药用植物，经常通风换气、降低湿度，以减轻灰霉病、霜霉病等病害的发生。对于一些喜阴植物（如人参、西洋参、三七等）要控制棚内的透光量。冬季温室温度适宜，忌冷热不均。否则会导致各种生理性病害或侵染性病害的发生。

5.保持田园卫生

清洁田园、适度除草并结合修剪是防治病虫害的有效措施之一。生长期，拔除病株与铲除发病中心，施用净肥并及时清洗消毒农事工具等。作物收货后，将病虫害残体和枯枝残叶烧毁或深埋，可消除病虫隐蔽和越冬的场所，大大降低越冬病虫基数和翌年病虫的危害程度。

（三）物理防治

物理防治指利用物理方法清除、抑制、钝化或杀死病原物来控制植物病虫害发生发展的方法。既包括最原始、最简单的徒手捕杀或清除，也包括近代物理学新技术的应用，可算作古老而又年轻的一类防治手段。例如光、热、电、温度、湿度、放射能、声波等防治病虫害的措施其遵循的是在植物病虫害没有达到生态平衡控制时，作为一种有利于天敌和微生物群落保护，而不利于有害生物生存的手段，尽量减轻植物病虫害的危害程度。物理防治法具有3个优点：①它能有效控制害虫；②它能减少环境污染，降低残毒遗留，提高农产品的商品品质和价格，吸引消费者；③它能降低生产成本，增加农民收入。

1.汰除

汰除是根据病种、菌瘿、虫瘿、菌核与健种在质量（重量）和形态上的差异，清除混杂在种子中的病原物。根据不同有害生物的特点，采用筛选、风选或汰除机械等除去有害生物，也可以用清水、盐水、泥水等漂除。例如汰除法能去除线虫虫瘿、腥黑穗病菌菌瘿、菌核病菌菌核等，同时还能清除种子中的秕粒。

2.捕杀法

利用人工或各种简单的器械捕捉或直接消灭病虫害的方法称捕杀法。此方法适合于有假死性、群集性或其他目标明显易于捕捉的害虫。例如多数金龟子、象甲的成虫具有假死性，可在清晨或傍晚将其振落杀死；榆蓝叶甲的幼虫老熟时群集于树皮缝、树疤、树杈下方等处化蛹，此时可人工捕杀；冬季修剪时，可剪去黄刺蛾茧、蓑蛾袋囊、刮除毒蛾卵块等。生长季节也可结合日常管理，人工捏杀卷叶蛾虫苞、摘除虫卵、捕捉天牛成虫等。此法的优点是不污染环境，不伤害天敌，不需要额外投资，便于开展群众性的防治。

3.诱杀法

利用害虫的趋性，人为设置器械或诱惑物来诱杀害虫的方法称为诱杀法。利用此法还可测害虫的发生动态。

（1）灯光诱杀

利用害虫的趋光性，人为设置灯光来诱杀害虫的方法称为灯光诱杀法。目前生产上所用的主要是频振式杀虫灯、太阳能杀虫灯、高压汞灯或黑光灯。此外，还有高压电网灭虫等。杀虫灯诱杀害虫是一项安全、高效、无害、经济的农业害虫防治新技术。运用杀虫灯后，再辅以其他农业防治措施，合理施肥，合理密植，合理灌溉，加强田间管理等，在通常情况下很大程度上能替代病虫的化学防治，有效解决生态农业中害虫的危害问题，大幅度减少化学农药的使用量，保护人们赖以生存的环境，保护人民的身体健康，维护生态平衡和生物多样性。因此，杀虫灯的推广应用是促进农业生产持续发展的重要措施之一。

（2）趋化性诱杀

可利用害虫的趋化性及害虫嗜食的食物对害虫进行诱杀。例如利用半萎蔫的杨树枝诱集黏虫、棉铃虫成虫；用糖酒醋的混合液加适量杀虫剂诱杀多种夜蛾成虫、树皮虫；用马粪诱集蝼蛄；用性诱剂诱杀雄性害虫等。

（3）潜所诱杀

利用害虫在某个时期喜欢某种特殊环境的习性，人为设置类似的环境来诱杀害虫的方法称为潜所诱杀。例如在树干基部绑扎草把或麻布片，可引诱某些蛾类幼虫前来越冬；在苗圃内堆集新鲜杂草，能诱集地老虎幼虫潜伏草下，然后集中消灭。

（4）色板诱杀

利用蚜虫、粉虱、斑潜蝇对黄色的正趋性，在田间设置黄色黏虫板可诱杀大量成虫，其中在温室保护地内使用时效果较好。

（5）植物诱杀

利用害虫对某些植物有特殊的取食、产卵习性，人为种植或采集此种植物诱集捕杀害虫。如在地块周围种植蓖麻，可使金龟子误食后被麻醉，从而集中捕杀。

4.阻隔法

人为设置各种障碍，以切断病虫害的侵害途径，这种方法称为阻隔法，也称为障碍物法。

（1）涂毒环、胶环

对有上树、下树习性的幼虫可在树干上涂毒环或胶环，阻隔触杀幼虫。

（2）挖障碍沟

对不能飞翔只能靠爬行扩散的害虫，可在未受害区周围挖沟，害虫坠入沟中后予以消灭。

（3）设障碍物

有的害虫雌性成虫无翅，只能爬到树上产卵。对这类害虫，可在上树前在树干基部设置障碍物阻止其上树产卵。例如在树干上绑塑料布或在干基周围培土堆，制成光滑的陡面。

（4）土壤覆盖薄膜或盖草

许多叶部病害的病原物是在病残体上越冬的，花木栽培地早春覆盖薄膜或盖草可大幅度地减少叶部病害的发生。地膜或干草不仅对病原物的传播起到了机械阻隔作用，而且覆盖薄膜后土壤温度、湿度提高，可加速病残体的腐烂，减少侵染来源。

（5）纱网阻隔

对于温室等保护地内栽培的植物，可采用40~60目的纱网覆盖，不仅可以隔绝粉虱、蚜虫、叶蝉、粉虱、蓟马等害虫的危害，还能有效地减轻病毒的侵染。土覆盖银灰色薄膜，可使有翅蚜虫远远躲避，从而保护农业植物免受蚜虫的危害，并减少蚜虫传毒的机会。

5.热力处理

热力处理是利用寄主和有害生物耐热能力的差异，采用一定温度处理之材料以杀死有害生物，防止有害生物的侵入。

（1）温汤浸种

用温度适当的热水处理种子和无性繁殖材料，能有效地杀死病原物而不损害植物。通常需通过预备试验选择适宜的温度和处理时间。浸种前先将种子在冷水中预浸数小时，以提高杀菌效果。有时温水浸种结合药剂处理可确保杀菌效果。

（2）蒸汽消毒

现代温室土壤热处理是使用热蒸汽（90~100 ℃），处理时间30 min。例如，蒸汽处理可大幅度降低香石竹镰孢菌枯萎病、菊花枯萎病及地下害虫的发生程度。在发达国家，土壤蒸汽热处理已成为常规方法。利用太阳能热处理土壤也是有效的措施。在7~8月将土壤摊平做垄，垄为南北方向，然后浇水并覆盖塑料薄膜。在覆盖期间要保证有10~15天的晴天，耕层温度可高达60~70 ℃，能杀死土壤中的病原物。温室大棚中的土填也可照此法处理。根结线虫致死温度是55 ℃，夏季休闲时采用覆膜盖土可提高土壤温度从而杀死浅层土的根结线虫数量。近年来，发现石灰氮结合日晒，可大幅度提高对线虫防治效果。

（3）热力治疗

热力处理感染病毒的植株或无性繁殖材料是获得无毒植物的重要方法。可采用热水或热空气处理，以热空气处理效果较好，对植物的伤害较小。种子、接穗、苗木、块茎、块根等各种繁殖材料均可用热力治疗。休眠期的植物繁殖材料可用较高的温度（35~54 ℃）处理。例如将感染马铃薯卷叶病毒的薯块在37 ℃下处理25天，可生产出无病毒感染的植株。

（4）高温愈伤

块根、块茎等收获后采用高温愈伤处理，可促进伤口愈合，以阻止部分病原物或一些腐生菌的侵染与危害。例如甘薯薯块用34~37 ℃处理4天，可有效地防止甘薯黑斑病病菌的侵染。

6. 辐射处理

近几年来，随着物理学的发展，生物物理学也有了相应的发展。因此应用新的物理学成果来防治病虫，也就具有了更加广阔的前景。原子能、超声波、紫外线、激光、高频电流等正在植物病虫害防治中得到应用。

7. 厌氧处理

针对大多数植物病原物好氧的特点，采用一定方法使病原物得不到其生长发育所必需的氧气而死亡。例如石灰水浸防治麦类作物黑穗病，就是利用生石灰在水中吸收空气中的二氧化碳后，产生的碳酸钙在水面形成一层白色薄膜，隔绝空气，窒息种子内外携带的病原物。

（四）生物防治

生物防治是指利用活体生物或生物代谢产物制成的药剂来防治有害生物的技术。该方法有效利用了生物间的相生相克作用，以及生物之间在氧气、水分、营养成分和生态空间等各方面的竞争作用。生物防治是农作物病害综合治理的重要内容之一，属于一种无公害防治技术，具有对人畜无毒、对植物无副作用等优点，尤其适用于土传病害的防治，有益微生物类群在防治病害与提高农产品质量的同时，可有效地保护农业环境，有利于植物病害的可持续控制，是绿色食品生产所需要的。由于"生态农业""有机农业""食品安全"及"环境保护与人类"需要，我国生物防治科学研究发展迅速，目前生物防治已成为水稻、小麦、玉米、棉花、果树、蔬菜等作物病害综合防治中的一项重要技术，但其防治效果易受环境因素影响，且不及化学防治显著和快速。

生物防治制剂又称为生物农药，是直接利用生物产生的活性物质或生物活体作为农药，是生物源产物，非人工合成的，具有杀虫、杀菌或抗病能力的生物性制剂。目前在生物防治中常用的生物防治制剂（简称生防制剂）主要是生物活体、分泌物或代谢产物，少数是基因表达的生物活性成分的加工产品等。生防制剂具有以下优点：①对病虫害特异性强，不杀伤害虫的天敌和有益生物，能保护生态平衡；②对人畜安全低毒、不污染环境、无残留；③原料"来源于自然，用于自然，回归自然"，有利于可持续发展。

目前生产上传统的化学农药使用量大，生物农药用量少，其原因主要是生物农药存在许多不足之处：①药效反应慢、稳定性差，不具备化学农药用量少、见效快、稳定性好的优点。生物体农药本身是生物制剂，它们控制病虫草害通常有一个相互作用的过程，导致见效较慢，在该过程中许多危害可能已经发生；加之生物体农药自身种群的繁殖以及作用效果等亦受到环境气候条件影响，防效不稳定。生防菌在人工培养基上受到多方面影响，多代繁殖后易发生变异，产物活性及产量不稳定。②产品价格较高。由于生物农药开发成本高，与化学农药相比价格较高。国内一些生物农药生产企业存在着规模小、设备差、缺乏资金和技术落后等难题，导致成本偏高。③由于受目前人们消费观念、农产品市场准入制度、农产品残毒检测手段等多方面因素影响，使用化学农药和生物农药生产的农产品在市场上没有明显的价格差异，经济效益不明显。④提倡使用生物农药的意识和技能有待增强。

1.植物病害生物防治的原理及应用

在植物病害体系中，病原菌、寄生植物、环境及生防因子的相互作用，构成了一个复杂的生态系统。植物病害的生物防治原理包括：抗生作用、竞争作用、捕食作用、重寄生作用、交互保护作用和诱导植物抗病性等。

（1）抗生作用

一种微生物产生的抗生物质或有毒代谢物对另一种微生物有直接的抑制作用，使另一微生物群体生长受到抑制，而本身不受影响的现象，称为抗生作用。

由于抗生作用的测定方法简便、现象直观，因此抗生作用是筛选拮抗菌的重要指标。用抗生指数和抗生值来估计土壤拮抗菌对病原微生物作用的能力。抗生指数是在琼脂平板上各个菌系抑制病原微生物的抑菌圈大小；抗生值是指抗生指数和每克土壤中微生物数量的乘积。抗菌谱指每种抗生素具有的杀菌范围。

1）抗生物质的种类：一是抗生素，二是大分子的抗菌蛋白或细胞壁降解酶类（胞外酶等）和嗜铁素等。农用抗生素是指运用于农业生产中病虫草害防治的抗生素，是当前发展最快的生物农药。例如，在我国农用链霉素发展很快，链霉菌产生的武夷菌素、磷氮霉素、白肽霉素、变构霉素等，分子结构多样，广泛用于苗期病害防治，在植物病害生物防治研究历史上发挥着重要作用。

此外，生物防治微生物产生的抗菌蛋白及胞外裂解酶类也起到抗生作用。芽孢杆菌类生防细菌大多数是通过产生抗菌蛋白或者细胞壁裂解酶来抑制病菌的侵染。例如，抗水稻白叶枯病的芽孢杆菌A014、青枯生防菌芽孢杆菌B130等菌株均能产生抗菌蛋白或者抗菌肽。此外，一些生防菌可以产生胞外裂解酶类。例如木霉菌在抗生和菌寄生中可产生几丁质酶、1，3葡聚糖酶、纤维素酶和蛋白酶，可分解植物病原菌的细胞壁，或分泌葡萄糖苷酶等胞外酶来降解病原菌产生的毒素。

2）抗生物质的作用机理：依据抗生物质作用的靶标生物，抗生物质可以直接作用于病原菌和间接作用于寄主。抗生物质的作用机理：阻碍微生物菌体细胞壁的合成；影响菌体细胞膜的通透性；抑制菌体蛋白合成、核酸合成；作用于能量代谢系统；作用于细胞分裂；提高植物的抗病力。

（2）重寄生作用

重寄生作用是指一些病原物被寄生的现象。在真菌的重寄生作用中，寄生的真菌被称为真菌寄生菌或重寄生菌，被寄生的真菌称为寄主真菌。重寄生菌主要有木霉、轮枝菌、淡紫拟青霉等，其中木霉菌被研究应用得最多，形成多种商品制剂。在植物线虫病害的生物防治研究中，捕食性真菌和兼性寄生真菌研究得比较深入，人们利用捕食性真菌节丛孢菌制成R300制剂防治蘑菇床上的噬菌丝茎线虫效果很好，利用淡紫拟青霉制剂防治蔬菜根结线虫病也取得一定防效。

（3）竞争作用

微生物间在生活空间和营养物质的绝对量不足时，两种或多种微生物群体对同一资源的同时需求而发生的争夺现象。拮抗微生物也可以通过快速生长和繁殖来夺取水分、养分，占有空间，消耗氧气等削弱或排除同一生境中的其他微生物。一些细菌、酵母和丝状真菌能通过对资源的竞争抑制灰霉病菌的生长。因此，竞争类型分为营养竞争和空间竞争。

1）营养竞争：土壤中的营养资源包括营养物质、氧气和水。营养物质包括碳、氮及维生素等，决定病菌的生长和侵染，是叶面微生物增殖的限制因素。而病菌也往往存在特殊的侵染位点，因此拮抗菌与病菌的小生境越接近，竞争作用越激烈。例如，荧光假单胞菌通过产生铁的螯合物对铁营养竞争实现对枯萎病菌的抑制作用。

2）空间竞争：有生防作用的菌株可以在植物组织上形成保护层，减少病原菌的侵染机会。例如，荧光假单胞菌株P32处理小麦种子，可以在幼根表面形成一层均匀的保护层，其厚度约10个菌体长度，占据了病原菌的侵染位点，减少了病原菌的侵染机会。

（4）捕食作用

捕食作用是一种微生物直接吞食另一种微生物的现象。例如原生动物细菌的捕食、藻类对细菌的捕食作用，或者真菌捕食线虫、线虫捕食真菌的现象。

（5）交叉保护

交叉保护现象最早发现于植物病毒病害的防治。弱毒株系在植物病毒病害防治上应用比较广泛，在欧洲等地已取得明显的效果。我国从1976年开始，也在进行弱毒株系的诱变、分离和应用方面的研究，并先后制造出了TMVN14、CMVS52等有干扰效果的弱毒株。真菌病害的弱毒菌株防治也有成功案例。在日本，利用分离自健康植物的非致病的尖孢镰刀菌处理甘薯扦插苗，成功地控制了甘薯枯萎病。

（6）诱导抗病性

诱导抗病性即各种胁迫、刺激引发的植物对病原物致病性的抵抗作用。这些诱导因子通过激活植物的天然防御机制，使植物免受病原物危害或减轻危害。生防因子诱导寄主形态和生理发生变化，使之对病原物的侵染表现出抗病反应，因此又常称为诱导抗性。

植物抗病性的诱导因子分为非生物因子和生物因子两类。生物因子包括真菌、细菌、病毒等。细菌诱导因子又被分为病原菌和非病原菌两类。例如，荧光假单胞菌作为诱导因子，可以产生吲哚乙酸、赤霉素等激素，对根部组织的激素平衡、微生物间的相互作用，根的抗病性等都会产生一定的影响，也可诱发植物抗病性。从非病原细菌和真菌获得的多糖，或用从亲缘不相关植物商陆上提取的蛋白类物质处理烟草植株，可提高对烟草花叶病毒（TMV）的抗性，聚丙烯酸、水杨酸和二氯乙磷酸亦常用作对烟草花叶病毒的诱抗剂，蔗糖、可溶性糖可诱导玉米对茎基腐病产生抗性。

（7）其他生物防治机制

与植物共生、促进植物生长、提高抗病性和免疫力的微生物，例如菌根真菌和根瘤菌，是土壤中的有益微生物资源，其防治病害的生物机制包括：促进植物根系对养分特别是难移动的矿物质元素的吸收，以及生物固氮功能；促进植物根系对水分的吸收，改善植物的生理状况，从而增强植物对干旱和其他逆境的耐性；通过改善植物形态和生理状况而增强植物抗病性。例如用根瘤菌防控大豆孢囊线虫病，都取得较好的防治效果。

2.植物虫害生物防治的原理及应用

虫害的生物防治是指利用自然天敌与害虫及其环境间的相互关系，控制虫害在经济损害允许水平以下的科学与技术。目前用于防治虫害的生物类群包括病毒、细菌、真菌、原生动物、软体动物、捕食性动物、寄生性动物、植物和生物的代谢产物等。

（1）寄生性天敌昆虫的应用

在自然界中，农林作物害虫有各自的天敌。植物、害虫和天敌形成了一条食物链，天敌可能还会有它的天敌，构成了多级的食物链。不同的食物链通过共同的食物节点再联系起来，形成了食物网。害虫的天敌有各种各样的类群。其中，有很大部分的种类与害虫同属于昆虫纲，称之为天敌昆虫。天敌昆虫种类繁多，自然控制作用大，是农林作物害虫十分重要的天敌类群。除了天敌昆虫外，害虫的天敌还有病原微生物（如病毒、立克次体、细菌、原生动物、真菌等）、蛛形纲的蜘蛛和捕食螨，以及脊椎动物中的两栖类（如蛙和蟾蜍等）、益鸟（大山雀、大杜鹃、红脚隼、大斑啄木鸟等）、兽类和鱼。

在害虫天敌中，天敌昆虫是最重要的一大类，包含了昆虫纲的膜翅目、双翅目、捻翅目、鞘翅目、鳞翅目、蜻蜓目、半翅目、脉翅目等诸多种类，在害虫生物防治应用中发挥着重要的作用。

根据取食和生活习性，天敌昆虫主要被分为两大类群，即寄生性天敌昆虫和捕食性天敌昆虫。进行研究和应用的寄生性天敌昆虫主要有寄生性的膜翅目（寄生蜂）、寄生性的双翅目（寄生蝇），还有捻翅目的所有种类，以及鞘翅目和鳞翅目一些科中的寄生性种类。

（2）捕食性天敌昆虫的应用

捕食性天敌昆虫是指专门以其他昆虫或动物为食物的昆虫。这类天敌直接蚕食虫体的一部分或全部；或者刺入害虫体内吸食害虫体液使其死亡。通常情况下，一种捕食天敌昆虫在其幼虫和成虫阶段都是肉食性的，独立自由生活，都以同样的寄主为食，如螳螂目的螳螂和鞘翅目瓢虫科的绝大多数种类。当然，也有幼虫和成虫食性不一样的，如多数食蚜蝇幼虫为捕食性，而很少捕食成虫。

捕食性昆虫按其捕食对象的广泛程度可分为多食性、寡食性和单食性类群。多食性类群的捕食范围甚广，捕食对象往往包括不同目的很多昆虫，甚至其他动物。

捕食性天敌昆虫主要有捕食性的鞘翅目（瓢虫、步甲、虎甲等）、捕食性的双翅目（食蚜蝇、斑腹蝇、食虫虻等）、捕食性的膜翅目（泥蜂、肿腿蜂等）、捕食性的半翅目（猎蝽、盲蝽等）、脉翅目（草蛉、粉蛉等）、蜻蜓目等。

（3）昆虫病原细菌的利用

昆虫因细菌侵染而引起的疾病称为细菌病，昆虫病原细菌是指其代谢产物或菌体本身宿主昆虫有致病或致死效应的细菌类群，通常也称为杀虫细菌。虽然不同杀虫细菌类引发昆虫致病的症状不尽相同，但杀虫细菌对害虫的作用方式主要是通过产生特异性的杀虫毒素来破坏害虫组织或者是通过营养体在体内的繁殖，其特点：①不杀伤天敌，对人畜安全，不污染环境；②易于和其他生物学手段相结合来进行虫综合治理，能维持生态平衡；③由于杀虫活性蛋白的多样性，昆虫产生抗性较缓慢或不易产生抗性；④可以通过发酵法生产，具有相对较低的生产成本；⑤可以通过生物技术途径选择或构建优良性能的菌株来满足生产与应用所需等。由于具有以上特点，细菌杀虫剂自问世以来发展较快，全世界已商品化的微生物农药中细菌杀虫剂占其中的90%。

（4）昆虫病原真菌的利用

昆虫病原真菌指在寄主正常生理条件下能直接侵入体内，快速繁殖引起寄主死亡的真菌类群。它们以消耗血液、淋巴液中的养分，分解寄主组织或产生有毒代谢产物而杀死昆虫。

昆虫病原真菌是最早被发现引起昆虫疾病的微生物。由昆虫病原真菌引起的真菌病约占昆虫疾病的60%，因此，昆虫病原真菌是害虫综合治理（IPM）系统中一类十分重要的自然控制因子。昆虫病原真菌分属于真菌界的5个门，即鞭毛菌门、接合菌门、子囊菌门、担子菌门和半知菌门。全世界已知的虫生真菌达100属800多种，其中绝大多数属于半知菌门和接合菌门。半知菌门的杀虫真菌主要集中于丝孢菌纲的丛梗孢目，接合菌门的杀虫真菌主要存在于接合菌纲的虫霉目。

（5）昆虫病毒的利用

昆虫病毒是一类引起昆虫致病和死亡的专性病原微生物，在害虫生物防治中有着广阔的应用前景。昆虫病毒杀虫剂在控制农林害虫方面，与传统化学农药相比，具有许多优点：①能有效防治害虫，对寄主昆虫具有特异的致病性，能杀死害虫而不影响害虫的天敌及其他非靶标生物，有利于保持生物多样性；②对人畜安全，不污染环境，与环境有很好的相容性；③在一定的自然条件下可以造成病毒病的流行，起到长期调节害虫种群数量的作用。因此，在害虫生物防治方面日益受到各国和地区的重视。

但在实际应用中一些野生型的毒株也存在一些缺点，主要是杀虫速度慢和杀虫谱比较狭窄，使昆虫病毒杀虫剂的生产和应用受到一定的限制。随着分子生物学研究的深入和基因工程技术的发展，科学家们正在利用基因工程手段针对病毒杀虫剂的不足对昆虫病毒进行改良，以创造新一代高效、安全的病毒杀虫剂。可以预料，随着科技的进一步发展，将会有越来越多的基因工程病毒杀虫剂用于害虫防治，应用昆虫病毒防治害虫将有着更为广阔的应用前景。

（6）昆虫病原线虫的利用

线虫属于线形动物门线虫纲的生物。线虫种类多，分布广，大部分生活在土壤中。根据线虫的营养方式，分成5种类型：自由生活取食微生物型、捕食型、寄生植物型、寄生脊椎动物型和寄生无脊椎动物型。其中与昆虫有关的线虫也是一个庞大的类群，包括直接寄生昆虫或以昆虫为介体寄生动物的线虫。依据其是否有共生细菌参与侵染过程，还可将昆虫线虫分为昆虫寄生线虫和昆虫病原线虫。

利用昆虫病原线虫防治害虫有以下优点：①线虫的寄生范围广，可以利用线虫防治多种害虫；②成本低，可以大规模生产；③操作简单，用常规喷洒装置即可；④线虫可以主动地寻找寄主，对土栖和隐蔽的钻蛀害虫效果好；⑤线虫体内带有共生菌，具有高的杀虫能力，能在26~48小时内杀死寄主昆虫；⑥线虫对环境安全，可与一些杀虫剂混用。

现在昆虫病原线虫已被广泛应用于防治多种农林及牧草地下害虫和钻蛀性害虫，全球有40多个国家在研制昆虫病原线虫杀虫剂，已经商品化生产的线虫产品系超过百种。

（五）化学防治

化学防治是利用化学农药的毒性来防治植物病虫害，是植物保护中常用的防治方法，也是植物病虫害综合治理中的一项重要措施。化学防治是一把双刃剑，它具有高效、速效、使用方便、经济效益高等优点。同时也带来了环境污染，杀伤天敌、引起人畜中毒及有害生物再猖獗等后果。因此，必须科学、安全、合理地使用化学农药来防治植物病虫害。生态农业允许使用的农药种类：

1.生物源农药

指直接利用生物活体或生物代谢过程中产生的具有生物活性的物质或从生物体中提取的物质作为防治病虫草害的农药。如：灭瘟素、春雷霉素、多抗霉素（多氧霉素）、井冈霉素、农抗120、阳霉素、华光霉素、绿僵菌、鲁保1号、苏云金杆菌、乳状芽孢杆菌、5406、菜丰宁B1、昆虫病原线、微孢子虫、核多角体病毒、颗粒体病毒、昆虫信息素（或昆虫外激素）、活体制剂如寄生性、捕食性的天敌动物、除虫菊素、鱼藤酮、烟碱、植物油乳剂、大蒜素、印楝素、苦楝素、川楝素、芝麻素等。

2.矿物源农药

有效成分起源于矿物的无机化合物和石油类农药：如硫黄悬乳剂、可湿性硫、石硫合剂、硫酸铜、王铜、氢氧化铜、波尔多液、矿物油乳剂。

生态种植从植物–病虫草整个生态系统出发，综合运用各种防治措施，创造不利于病虫害孳生和有利于其各类天敌繁衍的环境条件，保持农业生态系统的平衡和生物多样化，减少各类病虫害所造成的损失。优先采用农业措施，通过抗病虫害品种，非化学药剂的种子处理、培育壮苗、加强栽培管理、中耕除草、清洁田园、轮作倒茬、间作套作等一系列措施，结合物理防治和生物防治起到防治病虫的作用。

特殊情况下，必须使用化学防治时，应遵守以下原则：

（1）允许使用植物源杀虫剂、杀菌剂、驱避剂和增效剂，如除虫菊素、鱼藤根、烟草水、大蒜素、印楝素、苦楝素、川楝素、芝麻素等；

（2）允许释放寄生性、捕食性的天敌动物，如赤眼蜂、瓢虫捕食螨、各类天敌蜘蛛及昆虫病原线虫等；

（3）允许在害虫捕捉器中使用昆虫外激素，如性信息素或其他动植物源引诱剂；

（4）允许使用矿物源农药中硫制剂、铜制剂；

（5）允许有限度地使用活体微生物农药，如真菌制剂、细菌制剂、病毒制剂、放线菌、拮抗菌剂、昆虫病原线虫、原虫等；

（6）允许有限度地使用农用抗生素，如春雷霉素、多抗素（多氧霉素）、井冈霉素、农抗120等防治真菌病害，浏阳霉素防治螨类；

（7）严格禁止使用剧毒、高毒、高残留或者具有三致（致癌、致畸、致突变）作用的农药；

（8）严格控制各种遗传工程微生物制剂（genetical engineered microorganisms, GEM）的使用。

第二节　中药农业杂草的综合防控

杂草防治是将杂草对人类生产和经济活动的有害性减低到人们能够承受的范围之内。杂草的防治不是消灭杂草，而是在一定的范围内控制杂草。

一、杂草防治的常用方法

杂草防治的方法有很多种。纵观农业生产中的治草历史，大致可以分为物理防治、农业治草、化学防治、生物防治、生态治草、杂草检疫等。随着现代生物工程技术的诞生和发展，控制杂草的新途径、新方法不断形成和应用，对现代化农业产生革命性影响。

（一）物理性除草

物理性防治是指用物理性措施或物理性作用力，如机械、人工等，导致杂草个体或器官受伤受抑或致死的杂草防除方法。它可根据草情、苗情、气候、土壤和人类生产、经济活动的特点等条件，运用机械、人力、火焰、电力等手段，因地制宜适时防治杂草。物理性防治对栽培植物、环境等安全、无污染，同时，还兼有松土、保墒、培土、追肥等有益作用。

1.人工除草

人工除草是通过人工拔除、刈割等措施来有效治理杂草的方法。也是一种最原始、最简便的除草方法。人工除草经历了手工拔草和用脚踩草抑草，用石头或棍棒击草，用锄、犁、耙等耕翻除草的发展过程。

人工除草效果的好坏与杂草的数量、种类、生长特性及土壤条件有关。人工除草具有费工、费时、除草效率低的缺点，但是在不发达地区或者发达地区的某些特定农作物上仍然是主要的除草手段。人工除草在中药材种植管理中的应用也极为广泛。如浙江丽水地区种植的三叶青为避免伤害其根系，影响块根产量，通常以人工除草为主。通常情况下，在三叶青定植后需定期进行人工除草松土，为三叶青幼苗提供一个疏松、通风的生长环境。每年需中耕除草3~4次，幼龄期每年5~11月人工除草2~3次，1年后每年人工除草1次，中耕培土和除草以不伤根、不压苗为原则。林地杂草做到有草必除，采用手工拔除，忌用锄头。

2.机械除草

机械除草是在栽培植物生长的适宜阶段，根据杂草发生和危害的情况，运用机械驱动的除草机械进行除草的方法。除草机械包括直接用于治理杂草的中耕除草机、除草施药机和主要用于耕翻、兼有除草效果的耕翻机械，如电耕犁、机耕犁、旋耕机等。

机械除草显著提高了除草劳动效率，具有用工少、工效高、防效尚好、成本低、不污染环境等优点。机械除草主要分为耕地式和刈割式。耕地式除草效率高、除草干净，但也有很多缺点：一是除草时易留死角，例如树干周围的杂草、营寄生的植物就无法除掉；二是耕地式除草会翻动土壤，难免耕断树木的地表根系，影响树木发育。刈割式不翻动土壤，所以不会影响树木地表根系；缺点是不能除去草根，所以草的二次生长很快，一个生长周期内操作次数较多。另外，机械除草还存在以下缺点，如由于机械碾压土地造成的土壤板结，易影响目标栽培植物根系的生长发育，对种植和行距规格及操作驾驶技术要求严格，株间杂草难以翻除等。因此，机械除草多用于大型农场或粗犷生产的农区大面积田块中。但目前栽培植物行间机械除草技术研究已日趋成熟，行间除草技术和装备已经研发出来，瓶颈之处在于栽培植物识别与定位技术的限制。随着传感技术和计算机技术的逐渐成熟，行间机械除草自动化得到了较快的发展，其中，基于机器视觉和GPS导航的株间除草技术研究最热。

3.其他除草

（1）火力除草

即根据火焰或火烧产生的高温使杂草被灼烧致死的一种除草方法。在撂荒耕作地、矿山、铁路的空旷地带、草原和林地更新中，往往用放火烧荒或用火焰喷射器发射火焰的办法清除地表杂草，以利耕作、种植或其他生产、经济活动。火力除草在火烧过程中产生的蒸汽可杀灭土层中的杂草种子及当年生和多年生杂草的营养体，有效降低生长季节中杂草对栽培植物的竞争性。但火力除草方法消耗了大量有机物，不利于提高土壤肥力、改善土壤结构，也不符合持续高效农业的要求。同时，烧荒产生的强烈热浪易引起周边其他种植植物受伤，甚至枯死，抑或引发火灾等。因此，火力除草只能在特定情况下使用。

（2）电力和微波除草

即通过瞬时高压（或强电流）及微波辐射等破坏杂草组织、细胞结构而杀灭杂草的方法。其中，电力除草主要利用杂草和栽培植物的位差，只适用于矮秆栽培植物中高于栽培植物的杂草植株，不能达到治理全部田间杂草的目的；且电力除草器结构复杂，价格昂贵，输出功率大，费电耗能源，对操作者素质和安全操作的要求较高，应用中存在一定的难度。目前只在甜菜、大豆、棉花等少数农作物上应用成功，尚未见有中药材种植上的应用和推广。微波除草则是利用电磁辐射使植物体内分子震动生热，使其遭受损伤或死亡，达到除草的目的。微波首先适用于处理堆肥、厩肥、园艺土壤、试验用土壤等，以杀死其中的杂草种子等生物因子。

（3）覆盖除草

即利用栽培植物秸秆、绿植、煤渣、碎石、树皮、腐熟有机肥以及薄膜覆盖等方式控抑或杀灭杂草。在各种物理除草方法中覆盖除草是较为成功的方法。其中薄膜覆盖抑草主要是利用常规无色薄膜覆盖保湿、增温或药膜（含除草剂）、双降解药（色）膜覆盖抑制或杀灭杂草。覆盖除草法能够有效去除杂草，并且具有保水保肥、减少病虫害、提高土壤温度、培育壮苗等作用。

（二）农业防治

农业防治是指利用农田耕作、栽培技术和田间管理措施等控制和减少农田土壤中杂草种子基数，抑制杂草的成苗和生长，减轻草害，降低栽培植物的产量和质量损失的杂草防治策略。农业防治对栽培植物和环境安全，不会造成任何污染，联合作业时，成本低、易掌握、可操作性强，但难以从根本上削弱杂草的侵害。

1.预防措施

防止杂草种子入侵种植系统是最现实和最经济有效的预防措施。杂草种子主要通过人为因素和自然因素两个方面侵入种植系统。人为因素包括伴随栽培植物种子播种入田、未腐熟有机肥施用、秸秆还田及已被杂草种子污染了的水源灌溉等方面。自然因素包括成熟的杂草种子在田间的脱落，以及由于风、雨、水等作用的传播等方面。因此，要防止杂草种子入侵种植系统必须做到以下几点：①精选栽培植物种子，提高栽培植物种子纯度；②减少秸秆直接还田；③施用腐熟的有机肥；④清理田边、地头杂草。

2.除草抑草措施

根据栽培植物种类、栽培方式、杂草群落的组成结构、变化特征以及土壤、气候条件和种植制度等的差异综合考虑，配套合理使用不同的农业措施如土地耕耙、镇压或覆盖、栽培植物轮作、水渠管理等抑制或防治除草。常见的农业除草抑草措施包括耕作治草、覆盖治草、轮作治草、间套作控草等。

（1）耕作治草

即借助土壤耕作的各种措施，在不同时期，不同程度上消灭杂草幼芽、植株或切断多年生杂草的营养繁殖器官，进而有效治理杂草的一项农业措施。根据耕翻频次可分为间歇耕法（立足于免耕，隔几年进行一次深耕）、持续免耕、年年耕翻等类型；根据耕翻时间可分为春耕、伏耕和秋耕；根据耕翻深度可分为深耕、中耕和浅耕等类型。

（2）覆盖治草

即在栽培植物田间利用有生命的植物（如栽培植物群体、其他种植的植物等）或无生命的物体（如秸秆、稻壳、泥土或腐熟有机肥、水层、色膜等）在一定的时间内遮盖一定的地表或空间，阻挡杂草的萌发和生长的方法，是简便、易行、高效的除草方法。

（3）轮作治草

利用不同栽培植物间交替或轮番种植的方式防止或减少伴生性杂草，尤其是寄生性杂草的危害。可以分为水旱轮作和旱作轮作两种方式。水旱轮作通过改变土壤水分、理化性状等改变杂草的适生条件，达到防治杂草的效果，其功效与轮作对象、种植方式、水分运筹和轮作周期的长短关系极大。旱作轮作主要通过改变栽培植物与杂草间的作用关系或人为打破杂草传播生长、繁殖危害的连续环节，达到控制杂草的目的。

（4）间套作控草

即依据不同植物或栽培植物间的生长发育特性，有效占据土壤空间，形成栽培植物群体优势达到抑草目的，或是利用植（作）物间互补的优势，提高对杂草的竞争能力，或利用植物间的化感作用，抑制杂草的生长发育，达到治草的目的。

（三）生态防治

生态防治是指在充分研究认识杂草的生物学特性、杂草群落的组成和动态以及"栽培植物—杂草"生态系统特性与作用的基础上，利用生物的、耕作的、栽培的技术或措施等限制杂草的发生、生长和危害，维护和促进栽培植物生长和高产，而对环境安全无害的杂草防治的实践。通过各种措施的灵活运用，创造一个适于栽培植物生长、有效控制杂草的最佳环境，保障农业生产（包括中药农业生产）和各项经济活动顺利进行。主要包括以下几个措施：

1. 化感作用治草

即利用某些植物及其产生的有毒分泌物质有效抑制或防治杂草的方法。主要方法有两种：一是利用化感植物间合理间（套）轮作或配置，趋利避害，直接利用栽培植物或秸秆分泌、淋溶化感（克生）物质（allelochemical）抑制杂草；二是利用化感物质人工模拟全天然除草剂治理杂草。

2. 以草治草

即在栽培植物种植前或在栽培植物田间混种、间（套）种可以利用的草本植物（替代植物）；改裸地栽培为草地栽培或被地栽培（在有植被分布的农田种植某种栽培植物的方式），确保在栽培植物生长的前期到中期田间不出现大片空白裸地，或被杂草所侵占，大大提高单位面积上可利用植物的聚集度和太阳能的利用率，减轻杂草的危害；以及用价值较大的植物替代被有害杂草侵占的生境。

3. 利用栽培植物竞争性治草

选用优良品种，早播早管，培育壮苗，促进早发，早建栽培植物群体，提高栽培植物的个体和群体竞争能力，使栽培植物能够充分利用光、水、肥、空气和土壤空间，减少或削弱杂草对相关资源的竞争和利用，达到控制或抑制杂草生长的目的。种植替代植物的关键，既要控草，又要防止替代植物群体过大影响栽培植物的产量。因此，在实际运用过程中，必须根据不同的土壤、气候、种植制度和习惯及当地栽培管理模式特点合理选配种植，并在试验成功的基础上推广应用。通常情况下，利用替代植物不能完全控制杂草，需要综合选用其他方法。

4. 以水控草

即在一定的持续时间内，通过建立一定深度的水层，一方面使正在萌发或已经萌发和生长的杂草幼苗窒息而死，另一方面抑制杂草种子的萌发或迫使杂草种子休眠，或使其吸胀腐烂死亡，从而减少土壤中杂草种子库的有效数量，减少杂草的萌发和生长，减轻杂草对栽培植物生产的干扰和竞争。

杂草的生态防治涉及范围、内容较广，从某种意义上讲，物理性措施、农业措施、生物方法、杂草检疫等都能改变杂草的生长环境或改变杂草繁殖体（种子或营养器官）在土壤中的分布格局、生长和危害，其中都有属于杂草的生态治理范畴的内容。

另外，杂草的生态治理不是也不可能根除（治）杂草，它只能在一定程度上控制或抑制杂草的萌发和生长，减轻杂草对栽培植物生长的干扰和危害，或是促进栽培植物的生长，增强栽培植物对杂草竞争温、光、水、肥、空气和土壤空间的能力，进而阻止杂草萌发或削弱杂草对栽培植物的胁迫，保护环境。

（四）化学除草

化学除草是应用化学药物（除草剂等）代替人力或机械控制杂草，它是现代化农业的主要标志之一。除草剂从早期以无机物除草为主（1860~1944年），发展到有机化阶段（1945年~20世纪70年代中期），再到今天的超高效发展阶段，在现代农业除草中发挥巨大的作用。

除草剂品种繁多，剂型多样，包括可湿性粉剂、颗粒剂、水剂、可溶性粉剂、乳油、悬浮剂、浓乳剂、熏蒸剂、片剂、水分散粒剂、悬浮乳剂等。为更好地进行合理有效的应用，可根据其特性进行适当分类。如根据施用时间分为苗前处理剂、苗后处理剂、苗前兼苗后处理剂；根据对杂草和栽培植物的选择性分为选择性除草剂和非选择性除草剂或灭生性除草剂；根据对不同类型杂草的活性分为禾本科杂草除草剂、莎草科杂草除草剂、阔叶杂草除草剂和广谱除草剂；根据在植物体内的传导方式分为内吸性传导型除草剂和触杀性除草剂；根据不同作用方式分为光合作用抑制剂、呼吸作用抑制剂、氨基酸抑制剂等；根据化学结构分为苯氧羧酸类、苯甲酸类、芳氧苯氧基丙酸类、环己烯酮类、酰胺类、取代脲类、磺酰脲类、三氮苯类、氨基甲酸酯类、硫代氨基甲酸酯类、二苯醚类、二硝基苯胺类、联吡啶类等。

除草剂对杂草防除效果是其自身的毒力和环境条件综合作用的结果，受除草剂剂型和加工质量、环境因素（如栽培植物种类和生长状况、杂草种类及其敏感性、土壤微生物、土壤条件、气候因子等）、施药技术（施药剂量、时间、质量等）等影响。

由于除草剂具有节省劳力、除草及时、经济效益高等优点，在相当长时间内它仍将是一项无法替代的重要除草措施。但大量施用除草剂导致的高污染也造成了人与自然的不和谐，不利于实现农业的可持续发展，如除草剂的不当使用可能导致植物生长异常，甚至死亡；污染环境，威胁人畜安全；使得田间杂草群落演替加快，杂草治理难度增大等。在除草剂的使用中，必须正视其可能带来的负面影响，了解其在环境中的归趋，采取适当手段防止或降低其对环境的影响。

值得注意的是，生态农业的核心是遵循生态学原理，即禁止使用化肥、农药、植物生长调节剂等各类化学合成的投入品，也禁止采用基因产品及其产物，因此化学除草方法在中药生态农业中需谨慎或禁止使用。

（五）生物防治

生物防治是利用不利于杂草生长的生物天敌，像某些昆虫、病原真菌、细菌、病毒、线虫、食草动物或其他高等植物来控制杂草的发生、生长蔓延和防治杂草的方法。生物防治杂草的目的是通过干扰或破坏杂草的生长发育、形态建成、繁殖与传播，使杂草的种群数量和分布控制在经济阈值允许范围或人类的生产、经营活动不受其太大影响的水平之下。比化学除草具有不污染环境、不产生药害、经济效益高等优点；比农业防治和物理防治更简便。

在杂草生物防治作用物的搜集和有效天敌的筛选过程中，必须坚持"安全、有效、高致病力"的标准。同时，应该注意到生物防治存在的一大缺点是天敌一旦释放，人们难以控制其扩散，具有潜在的生态风险。在引进和投放过程中需严格按照有关程序执行，特别需要做的是寄主专一性和安全性测试，评估其潜在风险。

生物防治可分为经典生物防治和现代生物除草剂防治两种。经典生物防治是利用专性植食性动物、病原微生物，在自然状态下，通过生态学途径，将杂草种群控制在经济、生态与美学方面可以接受的水平；具有防治成本低、受益高的特点。生物除草剂（biohericide）是指在人为控制条件下，选用能杀灭杂草的天敌，进行人工培养繁殖后获得大剂量生物制剂，具有两个显著特点：一是经过人工大批量生产而获得大量生物接种体。二是淹没式应用，以达到迅速感染，并在较短时间里杀灭杂草。生物除草剂在产品形式和应用技术上与化学除草剂类似，区别于通常意义上的淹没式释放。例如，在中药农业生产中，陈发军等研究报道了生物除草剂竹醋液对防除延胡索种植地田间杂草具有较好的效果，存在起效快、毒副作用小的优点，可以替代化学除草剂草铵膦使用。

（六）生物工程技术方法

生物工程也叫生物技术，指以现代生命科学为基础，结合其他基础学科如生物化学、分子生物学、微生物学、遗传学等学科的科学原理，采用先进的工程技术手段，按照预先的设计改造生物体或加工生物原料，为人类生产出所需产品或达到某种目的的一门新兴的综合科学技术。根据操作对象及操作技术不同，生物工程包括基因工程、细胞工程、酶工程、发酵工程、蛋白质工程等。如可以利用生物技术开展栽培植物抗（耐）除草剂品种、植物生化化感品种的选育工作，通过提高栽培植物自身抗性基因控制或抑制杂草。

二、杂草的综合防治

杂草防治的常用方法很多，但是任何单一的方法都不可能完全有效地控制杂草，应将多种杂草治理方法结合起来。只有坚持"预防为主，综合治理"的生态防治方针才能真正积极、安全、有效地控制杂草，保障农业生产（包括中药农业生产）和人类经济活动的顺利进行。

（一）综合防治的原理与策略

杂草的综合防治是在对杂草的生物学、种群生态学、杂草发生与危害规律、杂草—栽培植物生态系统、环境与生物因子间相互作用关系等方面进行全面、充分认识的基础上，因地制宜地运用物理、化学、生物、生态学的手段和方法，有机地组合成防治的综合体系，将危害性杂草有效地控制在生态经济阈值水平之下，保障农业生产（包括中药农业生产），促进经济繁荣。

杂草的综合治理是一个草害的管理系统，它允许杂草在一定密度和生物量之下生长，并不是铲草除根，其原则是利用有益的，控制有害的。在该系统中，各种防治措施是协调使用、合理安排，有目的、有步骤地对系统进行调节，削弱杂草群体，增强栽培植物群体，充分发挥各种措施的优势，形成一个以栽培植物为中心，以生态治草为基础，以人为直接干预为辅助，多项措施相互配合和补充，且与持续农业相适应相统一，高效、低耗的杂草防除体系，把杂草防除提高到一个崭新的水平。

（二）综合防治的基本原则与目标

1.综合防治的前提条件

（1）调查主要杂草的分布、发生和种类与动态规律，明确优势种、恶性杂草的生物学、生态学特性、杂草的危害程度和治理的经济阈值；

（2）摸清本地区传统的防治习惯、措施，现行杂草防治的技术、经济条件以及进一步提高杂草综合防治水平的条件；

（3）在确定主要栽培植物优质、低耗、高产的持续农业种植制度和栽培技术体系基础上，找出有利于控制杂草的措施环节，加以强化并与杂草防除体系相衔接；

（4）进行各项防治措施的可行性分析和综合效益评估，制定适合本地区技术、经济、自然条件和生产者文化习俗的杂草综合治理体系，并在实践中检验，逐步优化和完善。

2.综合防治的基本原则

在杂草综合防治的过程中，应确立几项基础原则：

（1）在栽培植物生长前期，将杂草有效治理好，在栽培植物—杂草系统中，明确杂草竞争的临界持续期和最低允许杂草密度或生物量。

（2）创造一个不利杂草发生和生长的田间生态环境。明确栽培措施是否与杂草防除相协调，是否与高产栽培相适应。

（3）积极开展化学除草。化学除草是综合防治措施中的重要环节，可以为栽培植物的前期生长排除杂草的干扰和威胁，促进栽培植物早发，早建群体优势，抑制中后期杂草的生长和危害。

杂草的综合治理包括对象的综合、措施的综合和安排上的综合。不同的防治对象杂草在不同的时期、不同的栽培植物田间和不同的耕作、栽培措施影响下，其生物学、生态学特性不同。不同的防治措施在不同的栽培植物和栽培植物生长的不同时期的作用和效果不同。不同的地区、不同的经济水平、不同的除草习惯，对杂草综合治理的认同程度、协调应用效果以及产生的社会、经济效益亦不同。

（三）综合防治的主要环节

田间杂草防治的关键在于增强栽培植物群体生长势，减少杂草的发生量，削弱杂草群体的生长势。

1.增强栽培植物群体生长势

（1）适期栽培或种植植物

通过覆盖、耕翻等方法防治或延缓杂草的生育进程，诱杀除草可以适当降低生长季节内有效杂草的基数，育苗移栽和适期播种能使栽培植物早建覆盖层。当杂草大量萌发时，栽培植物已形成较好的群体优势，大大增强了与杂草竞争的能力，同时也为诱杀杂草提供了农时上的保证。

（2）增加覆盖强度

合理密植；选择生长快、群体遮阳能力强的栽培品种，如高秆药用植物、豆科药用植物等，以尽快形成群体优势；合理施用肥水，防治病虫害，加强田管，促进栽培植物生长；改善田间基本条件，合理茬口布局和种植方式，确保栽培植物更好地生长。

2.减少萌发层杂草繁殖器官有效储量

（1）截流断源

加强植物检疫，防止外源性恶性杂草或其子实随栽培植物种子、苗木引进或调运传播扩散、侵染当地药田；精选种子，汰除栽培植物种子中混杂的杂草种子；清理水源，严防田边、地埂、沟渠或隙地上的杂草子实再侵染；抑草，在农田生态系统的大环境下，在内沟边、路边、田边等处种植匍匐性多年生植物，以抑制杂草；腐熟有机肥，通过堆制或沤制，产生高温或缺氧环境，杀死绝大部分杂草种子。

（2）诱杀杂草

①提早整地。诱使土表草籽萌发，播种前耕耙杀除或化除。②开展水分管理。③使用生长调节剂。在杂草生长后期喷施生长调节剂，防止种子休眠，刺激发芽，使其自然死亡或便于药剂杀除。④无色薄膜覆盖，增加土温，使杂草集中迅速出苗，可通过窒息、高温杀死，或使用除草剂一次杀灭。⑤中耕，打破杂草种子休眠，促进萌发，破坏或切断多年生杂草繁殖体，抑制杂草生长。

（3）轮作

合理轮作创造一个适宜栽培植物生长而不利于杂草生存延续的生境，削弱杂草群体生长势，增强栽培植物群体竞争能力。

（4）深翻

合理深翻能减少萌发层杂草繁殖器官有效储量，增加杂草出苗深度，延缓杂草出苗期，削弱杂草群体生长势，利于栽培植物生长。

3.减少杂草群体密度

减少萌发层杂草繁殖器官有效储量则杂草密度下降。郁闭的栽培植物群体通过系统的自组织作用也能减少杂草发生。

（1）覆盖治草

通过遮光或窒息减少杂草萌发，并抑制其生长，能延长杂草种子解除休眠的时间，推迟杂草发生期，从而削弱杂草群体生长势。覆盖的方式包括栽培植物群体自身覆盖、替代植物覆盖（此两种形式还兼有与杂草的竞争效应，属系统自组织作用）、栽培植物秸秆覆盖、有色薄膜、纸（用于苗床或秧田）覆盖以及基本不含有活力草籽的有机肥、河泥、蒙头土、水层覆盖等。

（2）以草抑草

栽培植物田间种、套作或轮作匍匐性多年生植物，如三叶草（oxalis rubra）、苜蓿（medicago denticulata）、蚕豆（vicia faba）等，通过系统的自组织作用抑制杂草。

（3）人工除草

包括中耕除草、制草和拔大草等。

（4）机械除草

包括机械中耕除草、耙、耢、耱、深松、施耕等形式。

（5）生物防治

属生态系统的自组织作用，包括以虫治草、以菌治草、大动物治草、稻田养鱼治草和植物治草等。

（6）物理除草

包括火烧、电击和微波除草等。

上述防治体系的介绍仅试图说明杂草综合治理各项措施和环节间的关系及其防治原理，在制定切实可行的防治体系时，尚需因地制宜，并与当地的栽培体系相衔接。制定可行的防治体系需对各项防治措施进行调查、试验、示范和论证筛选，采用除草效果好、效益高的关键措施。同时，还应注意措施的简化和灵活掌握。

（四）中药农业生产中杂草综合防治的生态经济原则

与大部分农作物的侧重点不同，中药材更注重品质，其次才是产量。中药材通常是"顺境出产量，逆境出品质"，适当的杂草竞争有利于其品质的提高。因此，中药生态农业对待杂草的态度是充分利用其有益作用，通过适度采用生态种植技术，将药用植物草害控制在安全线以内，对于可能会对药用植物的生长、品质及产量造成威胁的杂草采用非化学的方法进行控制。容忍密度低于经济阈值的杂草，而不是彻底清除所有的杂草，从而实现中药材的种植既不破坏生态平衡，又能保障优良的品质和较高的产量。中药材生态农业的总体思路是"不向农田抢地，不与草虫为敌，不惧山高林暗，不负山水常绿"。因此，在采取综合防治措施时应注意以下几点生态经济原则：

1.理想的除草措施应在杂草的生态危害临界期或杀除关键期进行。

2.做除草决策时，要以药用植物生长总体最优为原则，既不任草滋长，也不能见草就除。

3.轮作、种植方式、栽培管理及植物保护措施能极大地改变杂草–药用植物间的干扰平衡，应积极利用这些因素，提高药用植物的相对干扰力，使干扰平衡向利于药用植物的方向移动。

4.杂草和药用植物间的竞争作用只发生在农田水、肥、光等生长因素不足的时候，丰富农田限制生长因素的水平，可减轻竞争作用，杀除不是消除杂草竞争危害的唯一途径。

5.杂草是组成田间生态系统食物链的重要环节，除草实际上应尽量保护益草，杀除害草。

6.药田杂草防治应首先做好预防措施，如建立杂草检疫制度；清除田地边、路旁杂草；施用腐熟的有机肥，清选种子等，是杜绝杂草种子进入田间的有效方法。

7.药田杂草防治应优先采用农业技术措施，如建立科学合理的轮作制度及土壤耕作制度，根据杂草及药用植物生长情况掌握好灭草时机，适时中耕除草；也可利用覆盖、遮光、窒息等原理除草。

8.当杂草感染度达到临界期，即杂草发生密度足以抑制药用植物生长发育，影响收割或造成减产、低质时，可有条件使用植物和动物来源、矿物来源、微生物来源及一些无机化合物和诱捕器等物理方式。

第五章
农药残留的检测

第一节　中药材农残检测样品的制备

一、样品采集

在农药残留分析中，为了获得正确、有效的分析结果，取样是非常重要的环节。在农药残留分析的所有过程中，除了取样，其余所有过程都可以通过质量保证和质量控制得以最大限度地减少结果的误差。只有取样最难受到质量控制的评价和检查。因此，对取样的正确理解和采用正确的取样方法，是保证农药残留分析结果准确、有效的关键。

样品是指统计学意义上代表群体的一个部分。因此取样须遵照以下原则：①采集的样品必须具有代表性；②采样方法必须与分析目的保持一致；③采样量应满足农药残留测定的精度要求；④取样和样品储存过程中尽可能防止和避免欲测定组分发生化学变化或者丢失；⑤要防止和避免样品受到污染，尽可能减少无关化合物引入样品；⑥样品的采取过程应保持前后的一致性。

（一）田间试验样品的采集

根据试验目的和样品种类实际情况确定采样方法，通常有随机法、对角线法、五点法、Z形法、S形法、棋盘法、交叉法等。避免在地头或边沿采样（留 0.5 m 边缘），按规定采集所需药用部分，注意尽可能符合中药材采收实际要求。先采对照区样品，再按剂量从小到大的顺序采集其他小区样品。每个小区采集一份代表性样品。

中药材入药部位包括根、茎、叶、花、果实和种子，采集时要注意采集整个药用部位，多点采集不少于0.5 kg（干）或1 kg（鲜）。样品的采集部位对于农药残留分析的结果影响很大，对于同一种产品，由于不同的采样部位或处理方式，会导致农药残留量在与最大残留限量比较时造成混乱，所以采集农药残留分析样品时，必须注意做到采集部位的一致性并严格遵守相应样品的采集要求。

实验样品必须放于干净、惰性的容器中，以确保样品不被污染、损坏或渗漏。容器应该密封，贴上标签并且附上取样记录。样品应当尽快送至实验室。为了避免样品在运送过程中腐坏，须对新鲜样品进行低温贮藏。

（二）商品取样

很多情况下，用于中药材农药残留分析的样品直接取自药店或中药材市场。这类取样有两种：

1.监测调查取样

其目的是了解农药残留在中药材中的发生概率、分布趋势和存在水平，或者对进出口中药材的农药残留进行抽检，所以监测取样必须是完全随机的。取样数和取样点的选择根据其所代表的生产量，不带任何倾向，样品采集点尽可能接近消费实际。这类取样如果是生产流水线的动态样品，可按一定的时间间隔或数量间隔抽取分样，残留分布不均匀的样品，应适当增加分样数。

2.执法取样

其目的是强制性检查取样对象中的农药残留量水平是否符合或超过农药最大残留限量。这类取样是根据对事先用药历史的了解、农药残留分析的过去超标情况和预期农药残留问题较突出的可能地区或可能农产品而制定的。这类取样计划是非统计学的，不代表全面的农药残留情况，样品采集尽可能接近生产点，以便于截留超标产品。

二、样品预处理

在样品分析之前或样品储存之前，往往要对采集的样品进行缩分和预处理，制备实验室检测样品及备份，以满足进一步处理和分析的需要。样品预处理中需要遵循的原则：在样品的预处理过程中避免样品表面残留农药的损失；遇光降解的农药，要避免暴露；样品中黏附的土壤等杂物可用软刷子刷掉或干布擦掉，同时要避免交叉污染。根据样品个体的不同，采用合适的方法进行缩分，将送达的实验室样品预处理成检测样品。

（一）粉状物的预处理

粉状物首先在包装袋内混合，然后用四分法取样。即将样品堆积成圆锥形，从顶部向下将锥体等分为四份，去除某对角两部分，剩余部分再次混匀成圆锥形，再等分，去除对角部分，剩余部分再混合，如此重复直至剩余合适样品量为止。再将样品粉碎、过40目筛（筛孔直径0.40 mm）或匀浆，最后取250~500 g检测样品。

（二）个体较小样品的预处理

对个体较小的样品，用四分法将田间样品缩分成实际需要的实验室样品，方便处理的样品可先粉碎、过筛，最后取250~500 g检测样品。

（三）个体较大样品的预处理

个体较大的样品，由于体积较大，不能采用或没有合适试验设备进行处理，就要采用人工切碎。此时就要注意，农药残留并不是均匀分布在样品中，尤其是在切碎大样品制备检测样品时更要注意农药残留分布的不均匀性。在处理时，必须保证检测样品的代表性。最终取300~500 g检测样品。

（四）液体样品的预处理

对液体样品，充分混合，过滤去除漂浮物、沉淀物和泥土。在分析过程中，如果存在固体成分，会导致乳化现象，因此应过滤去除固体粒子，去除部分可单独进行分析。在过滤时应该注意在存放期间，固体粒子会沉淀，所以应该先过滤大半样品，然后在每次转移部分液体进行过滤前剧烈摇动容器，从而去除大部分固体粒子。容器应该用过滤后的样品洗涤几次，再过滤。肉眼观察瓶内壁没有附着物后，用提取滤液时的溶剂洗涤储液瓶，如果使用固相萃取法进行样品净化，就要考虑过滤时滤纸孔径的大小。研究表明，当粒径在0.063~2 μm时，与之结合的污染物浓度最高。在报告结果时，应该指明水样是否包含漂浮物和沉淀物。具体样品体积依照分析方法和待检物浓度的不同而确定。如对环境水样进行农药污染监测时，一般水样体积为1000 mL。

（五）土壤样品的预处理

土壤样品去除土样中石块、动植物残体等杂物，过2~4 mm孔径筛，充分混匀后，以四分法缩分，最后按需要留取200~500 g检测样品保存待测。不能过筛的土壤样品去掉植物残枝和石砾后保存待测。样品测定的同时测定水分含量，用于校正干土农药残留量。

三、样品提取

农药残留样品提取的原则是根据农药理化性质按相似相溶原理进行。一般而言，极性较小的农药可以用石油醚、正己烷、环己烷等非极性溶剂或与极性溶剂混合的溶剂提取。极性较强的农药可以用极性溶剂或含水极性溶剂，如丙酮、甲醇等。含水较多的植物样品可以用与水能相混溶的极性溶剂，如丙酮、乙腈等。干样或低含水量的样品可以加少量水润湿，再用适当溶剂提取。含水量高的试样可以先加无水硫酸钠，使水溶性较强的农药释放，再用有机溶剂提取。常用溶剂依极性由强到弱顺序排列为乙酸、水、乙腈、甲醇、乙醇、异丙醇、丙酮、乙酸乙酯、三氯甲烷、二氯甲烷、正己烷、石油醚。

根据待测农药的性质、待测样品的种类和实验室条件选择合适的提取方法。目前常用的方法主要有以下几种。

（一）振荡法

通过一定的振动来提高溶剂的湍动程度，减小其与样品之间传质界面的厚度，从而达到提高提取速度与效率的目的。这种方法的特点是溶剂利用率高、提取效率较高，对溶剂的选择性较强。如王悦等以丙酮和石油醚混合溶液为提取剂，振荡提取，气相色谱法测定人参中11种农药，在3个水平上的回收率为78.6%~112.4%，相对标准偏差为2.45%~11.07%。

（二）匀浆萃取法

此法与振荡漂洗法很相似，不同的只是对样品组织进行了破碎。将一定量的样品置于匀浆杯中，加入提取剂。快速匀浆几分钟，然后过滤出提取溶剂，净化后进行分析，方法简单快速，效果好。如朱青青等以乙酸乙酯为溶剂，在混合器中与蜂蜜均质提取测定蜂蜜中8种有机磷农药残留，方法的检出限均为0.01 mg · kg^{-1}，回收率为81%~95%。

（三）分散固相萃取法

分散固相萃取法是1989年Barke教授首次提出并给予理论解释的一种崭新的萃取技术。基质分散固相萃取技术包括在玻璃研钵中将键合相载体和组织基质混合，用玻璃杵将其研碎成近乎均质分散的组织细胞和基质成分。组织与涂以C_{18}或C_3、C_8的硅胶迅速混合产生半固体物质，将半固体物质填充于柱中。根据不同分析物在聚合物/组织基质中的溶解度不同进行洗脱。这样获得的萃取物在仪器分析前不需要再处理。如以乙腈涡旋提取，经分散固相萃取净化后，测定香港地区中成药中20种有机氯农药残留，3个水平加标回收率为83.8%~112.9%，RSD为1.4%~8.1%（n=3）；采用分散固相萃取气相色谱法测定中药材桔梗中11种有机氯农药的残留量，采用Aglent Sampliq QuECHERS分散固相萃取包进行样品处理，简化了样品前处理的步骤，该方法的回收率为82.3%~104.1%。

（四）超声波提取法

通过一定频率的超声波使被"束缚"在中药材生物细胞中的残留农药解离出来，从而强化提取的速度和效率。提取溶剂既可选用单一有机溶剂，也可采用混合溶剂。此法是目前应用最广泛的一种快速、高效的农药残留物提取法。以有机溶剂超声提取，对金银花8种有机氯农药进行测定，回收率为70.4%~119.8%，定性检测限为1.03~3.45 ng · g^{-1}。采用丙酮和石油醚（5:5）总用量60 mL，超声波总时间为31 min提取三七中有机氯农残，平均添加回收率83.36%~110.13%，RSD为3.15%~7%。

（五）加速溶剂萃取法

加速溶剂萃取是一种全新的处理固体和半固体样品的方法，该法是在较高温度（50~200 ℃）和压力条件（10.3~20.6 MPa）下，用有机溶剂萃取。ASE的运行过程是将常用的有机溶剂由泵注入已填充样品的萃取池后，加温加压数分钟后，萃取液由载气吹入收集瓶中，ASE适用于处理含水量较少固体和半固体样品，若处理有一定含水量的样品则应添加适量的吸水剂。它的突出优点是有机溶剂用量少（1 g样品仅需1.5 mL溶剂）、快速（一般为15 min）和回收率高。采用乙腈提取，经加速溶剂萃取，GC–MS法测定菊花中123种农药残留，平均回收率为70.0%~128.8%，RSD为0.5%~10.1%。

（六）超临界流体萃取法

超临界流体是一种特殊的物质，该物质兼备了液体和气体的某些性能。超临界流体不仅对提取物质具有较高的溶解度，同时又具有气体的扩散性，使得超临界流体萃取成为一种较好的农药和环境样品前的处理方法。通过对温度和压力的控制，可以有效调节超临界流体的溶解能力，最终实现提取和分离的目的。因此，运用超临界流体萃取，可以大大降低有机溶剂的使用。

四、样品净化

当用溶剂提取样品中残留农药时，会带入若干干扰杂质，如色素、脂肪、蜡质等，所以要进行样品净化。近年来，中药农残检测的前处理技术得到了飞速发展，中药残留农药的提取和净化逐渐以溶剂萃取、超声振荡法为主的常规方法，向分散固相萃取、加速溶剂萃取、固相萃取、凝胶渗透色谱方向转变。

（一）磺化法

2015版《中国药典》一部收载的有机氯农药残留测定法即采用了磺化法，取药材粉末加水浸泡过夜后用丙酮和二氯甲烷超声提取，减压浓缩，除去二氯甲烷，再用石油醚溶解、磺化、浓缩。磺化可除去提取液中的色素、脂肪等脂溶性杂质。磺化法快速，提高效率，对实验设备要求低，磺化之前应除尽样品溶液中的水分，否则反应会不完全，杂质引入柱中会污染色谱柱。采用石油醚做溶剂超声 30 min 对样品中的有机氯类农药进行提取、硫酸磺化法进行净化，气相色谱测定中药材中有机氯类农药残留量。平均回收率 86.5%~105.5%，部分样品测定中有少量的农药残留量。

（二）液－液萃取法

这是最早使用的一种提取净化方法，利用待测农药与干扰杂质在 2 种互不相溶的溶剂中溶解度的差异而达到分离的目的，优点是不需要昂贵的设备和试剂，易于操作，缺点是其溶剂消耗较大，易产生乳化现象。目前常辅以柱色谱法，使用较为广泛，是农药残留分析中除油的主要方法。以盐酸甲醇为溶剂，超声处理 1 h 提取白术中的多菌灵残留，采用水、石油醚混合提取液进行萃取，HPLC 法测定，最低检测质量浓度为 0.0225 g·mL^{-1}，回收率为 94.57%~103.33%。

（三）吸附柱色谱法

它是利用农药和杂质在吸附剂上吸附、解吸附能力的差异而达到分离目的的一种方法，是目前最常用的净化法之一，具有净化速度快、回收率高、重复性好、经济等优点。常用的吸附剂有弗罗里硅土、三氧化二铝（中性、酸性、碱性）、硅胶、活性炭、硅藻土等。对大青叶中溴氰菊酯的残留动态研究，其残渣经无水硫酸钠、中性氧化铝、弗罗里硅土混合柱净化，低、中、高 3 种浓度残留的平均回收率为 84.6%~106.3%。

（四）固相萃取法

固相萃取就是利用固体吸附剂吸附液体样品中的目标化合物使其与样品基体和干扰化合物分离，然后再用洗脱液洗脱或加热解吸附，达到分离和富集目标化合物的目的。与液－液萃取等传统方法相比，固相萃取具有以下优点：可以采用不同极性的吸附剂和洗脱剂处理不同种类的农药，避免乳化现象产生，提高了分离效率；使用高纯有毒有机溶剂量很少，是一种对环境友好的分离富集方法；同时可以与其他检测仪器联用，自动化程度高，在农药残留分析的样品前处理中得到了广泛的应用。通过固相萃取柱净化联合GC–MS法快速检测79批市售酸枣仁中有机氯农药残留，样品经乙腈提取、Carb/NH$_2$固相萃取柱净化后，对13种农药残留定量监测。13种有机氯农药在5~400 μg·kg^{-1}浓度范围内与对应的峰面积呈现良好的线性关系，检出限均低于3 μg·kg^{-1}。

（五）凝胶渗透色谱法

凝胶渗透色谱是一种近年发展起来的样品净化手段，对一些富含脂肪色素等大分子的样品分离净化有明显的效果，其原理是利用各组分分子形状大小不同，通过凝胶淋洗出的先后顺序不同达到分离目的。其基本组成为六通阀、净化柱、泵等。与通常使用的柱层析区别：柱层析是利用填充物、样品和淋洗剂之间极性的差别而达到分离目的的，而凝胶渗透色谱则是利用化合物中各组分分子大小不同，使淋洗出先后顺序的不同而达到分离目的的，淋洗溶剂的极性对分离的影响并不起决定作用。采用凝胶渗透色谱串联气相色谱–质谱检测了甘草、白芍、金银花、桑叶种7种拟除虫菊酯类农药残留情况，7种农药可在13 min内完全分离，在10~1000 μg·L^{-1}的范围内有良好的线性关系，检测限为0.9~2.3 μg·kg^{-1}，3个水平回收率在70%~112%之间，相对标准偏差小于10%。

（六）QuEChERS法

QuEChERS（quick，easy，cheap，effective，rugged and safe）是一种快速、简便、价格低廉，且可以实现高质量的农药多残留物分析的预处理方法。经QuEChERS净化后，不需浓缩即可通过色谱和串联质谱的多反应离子监测模式进行检测。该方法操作简单，节省时间，提高了提取效率，实现了对多农药残留物同时提取并进行富集检测的目的。通过建立QuEChERS前处理技术与气质联用结合检测红花样品中六种杀菌剂残留分析的方法，考察影响提取效率的提取溶剂种类和体积、超声时间、净化剂种类和净化剂用量等各项参数，结果六种杀菌剂在0.01~5.0 mg·L^{-1}范围内呈现线性，方法检出限为0.30~10.1 μg·kg^{-1}；采用乙腈萃取温棚蔬菜样品、QuEChERS法处理样品提取液中基质干扰、质谱联用技术结合NIST谱库进行测定，建立了温棚蔬菜中5种拟除虫菊酯和7种氨基甲酸酯类农药残留的快速农药残留的检测方法。

第二节 中药材农药残留检测方法

一、气相色谱法

气相色谱法（gas chromatography，GC）是Martin等人在研究液－液分配色谱的基础上，于1952年创立的一种极有效的分离方法。它可分析和分离复杂的多组分混合物。气相色谱法又可分为气固色谱和气液色谱。前者是用多孔性固体为固定相，分离的对象主要是一些永久性的气体和低沸点的化合物；后者的固定相是用高沸点的有机物涂渍在惰性载体上，由于可供选择的固定液种类多，故选择性较好，应用亦广泛。近年来，柱效高、分离能力强、灵敏度高的毛细管气相色谱也有了很大发展，尤其是毛细管柱和进样系统的不断完善，使毛细管气相色谱的应用更加广泛。

尽管样品前处理的净化效果越来越好，但样品中的干扰物仍是不可避免的，因此现代气相色谱一般采用选择性检测器。理想的检测器当然是只对"目标"农药响应，而对其他物质无响应。农药几乎都含有杂原子，而且经常是一个分子含多个杂原子，常见的杂原子有O、P、S、N、Cl、Br和F等，不同类型的农药应采用不同的检测器。电子捕获检测器（ECD）、氮磷检测器（NPD）、火焰光度检测器（FPD）是常用的检测器。30多年来，电子捕获检测器一直是农药残留分析常用的检测器，特别适用于有机氯农药的分析。但由于对其他吸电子化合物如含N和芳环分子的化合物也有响应，选择性不强，因此分析某些基质复杂且难净化的样品时，效果并不好。现有研究利用核心切换和反冲技术的二维色谱来解决上述问题。氮磷检测器因其对N和P具有良好的选择性，是测定有机磷和氨基甲酸酯等农药的常用检测器。原子发射检测器是用于测定F、Cl、Br、I、P、S、N等元素选择性的检测器，利用原子发射检测器测定氨基甲酸酯拟除虫菊酯、有机磷和有机氯农药残留亦有报道。

长期以来GC法广泛收载于包括《中国药典》、《美国药典》（USP 38 - NF 33）、《日本药典》在内的各国药典农残检测项内。2015版《中国药典》通则"农药残留量测定法"部分也收载了多种气相色谱测定农药残留的方法。

例1. 2015版《中国药典》9种有机氯类农药残留量气相色谱测定法

有机氯类农药是农药史上使用量最大，使用历史最长的一类农药。其化学性质稳定，脂溶性强，残效期长（可达30~50年之久），易在脂肪组织中蓄积，造成慢性中毒，严重危及人体健康。2000版《中国药典》一部始收载9种有机氯类农药（六六六、滴滴涕、五氯硝基苯）残留量的测定方法。待测农药六六六、滴滴涕、五氯硝基苯易溶于有机溶剂，且结构稳定，不易分解，能耐受硫酸磺化处理。将样品加水浸泡过夜后以丙酮二氯甲烷提取，采用浓硫酸磺化除去色素、脂肪等杂质，浓缩后注入气相色谱仪，载气在一定温度下携带被测的气化样品通过色谱柱，由于样品中组分与固定相之间吸附力或溶解度不同而被逐级分离，通过电子捕获检测器检测。

1.色谱条件与系统适用性试验

以（14%氰丙基–苯基）甲基聚硅氧烷或（5%苯基）甲基聚硅氧烷为固定液的弹性石英毛细管柱（30 m × 0.32 mm × 0.25 μm），63Ni-ECD电子捕获检测器。进样口温度230 ℃，检测器温度300 ℃，不分流进样。程序升温：初始100 ℃，每分钟10 ℃升至220 ℃，每分钟8 ℃升至250 ℃，保持10 min。理论板数按 α–BHC峰计算应不低于1×10^6，两个相邻色谱峰的分离度应大于1.5。

2.对照品贮备溶液的制备

精密称取六六六（α-BHC，β-BHC，γ-BHC，δ-BHC）、滴滴涕（p，p'-DDE，p，p'-DDD，o，p'-DDT，p，p'-DDT）及五氯硝基苯农药对照品适量，用石油醚（60~90 ℃）分别制成每1 mL含4~5 μg的溶液，即得。

3.混合对照品贮备溶液的制备

精密量取上述各对照品贮备液0.5 mL，置10 mL量瓶中，用石油醚（60~90 ℃）稀释至刻度，摇匀，即得。

4.混合对照品溶液的制备

精密量取上述混合对照品贮备液，用石油醚（60~90 ℃）制成每1 L分别含0 μg、1 μg、5 μg、10 μg、50 μg、100 μg、250 μg的溶液，即得。

5.供试品溶液的制备

药材或饮片，取供试品，粉碎成粉末（过三号筛），取约2 g，精密称定，置100 mL具塞锥形瓶中，加水20 mL浸泡过夜，精密加丙酮40 mL，称定重量，超声处理

30 min，放冷，再称定重量，用丙酮补足减失的重量，再加氯化钠约6 g，精密加二氯甲烷30 mL，称定重量，超声15 min，再称定重量，用二氯甲烷补足减失的重量，静置（使分层），将有机相迅速移入装有适量无水硫酸钠的100 mL具塞锥形瓶中，放置4 h。精密量取35 mL，于40 ℃水浴上减压浓缩至近干，加少量石油醚（60~90 ℃），如前反复操作至二氯甲烷及丙酮除净，用石油醚（60~90 ℃）溶解并转移至10 mL具塞刻度离心管中，加石油醚（60~90 ℃）精密稀释至5 mL，小心加入硫酸1 mL，振摇1 min，离心（3000 r·min^{-1}）10 min，精密量取上清液2 mL，置具刻度的浓缩瓶中，连接旋转蒸发器，40 ℃下（或用氮气）将溶液浓缩至适量，精密稀释至1 mL，即得。

6.制剂

取供试品，研成细粉（蜜丸切碎，液体直接量取），精密称取适量（相当于药材2 g），以下按上述供试品溶液制备法制备，即得供试品溶液。

7.测定法

分别精密吸取供试品溶液和与之相对应浓度的混合对照品溶液各1 μL，注入气相色谱仪，按外标法计算供试品中9种有机氯农药残留量。

例2. 2015年《中国药典》22种有机氯类农药残留量气相色谱测定法

2010版《中国药典》第二增补本在9种有机氯类农药残留量测定方法的基础上又增加了22种有机氯类农药残留量的测定方法。本法待测农药较多，故采用适用范围较广的QuECHERS提取方法，以乙腈提取，通过凝胶渗透色谱及弗罗里硅土小柱净化，浓缩后注入气相色谱仪，载气在一定温度下携带被测的气化样品通过色谱柱，由于样品中组分与固定相之间吸附力或溶解度不同而被逐一分离，通过电子捕获检测器检测。

1.色谱条件及系统适用性试验

分析柱：以50%苯基、50%二甲基聚硅氧烷为固定液的弹性石英毛细管柱（30 m×0.25 mm×0.25 μm）；验证柱：以100%二甲基聚硅氧烷为固定液的弹性石英毛细管柱（30 m×0.25 mm×0.25 μm），63Ni-ECD电子捕获检测器。进样口温度240 ℃，检测器温度300 ℃，不分流进样，流速为恒压模式（初始流速为1.3 mL·min^{-1}）。程序升温：初始70 ℃，保持1 min，每分钟10 ℃升至180 ℃，保持5 min，再以每分钟5 ℃升至220 ℃，最后以每分钟100 ℃升至280 ℃，保持8 min。理论板数按α–BHC计算应不低于$1×10^6$，两个相邻色谱峰的分离度应大于1.5。

2.对照品贮备溶液的制备

精密称取农药对照品适量，用异辛烷分别制成相应浓度（表5-1），即得。

表5-1　22种有机氯类农药对照品贮备液浓度、相对保留时间及检出限参考值

序号	中文名	英文名	对照品贮备液（μg·mL^{-1}）	相对保留时间（分析柱）	检出限（mg·kg^{-1}）
1	六氯苯	Hexachlorobenzene	100	0.574	0.001
2	α-六六六	α-BHC	100	0.601	0.004
3	五氯硝基苯	Quintozene	100	0.645	0.007
4	γ-六六六	γ-BHC	100	0.667	0.003
5	β-六六六	β-BHC	200	0.705	0.008
6	七氯	Heptachlor	100	0.713	0.007
7	δ-六六六	δ-BHC	100	0.750	0.003
8	艾氏剂	Aldrin	100	0.760	0.006
9	氧化氯丹	oxy-Chlordane	100	0.816	0.007
10	顺式环氧七氯	Heptachlor-exo-epoxide	100	0.833	0.006
11	反式环氧七氯	Heptachlor-endo-epoxide	100	0.844	0.005
12	反式氯丹	trans-Chlordane	100	0.854	0.005
13	顺式氯丹	cis-Chlordane	100	0.867	0.008
14	α-硫丹	α-Endosulfan	100	0.872	0.010
15	ρ,ρ'-滴滴伊	ρ,ρ'-DDE	100	0.892	0.006
16	狄氏剂	Dieldrin	100	0.901	0.005
17	异狄氏剂	Endrin	200	0.932	0.009
18	α-ρ'滴滴涕	α,ρ' DDT	200	0.938	0.018
19	ρ,ρ'-滴滴滴	ρ,ρ'-DDD	200	0.944	0.008
20	β-硫丹	β-Endosulfan	100	0.956	0.003
21	ρ,ρ'-滴滴涕	ρ,ρ'-DDT	100	0.970	0.005
22	硫丹硫酸盐	Endosulfan sulfate	100	1.000	0.004

注：各对照品的相对保留时间以硫丹硫酸盐为参照峰计算。

3.混合对照品贮备溶液的制备

精密量取上述对照品贮备溶液各 1 mL，置 100 mL 量瓶中，用异辛烷稀释至刻度，摇匀即得。

4.混合对照品溶液的制备

分别精密量取上述混合对照品贮备溶液，用异辛烷制成每 1 L 分别含 10 μg、20 μg、50 μg、100 μg、200 μg、500 μg 的溶液，即得（其中 β–六六六、异狄氏剂、p, p'–滴滴滴、o, p'–滴滴涕每 1 L 分别含 20 μg、40 μg、100 μg、200 μg、400 μg、1000 μg）。

5.供试品溶液的制备

取供试品，粉碎成粉末（过三号筛），取约 1.5 g，精密称定，置于 50 mL 聚苯乙烯具塞离心管中，加入水 10 mL，混匀，放置 2 h，精密加入乙腈 15 mL，剧烈振摇提取 1 min，再加入预先称好的无水硫酸镁 4 g 与氯化钠 1 g 的混合粉末，再次剧烈振摇 1 min 后，离心（4000 r·min⁻¹）1 min。精密吸取上清液 10 mL，40 ℃减压浓缩至近干，用环己烷–乙酸乙酯（1∶1）混合溶液分次转移至 10 mL 量瓶中，加环己烷–乙酸乙酯（1∶1）混合溶液至刻度，摇匀，转移至预先加入 1 g 无水硫酸钠的离心管中，振摇，放置 1 h，离心（必要时滤过），取上清液 5 mL 过凝胶渗透色谱柱〔400 mm × 25 mm，内装 BIO–Beads S–X3 填料；以环己烷–乙酸乙酯（1∶1）混合溶液为流动相；流速为每分钟 5.0 mL〕净化，收集 18~30 min 的洗脱液，于 40 ℃水浴减压浓缩至近干，加少量正己烷替换两次，加正己烷 1 mL 使溶解，转移至弗罗里硅土固相萃取小柱（1000 mg·6mL⁻¹，用 95∶5 的正己烷–丙酮混合溶液 10 mL 和正己烷 10 mL 预洗）上，残渣用正己烷洗涤 3 次，每次 1 mL，洗液转移至同一弗罗里硅土固相萃取小柱上，再用正己烷–丙酮（95∶5）混合溶液 10 mL 洗脱，收集全部洗脱液，置氮吹仪上吹至近干，加异辛烷定容至 1 mL，涡旋使溶解，即得。

6.测定法

分别精密吸取供试品溶液和混合对照品溶液各 1 μL，注入气相色谱仪，按外标标准曲线法计算供试品中 22 种有机氯农药残留量。

7.限度

除另有规定外，每 1 kg 中药材或饮片中含总六六六（α–BHC，β–BHC，γ–BHC，δ–BHC 之和）不得过 0.2 mg；总滴滴涕（p, p'–DDE，p, p'–DDD， *o*，*p*'–DDT，*p*，*p*'–DDT之和）不得过 0.2 mg；五氯硝基苯不得过 0.1 mg；六氯苯不得过 0.1 mg；七氯、顺式环氧七氯和反式环氧七氯之和不得过 0.05 mg；艾氏剂和狄氏剂之和不得过 0.05 mg；异狄氏剂不得过 0.05 mg；顺式氯丹、反式氯丹和氧化氯丹之和不得过 0.05 mg；*α*–硫丹、*β*–硫丹和硫丹硫酸盐之和不得过 3 mg。

当供试品中有农药检出时，可在验证柱中确认检出的结果，再进行定量分析。必要时，可用气相色谱—质谱法进行确证；加样回收率应在 70%~120%。

例3. 2015版《中国药典》有机磷类农药残留量气相色谱测定法

本法为2015版《中国药典》四部通则"农药残留量测定法"中的"第二法"。很多有机磷类农药具有毒性，其残留严重危及人体健康。待测有机磷类农药易溶于乙酸乙酯，将样品以乙酸乙酯超声提取，采用石墨化碳固相萃取小柱净化，浓缩后注入气相色谱仪，载气在一定温度下携带被测的气化样品通过色谱柱，由于样品中组分与固定相之间吸附力或溶解度不同而被逐一分离，随即用氮磷检测器或火焰光度检测器检测。本法主要有以下几点：①所用玻璃仪器不能用含磷洗涤剂洗涤，应用洗液浸泡洗涤，使用前用丙酮荡洗并挥干；②乙酸乙酯提取液减压浓缩时，水浴温度不能高于 40 ℃，且减压浓缩务必小心，不可蒸干，造成待测成分损失；③为防止假阳性结果，可选择不同极性的色谱柱进行验证，有条件的可采用气质联用予以确认；④本项方法的加样回收率应为 70%~110%；⑤如由于具体试验要求对本操作规程的色谱条件及操作步骤进行修改，应在原始记录上予以记录。

1. 色谱条件与系统适用性试验

以 50% 苯基、50% 二甲基聚硅氧烷或（5% 苯基）甲基聚硅氧烷为固定液的弹性石英毛细管柱（30 m × 0.25 mm × 0.25 μm），氮磷检测器或火焰光度检测器。进样口温度 220 ℃，检测器温度 300 ℃，不分流进样。程序升温：初始 120 ℃，每分钟 10 ℃升至 200 ℃，每分钟 5 ℃升至 240 ℃，保持 2 min，每分钟 20 ℃升至 270 ℃，保持 0.5 min。理论板数按敌敌畏峰计算应不低于 6000，两个相邻色谱峰的分离度应大于 1.5。

2. 对照品贮备溶液的制备

精密称取对硫磷、甲基对硫磷、乐果、氧化乐果、甲胺磷、久效磷、二嗪磷、乙硫磷、马拉硫磷、杀扑磷、敌敌畏、乙酰甲胺磷农药对照品适量，用乙酸乙酯分别制成每 1 mL 约含 100 μg 的溶液，即得。

3.混合对照品贮备溶液的制备

分别精密量取上述各对照品贮备溶液 1 mL，置 20 mL 棕色量瓶中，加乙酸乙酯稀释至刻度，摇匀，即得。

4.混合对照品溶液的制备

精密量取上述混合对照品贮备溶液，用乙酸乙酯制成每 1 mL 含 0.1 μg、0.5 μg、1 μg、2 μg、5 μg 的浓度系列，即得。

5.供试品溶液的制备

药材或饮片取供试品，粉碎成粉末（过三号筛），取约 5 g，精密称定，加无水硫酸钠 5 g，加入乙酸乙酯 50~100 mL，冰浴超声处理 3 min，放置，取上层液滤过，药渣加入乙酸乙酯 30~50 mL，冰浴超声处理 2 min，放置，滤过，合并两次滤液，用少量乙酸乙酯洗涤滤纸及残渣，与上述滤液合并。取滤液于 40 ℃ 以下减压浓缩至近干，用乙酸乙酯转移至 5 mL 量瓶中，并稀释至刻度；精密吸取上述溶液 1 mL，置石墨化碳小柱（250 mg·3 mL^{-1} 用乙酸乙酯 5 mL 预洗）上，用正己烷–乙酸乙酯（1：1）混合溶液 5 mL 洗脱，收集洗脱液，置氮吹仪上浓缩至近干，加乙酸乙酯定容至 1 mL，涡旋使溶解，即得。

6.测定法

分别精密吸取供试品溶液和与之相对应浓度的混合对照品溶液各 1 μL，注入气相色谱仪，按外标法计算供试品中 12 种有机磷农药残留量。

例 4. 2015 版《中国药典》拟除虫菊酯类农药残留量气相色谱测定法

本法为 2015 版《中国药典》四部通则"农药残留量测定法"中的"第三法"。拟除虫菊酯类农药为新型杀虫剂，在当今农作物种植与卫生用药中使用量较大，但使用量大会对人神经系统造成不良影响，故应对该类农药过量使用予以关注。由于待测目标物易溶于有机溶剂，将样品用石油醚–丙酮超声提取，采用固相萃取技术净化，浓缩后注入气相色谱仪，依靠载气在一定温度下携带被测的气化样品，通过色谱柱，由于样品中组分与固定相之间吸附力或溶解度不同而被逐一分离，随即通过电子捕获检测器检测。

1.色谱条件与系统适用性试验

以（5% 苯基）甲基聚硅氧烷为固定液的弹性石英毛细管柱（30 m × 0.32 mm × 0.25 μm），63Ni–ECD 电子捕获检测器。进样口温度 270 ℃，检测器温度 330 ℃。不分流进样（或根据仪器设置最佳的分流比）。程序升温：初始 160 ℃，保持 1 min，每分钟10 ℃升至278 ℃，保持0.5 min，每分钟1 ℃升至290 ℃，保持5 min。理论板数按溴氰菊酯峰计算应不低于105，两个相邻色谱峰的分离度应大于1.5。

2. 对照品贮备溶液的制备

精密称取氯氰菊酯、氰戊菊酯及溴氰菊酯农药对照品适量，用石油醚（60~90 ℃）分别制成每1 mL含20~25 μg的溶液，即得。

3. 混合对照品贮备溶液的制备

精密量取上述各对照品贮备液1 mL，置10 mL量瓶中，用石油醚（60~90 ℃）稀释至刻度，摇匀，即得。

4. 混合对照品溶液的制备

精密量取上述混合对照品贮备液，用石油醚（60~90 ℃）制成每1 L分别含0 μg、2 μg、8 μg、40 μg、200 μg的溶液，即得。

5. 供试品溶液的制备

药材或饮片，取供试品，粉碎成粉末（过三号筛），取1~2 g，精密称定，置100 mL具塞锥形瓶中，加石油醚（60~90 ℃）–丙酮（4∶1）混合溶液30 mL，超声处理15 min，滤过，药渣再重复上述操作2次后，合并滤液，滤液用适量无水硫酸钠脱水后，于40~45 ℃减压浓缩至近干，用少量石油醚（60~90 ℃）反复操作至丙酮除净，残渣用适量石油醚（60~90 ℃）溶解，置混合小柱［从上至下依次为无水硫酸钠2 g，弗罗里硅土4 g，微晶纤维素1 g，氧化铝1 g，无水硫酸钠2 g；用石油醚（60~90 ℃）–乙醚（4∶1）混合溶液20 mL预洗］上，用石油醚（60~90 ℃）–乙醚（4∶1）混合溶液90 mL洗脱，收集洗脱液，于40~45 ℃减压浓缩至近干，再用石油醚（60~90 ℃）3~4 mL重复操作至乙醚除净，用石油醚（60~90 ℃）溶解并转移至5 mL量瓶中，并稀释至刻度，摇匀，即得。

6. 测定法

精密吸取供试品溶液和与之相对应浓度的混合对照品溶液各1 μL，注入气相色谱仪，按外标法计算供试品中3种拟除虫菊酯农药残留量。

二、高效液相色谱法

高效液相色谱法（high performance liquid chromatography，HPLC）是20世纪60

年代末至70年代初发展起来的一种新型分离分析技术。随着不断改进与发展，目前已成为应用极为广泛的化学分离分析的重要手段。它在经典液相色谱基础上，引入了气相色谱的理论，在技术上采用了高压泵、高效固定相和高灵敏度检测器，因而具有速度快、效率高、灵敏度高、操作自动化的特点。包括高沸点、热不稳定、分子质量大、不同极性的有机物，生物活性物质、天然产物、合成高分子及天然高分子等在内的80%的化合物可用高效液相色谱法分析。高效液相色谱法解决了热稳定性差、难于气化、极性强的农药残留分析问题，可用于分析高沸点（如双吡啶除草剂）和热不稳定（如苄脲和N–甲基氨基甲酸酯）的农药残留。传统上，高效液相色谱法用于农残检测一般采用C$_{18}$填充柱，以甲醇乙腈等水溶性有机溶剂做流动相的反相色谱，选择紫外吸收、二极管阵列检测器、荧光或质谱检测器用于农药残留的定性和定量。高效液相色谱法的不足是比气相色谱法分析成本高（流动相、光源灯、色谱柱的消耗）、故障率高，工效也稍低。但近年来，随着高灵敏、通用型检测器的成功开发及应用，特别是高效液相色谱串联质谱检测器的应用，已能胜任绝大多数农药残留分析任务，成为当前农残检测新方法开发的重要方向。

三、色谱—质谱联用技术

质谱分析法是通过对被测样品离子的质荷比的测定来进行分析的一种方法。被分析的样品首先要离子化，然后利用不同离子在电场或磁场运动行为中的不同，把离子按质荷比（m/z）分开而得到质谱，通过样品的质谱和相关信息，可以得到样品的定性、定量结果。

从Thomson制成第一台质谱仪，到现在已有超过百年历史。早期的质谱仪主要是用来进行同位素测定和无机元素分析的；20世纪40年代以后质谱仪开始用于有机物分析；60年代出现了气相色谱—质谱联用仪，使质谱仪的应用领域大大扩展，开始成为有机物分析的重要仪器。计算机的应用又使质谱分析法发生了飞跃式变化，使其技术更加成熟，使用更加方便。80年代以后又出现了一些新的质谱技术，如快原子轰击电离子源（FAB）、基质辅助激光解吸电离源（MALDI）、电喷雾电离源（ESI）、大气压化学电离源（APCI）等，以及随之而来的比较成熟的气相/液相色谱—质谱联用仪、感应耦合等离子体质谱仪、傅立叶变换质谱仪等。这些新的电离技术和新的质谱仪使质谱分析又取得了长足进展。目前质谱分析法已广泛地应用于化学、化工、材料、环境、地质、能源、药物、刑侦、生命科学、运动医学等各个领域。近年来，气相色谱—质谱（GC-MS）和液相色谱—质谱（LC-MS）等联用技术应用于农药残留检测已有长足发展。

（一）气相色谱—质谱联用法

气相色谱—质谱联用技术较早引入农药残留测定，因其专属性好、定性与定量可同时完成等特点，用于替代原有气相色谱测定技术，随着质谱灵敏度的提升，该技术一度成为高通量农药残留测定的主要技术。当今，气相色谱—质谱联用技术仍是测定部分农药的必备技术，尤其是有机氯农药残留的测定。通过建立GC-MS/MS农药多残留筛查与检测方法，对陈皮中179种农药残留量进行检测。陈皮样品先经2次乙腈匀浆提取，过固相萃取柱净化，浓缩，滤过，加内标分析保护剂，采用GC-MS/MS技术进行检测。该提取净化方法回收率在60%~120%，RSD ≤ 15%，方法检出限总体在0.01 mg·kg^{-1}以下。结果表明，陈皮药材存在农药残留量超标风险。利用GC-MS/MS检测技术，建立了人参中192种农药多残留的快筛方法，并对11批样品（包括西洋参、人参、红参、生晒参）经乙腈超声提取浓缩后，在多反应监测模式下进行检测。本方法在1~100 μg·L^{-1}线性良好，98%的农药平均回收率在70%~120%。11批样品中共检出14种农药单体，其中五氯硝基的检出率最高。通过建立枸杞子中23种农药残留量的GC-MS/MS测定方法，检测了12批枸杞子中农药的残留量。样品经乙酸乙酯提取浓缩后，采用GC-MS/MS方法在程序升温条件下分离，质谱在多反应监测模式下测定，以内标法定量。23种农药化合物质量浓度在0.64~954 ng·mL^{-1}范围内线性关系良好，三水平添加回收率在70%~120%范围内，重复性RSD均小于10%；各农药检测限均不超过0.01 mg·kg^{-1}，满足农药残留分析要求。2015版《中国药典》也收载有中药材农药多残留的GC-MS测定方法。

例5. 2015版《中国药典》——气相色谱—串联质谱法

该法为2015版《中国药典》新增方法。本法用改良的QuECHERS方法进行样品的提取、净化和富集等步骤，制备供试品溶液，采用气相色谱—串联质谱法和液相色谱—串联质谱法进行中药中227种农药的定性、定量检测分析，采用基质对照品、内标标准曲线法进行定量。本方法为通用性方法，由于涉及农药种类较多，对于具体药材，可根据该药材的特性，所使用农药的情况、农药污染途径等，进行改良和对有关农药进行监测。色谱法与质谱法串接技术提高了农药残留量检测的定性能力和检测灵敏度，扩大了检测覆盖范围，已成为当前国际上农残测定的主流方法。气相色谱—串联质谱法适用于挥发性和半挥发性的有机杀虫剂、除草剂等农药的残留分析；而液相色谱—串联质谱法则适用于低浓度、难挥发、热不稳定性和强极性的农药残留检测；两者结合可应用于各种复杂样品中痕量农药的多残留检测，达到准确定性定量的目的，并可用于对色谱分析检测的阳性结果进行确证。本法也可以作为《中国药典》收载的其他三种色谱方法的阳性检出结果的验证方法。本法基本可适用于各类药材的检测。各实验室在应用本法的过程中，应对不同的基质进行检验方法的适用性确认，如液相条件、质谱条件、准确性、最低检出浓度的确认等，也可根据本实验室的情况（需要考虑其合理的理由）对确认过程进行增减。验证通过后，可进行使用。

1. 色谱条件

以5%苯基甲基聚硅氧烷为固定液的弹性石英毛细管柱（30 m × 0.25 mm × 0.25 μm色谱柱）。进样口温度240 ℃，不分流进样。载气为高纯氦气。进样口为恒压模式，柱前压力为146 kPa。程序升温：初始温度70 ℃，保持2 min，先以每分钟25 ℃升温至150 ℃，再以每分钟3 ℃升温至200 ℃，最后以每分钟8 ℃升温至280 ℃，保持10 min。

2. 质谱条件

以三重四极杆串联质谱仪检测；离子源为电子轰击源，离子源温度230 ℃；碰撞气为氮气或氩气；质谱传输接口温度280 ℃；质谱监测模式为多反应监测，各化合物参考保留时间、监测离子对、碰撞电压与检出限参考值（表5-2）。为提高检测灵敏度，可根据保留时间分段监测各农药。

表5-2　76种农药及内标对照品、监测离子对、碰撞电压（CE）与检出限参考值

编号	中文名	英文名	保留时间（min）	母离子	子离子	CE（V）	检出限（mg·kg⁻¹）
1	敌敌畏	Dichlorvos	5.9	184.9	93.0	10	0.005
				109.0	79.0	5	

编号	中文名	英文名	保留时间（min）	母离子	子离子	CE（V）	检出限（mg·kg⁻¹）
2	二苯胺	Diphenylamine	10.5	169.0	168.2	15	0.005
				169.0	140.0	35	
3	四氯硝基苯	Tecnazene（TCNB）	10.2	260.9	203.0	10	0.005
				214.9	179.0	10	
4	杀虫脒	Chlordimeform	11.2	195.9	181.0	5	0.025
				151.9	117.1	10	
5	氟乐灵	Trifluralin	11.6	305.9	264.0	5	0.005
				264.0	160.1	15	
6	α-六六六	α-BHC	12.1	216.9	181.1	5	0.005
				181.1	145.1	15	
7	氯硝胺	Dicloran	12.6	206.1	176.0	10	0.005
				206.0	148.0	20	
8	六氯苯	Hexachlorobenzene	12.4	283.8	248.8	15	0.005
				283.8	213.9	30	
9	五氯甲氧基苯	Pentachloranisole	12.6	280.0	265.0	12	0.005
				280.0	237.0	22	
10	氘代莠去津	Atrazine-d5（ethyl-d5）	13.1	205.0	127.0	10	—
				205.0	105.0	15	
11	β-六六六	β-BHC	13.2	216.9	181.1	5	0.005
				181.0	145.0	15	
12	γ-六六六	γ-BHC	13.4	216.9	181.1	5	0.005
				181.1	145.1	15	
13	五氯硝基苯	Quintozene	13.7	295.0	237.0	18	0.005
				237.0	143.0	30	
14	特丁硫磷	Terbufos	13.8	230.9	175.0	10	0.005
				230.9	129.0	20	
15	δ-六六六	δ-BHC	14.6	216.9	181.1	5	0.005
				181.1	145.1	15	

编号	中文名	英文名	保留时间（min）	母离子	子离子	CE（V）	检出限（mg·kg⁻¹）
16	百菌清	Chlorothalonil	14.8	263.8	229.0	20	0.025
				263.8	168.0	25	
17	七氟菊酯	Tefluthrin	15.1	197.0	141.1	10	0.005
				177.1	127.1	15	
18	五氯苯胺	Pentachloraniline	15.5	265.0	230.0	15	0.005
				265.0	194.0	20	
19	乙烯菌核利	Vinclozolin	16.6	212.0	145.0	30	0.005
				212.0	109.0	40	
20	甲基毒死蜱	Chlorpyrifos-methyl	16.7	286.0	271.0	15	0.005
				286.0	93.0	20	
21	甲基对硫磷	Parathion-methyl	16.8	262.9	109.0	10	0.01
				262.9	79.0	30	
22	七氯	Heptachlor	16.8	273.7	238.9	15	0.005
				271.7	236.9	15	
23	八氯二丙醚	Octachlorodipropyl ether（S421）	17.3	129.9	94.9	20	0.005
				108.9	83.0	12	
24	皮蝇磷	Fenchlorphos	17.4	286.0	271.0	15	0.005
				285.0	269.9	15	
25	甲基五氯苯硫醚	Methyl-pentachlorophenyl sulfide	18.0	296.0	281.0	20	0.005
				296.0	263.0	15	
26	杀螟硫磷	Fenitrothion	18.2	277.0	109.0	15	0.01
				260.0	125.0	10	
27	苯氟磺胺	Dichlofluanid	18.4	223.9	123.1	10	0.01
				123.0	77.1	20	
28	艾氏剂	Aldrin	18.5	262.9	192.9	35	0.01
				254.9	220.0	20	
29	氘代倍硫磷	Fenthion-d6（σ, σ-dimethyl-d6）	19.0	284.0	169.0	15	—
				284.0	115.0	20	

编号	中文名	英文名	保留时间（min）	母离子	子离子	CE（V）	检出限（mg·kg⁻¹）
30	三氯杀螨醇	Dicofol	19.2	139.0	111.0	15	0.01
				251.0	139.0	10	
31	毒死蜱	Chlorpyrifos	19.3	313.8	285.8	5	0.005
				313.8	257.8	15	
32	对硫磷	Parathion-ethyl	19.4	290.9	109.0	10	0.01
				290.9	80.9	25	
33	三唑酮	Triadimefon	19.4	208.0	181.1	5	0.01
				208.0	111.0	20	
34	氯酞酸二甲酯	Chlorthal-dimethyl	19.4	300.9	223.0	25	0.005
				298.9	221.0	25	
35	溴硫磷	Bromophos-methyl	20.1	330.8	315.8	15	0.005
				328.8	313.8	15	
36	仲丁灵	Butralin	20.2	266.0	220.2	10	0.05
				266.0	174.2	20	
37	顺式环氧七氯	Heptachlor exo-epoxide	20.7	354.8	264.9	15	0.005
				352.8	262.9	15	
38	氧化氯丹	Chlordane-oxy	20.7	386.7	262.7	15	0.005
				184.9	85.0	30	
39	反式环氧七氯	Heptachlor endo-epoxide	21.0	354.8	264.9	15	0.005
				352.8	262.9	15	
40	二甲戊乐灵	Pendimethalin	21.0	251.8	162.2	10	0.01
				251.8	161.1	15	
41	哌草丹	Dimepiperate	21.6	144.9	112.1	5	0.01
				144.9	69.1	15	
42	三唑醇	Triadimenol	21.7	128.0	65.0	25	0.01
				168.0	70.0	10	
43	氟虫腈	Fipronil	21.9	366.8	212.8	35	0.005
				350.8	254.8	15	

续表

编号	中文名	英文名	保留时间（min）	母离子	子离子	CE（V）	检出限（mg·kg⁻¹）
44	腐霉利	Procymidone	22.0	282.8	96.0	10	0.01
				284.8	96.0	10	
45	反式氯丹	Chlordane-trans	22.0	372.8	265.8	15	0.005
				374.8	265.8	15	
46	乙基溴硫磷	Bromophos-ethyl	22.6	358.7	302.8	15	0.005
				302.8	284.7	15	
47	顺式氯丹	Chlordane-cis	22.8	271.9	236.9	15	0.005
				372.9	265.9	20	
48	σ,ρ'-滴滴伊	σ,ρ'-DDE	22.5	248.0	176.2	30	0.005
				246.0	176.2	30	
49	σ-硫丹	σ-Endosulfan	22.6	194.9	159.0	5	0.01
				276.7	241.9	15	
50	氟节胺	Flumetralin	23.3	143.0	117.0	20	0.005
				143.0	107.1	20	
51	狄氏剂	Dieldrin	23.8	277.0	241.0	5	0.01
				262.9	193.0	35	
52	σ,ρ'-滴滴滴	σ,ρ'-DDD	24.4	237.0	165.2	20	0.005
				235.0	165.2	20	
53	ρ,ρ'-滴滴伊	ρ,ρ'-DDE	24.0	246.1	176.2	30	0.005
				315.8	246.0	15	
54	异狄氏剂	Endrin	24.7	262.8	193.0	35	0.01
				244.8	173.0	30	
55	除草醚	Nitrofen	24.9	202.0	139.1	20	0.01
				282.9	253.0	10	
56	溴虫腈	Chlorfenapyr	25.3	246.9	227.0	15	0.01
				327.8	246.8	15	
57	ρ,ρ'-滴滴滴	ρ,ρ'-DDD	25.7	237.0	165.2	20	0.005
				235.0	165.2	20	

编号	中文名	英文名	保留时间（min）	母离子	子离子	CE（V）	检出限（mg·kg⁻¹）
58	σ，ρ'－滴滴涕	σ，ρ'－DDT	25.8	237.0	165.2	20	0.005
				235.0	165.2	20	
59	β－硫丹	β－Endosulfan	25.2	206.9	172.0	15	0.01
				267.0	196.0	14	
60	硫丹硫酸盐	Endosulfan sulfate	26.8	271.9	237.0	15	0.01
				387.0	289.0	4	
61	ρ，ρ'－滴滴涕	ρ，ρ'－DDT	27.0	237.0	165.2	20	0.005
				235.0	165.2	20	
62	溴螨酯	Bromopropylate	28.6	341.0	185.0	30	0.005
				341.0	183.0	15	
63	联苯菊酯	Bifenthrin	28.9	181.0	166.0	20	0.005
				181.0	165.0	25	
64	甲氰菊酯	Fenpropathrin	29.0	265.0	210.0	8	0.005
				208.0	181.0	5	
65	甲氧滴滴涕	Methoxychlor	28.9	227.0	212.0	18	0.005
				227.0	169.0	25	
66	灭蚁灵	Mirex	29.8	273.8	238.8	15	0.005
				271.8	236.8	15	
67	苯醚菊酯	Phenothrin	29.4，29.6	183.0	168.0	12	0.005
				183.0	153.0	12	
68	氟丙菊酯	Acrinathrin	30.4	207.8	181.1	10	0.005
				181.0	152.0	30	
69	氯氟氰菊酯	Cyhalothrin	30.4	208.0	181.0	5	0.005
				197.0	141.0	10	
70	氯菊酯	Permethrin	31.4，31.6	183.1	168.1	10	0.005
				183.1	165.1	10	
71	氟氯氰菊酯	Cyfluthrin	32，3，32.4	163.0	127.0	5	0.025
				226.0	206.0	12	

编号	中文名	英文名	保留时间（min）	母离子	子离子	CE（V）	检出限（mg·kg⁻¹）
72	氯氰菊酯	Cypermethrin	32.7，32.9	181.0	152.0	10	0.025
				181.0	127.0	30	
73	氟氰戊菊酯	Flucythrinate	33.1，33.4	198.9	157.0	10	0.025
				156.9	107.1	15	
74	喹禾灵	Quizalofop-ethyl	33.0	163.0	136.0	10	0.01
				371.8	298.9	10	
75	氰戊菊酯	Fenvalerate	34.3，34.7	167.0	125.1	5	0.025
				225.0	119.0	18	
76	溴氰菊酯	Deltamethrin	36.0	181.0	152.1	25	0.025
				252.7	174.0	8	

注：①表中化合物 10 与 29 为内标；②部分化合物存在异构体，存在多个异构体峰的保留时间。

3. 对照品贮备溶液的制备

精密称取农药对照品适量，根据各农药溶解性加乙腈或甲苯分别制成每 1 mL 含 1000 μg 的溶液，即得（可根据具体农药的灵敏度适当调整贮备液配制的浓度）。

4. 内标贮备溶液的制备

取氘代莠去津和氘代倍硫磷对照品适量，精密称定，加乙腈溶解并制成每 1 mL 各含 1000 μg 的混合溶液，即得。

5. 混合对照品溶液的制备

精密量取上述各对照品贮备液适量，用含 0.05% 醋酸的乙腈分别制成每 1 L 含 100 μg 和 1000 μg 的两种溶液，即得。

6. 内标溶液的制备

精密量取内标贮备溶液适量，加乙腈制成每 1 mL 含 6 μg 的溶液，即得。

7. 基质混合对照品溶液的制备

取空白基质样品 3 g，一式 6 份，同供试品溶液的制备方法处理，"置氮吹仪上于 40 ℃ 水浴浓缩至约 0.4 mL"，分别加入混合对照品溶液（100 μg·L⁻¹）50 μL、100 μL，混合对照品溶液（1000 μg·L⁻¹）50 μL、100 μL、200 μL、400 μL，加乙腈定容至1 mL，涡旋混匀，用微孔滤膜滤过（0.22 μm），取续滤液，即得系列基质混合对照品溶液。

8.供试品溶液的制备

药材或饮片取供试品，粉碎成粉末（过三号筛），取约3 g，精密称定，置50 mL聚苯乙烯具塞离心管中，加入1%冰醋酸溶液15 mL，涡旋使药粉充分浸润，放置30 min，精密加入乙腈15 mL与内标溶液100 μL，涡旋使其混匀，置振荡器上剧烈振荡（500次/min）5分钟，加入无水硫酸镁与无水乙酸钠的混合粉末（4：1）7.5 g，立即摇散，再置振荡器上剧烈振荡（500次/min）3 min，于冰浴中冷却10 min，离心（4000 r·min^{-1}）5 min，取上清液9 mL，置已预先装有净化材料的分散固相萃取净化管（无水硫酸镁900 mg，N-丙基乙二胺300 mg，十八烷基硅烷键合硅胶300 mg，硅胶300 mg，石墨化炭黑90 mg）中，涡旋使充分混匀，再置振荡器上剧烈振荡（500次/min）5 min使净化完全，离心（4000 r·min^{-1}）5 min，精密吸取上清液5 mL，置氮吹仪上于40 ℃水浴浓缩至约0.4 mL，加乙腈定容至1 mL，涡旋混匀，用微孔滤膜（0.22 μm）滤过，取续滤液，即得。

9.测定法

精密吸取供试品溶液和基质混合对照品溶液各1 μL，注入气相色谱–串联质谱仪，按内标标准曲线法计算供试品中74种农药残留量。

（二）液相色谱—质谱联用法

液相色谱—质谱联用技术是20世纪90年代发展起来的以液相色谱为分离手段、质谱为检测器的综合分析技术，集液相色谱的高分离能力与质谱的高灵敏度于一体。液相色谱可以直接分析不挥发性化合物、极性化合物和大分子化合物（包括蛋白质、多肽、多糖和多聚物等），分析范围广且不需要衍生化步骤。常用的液相色谱—质谱联用具有两大分类系统：一类从质谱的离子源角度来划分，包括电喷雾离子源、大气压化学电离离子源与基质辅助激光解吸电离源等；另一类是从质谱的质量分析器来划分，包括四极杆、离子阱、飞行时间和傅立叶变换质谱等。近年来液相色谱—质谱联用技术发展迅速，由于其灵敏度高、专属性强，广泛应用于法医、环境、医药与食品安全等领域。在食品安全检测方面，该项技术大大提高了液相色谱法测定农药残留的效率。传统液相色谱法需要将待测化合物实现完全色谱分离后才能进行定性与定量分析，而就液相色谱—质谱联用技术而言，由于每种化合物均有与其自身分子结构相关的特征质荷比，即使各待测化合物未实现色谱分离，仍然可根据自身特征质荷比实现分析，这大大提高了液相色谱质谱联用分析化合物的通量。对于需要灵敏度高、适用范围宽、满足复杂基质的多残留快速检测工作而言，液相色谱—质谱联用技术无疑是首选的最佳检测手段。

通过 HPLC-MS/MS 法测定延胡索药材中 12 种农药残留的方法。样品用乙腈提取，过 N-丙基乙二胺柱净化，用 ZORBAX Eclipse plus C_{18} 色谱柱分离，以电喷雾电离串联质谱在正离子多反应监测模式下进行测定，内标法定量。12 种农药成分在相应的测定范围内线性关系良好，加样回收率范围为 65.5%~117.8%，RSD 范围为 0.4%~4.5%，各农药的检出限为 0.1~2.5 $\mu g \cdot kg^{-1}$。通过建立白果、广藿香、红花、人参、银杏叶等 6 种中药材农残的 HPLC-MS/MS 检测方法，样品经加速溶剂萃取，依次经凝胶渗透色谱和固相萃取柱净化后，用 HPLC-MS/MS 同时定性、定量测定。结果在 6 种中药材样品基质、三水平添加条件下，74 种农药的回收率大多在 70.0%~110.0%，相对标准偏差小于 15%，检测限大多低于 0.01 $mg \cdot kg^{-1}$。2015 版《中国药典》也收载有中药材农药多残留的 HPLC-MS 测定方法。

例 6. 2015 版《中国药典》——液相色谱—串联质谱法

1. 色谱条件

以十八烷基硅烷键合硅胶为填充剂（柱长 15 cm，内径为 3 mm，粒径为 3.5 μm）；以 0.1% 甲酸（含 10 mmol · L^{-1} 甲酸铵）溶液为流动相 A，以乙腈为流动相 B，进行梯度洗脱（表 5-3）；柱温为 35 ℃，流速为 0.4 mL · min^{-1}。

表5-3　流动相梯度

时间（分钟）	流动相 A（%）	流动相 B（%）
0~1	95	5
1~4	95 → 40	5 → 60
4~14	40 → 0	60 → 100
14~18	0	100
18~26	95	5

2.质谱条件

以三重四极杆串联质谱仪检测；离子源为电喷雾（ESI）离子源，使用正离子扫描模式。监测模式为多反应监测，各化合物参考保留时间、监测离子对、碰撞电压和检出限参考值（表5-4）。为提高检测灵敏度，可根据保留时间分段监测各农药。

表5-4 155种农药及内标对照品的保留时间、监测离子对、碰撞电压（CE）与检出限参考值

编号	中文名	英文名	保留时间（min）	母离子	子离子	CE（V）	检出限（mg·kg⁻¹）
1	乙酰甲胺磷	Acephate	2.5	184.0	143.0	13	0.05
				184.0	125.0	24	
2	啶虫脒	Acetaniprid	4.1	223.5	126.0	17	0.005
				223.5	90.0	43	
3	甲草胺	Alachlor	6.6	270.1	238.1	15	0.005
				270.1	162.1	26	
4	涕灭威	Aldicarb	4.5	208.1	116.1	10	0.005
				208.1	89.0	22	
5	涕灭威砜	Aldicarb-sulfone	3.3	223.1	166.1	8	0.005
				223.1	148.0	11	
6	涕灭威亚砜	Aldicarb-sulfoxide	2.9	207.1	132.0	9	0.005
				207.1	89.0	20	
7	丙烯菊酯	Allethrin	9.1	303.2	135.0	15	0.25
				303.2	169.0	12	
8	莠灭净	Ametryn	5.5	228.1	186.1	26	0.005
				228.1	96.1	34	
9	莠去净	Atrazine	5.2	216.1	174.1	23	0.005
				216.1	104.0	38	
10	氘代莠去净	Atrazine-d5(ethyl-d5)	5.1	221.0	178.8	35	
				221.0	101.1	35	
11	乙基谷硫磷（益棉磷）	Azinphos-ethyl	6.7	346.0	289.0	8	0.05
				346.0	261.0	11	

续表

编号	中文名	英文名	保留时间（min）	母离子	子离子	CE（V）	检出限（mg·kg⁻¹）
12	甲基谷硫磷（保棉磷）	Azinphos-methyl	5.8	318.0	160.1	9	0.05
				318.0	132.0	20	
13	嘧菌酯	Azoxystrobin	5.9	404.1	372.1	18	0.005
				404.1	344.1	32	
14	苯霜灵	Benalaxyl	7.1	326.2	294.2	14	0.005
				326.2	208.1	21	
15	联苯肼酯	Bifenazate	6.2	301.1	170.1	29	0.005
				301.1	198.1	15	
16	联苯三唑醇	Bitertanol	6.4	338.2	269.2	10	0.05
				338.2	99.1	18	
17	啶酰菌胺	Boscalid	6.1	343.0	307.1	26	0.005
				343.0	140.0	25	
18	噻嗪酮	Buprofezin	9.5	306.2	201.1	15	0.005
				306.2	116.1	20	
19	丁草胺	Butachlor	9.2	312.0	238.1	17	0.005
				312.0	162.2	33	
20	硫线磷	Cadusafos	7.6	271.0	159.0	21	0.005
				271.0	97.0	51	
21	甲萘威	Carbaryl	5.0	202.1	145.1	13	0.005
				202.1	127.1	39	
22	多菌灵	Carbendazim	3.4	192.1	160.1	21	0.005
				192.1	132.1	40	
23	克百威	Carbofuran	4.9	222.1	165.1	16	0.005
				222.1	123.0	27	
24	3-羟基克百威	Carbofuran-3-hydroxy	3.9	238.1	181.1	14	0.005
				238.1	163.1	23	
25	灭螨猛	Chinomethionat	7.9	235.0	207.0	25	0.05
				235.0	163.0	38	

续表

编号	中文名	英文名	保留时间（min）	母离子	子离子	CE（V）	检出限（mg·kg⁻¹）
26	氯虫酰胺	Chlorantraniliprole	5.4	481.9	450.9	23	0.005
				481.9	283.9	20	
27	毒虫畏	Chlorfenvinphos	6.9	359.0	155.0	16	0.005
				359.0	127.0	22	
28	烯草酮	Clethodim	8.6	360.1	268.1	14	0.005
				360.1	164.1	23	
29	蝇毒磷	Coumaphos	7.6	363.0	307.0	22	0.05
				363.0	227.0	35	
30	氰氟草酯	Cyhalofop-butyl	8.6	375.2	358.1	10	0.05
				375.2	256.1	22	
31	嘧菌环胺	Cyprodinil	6.8	226.1	108.1	35	0.005
				226.1	93.1	44	
32	内吸磷	Demeton（O+S）	5.3	259.0	88.9	20	0.005
				259.0	60.9	50	
33	二嗪磷	Diazinon	7.6	305.1	277.1	19	0.005
				305.1	169.1	29	
34	除线磷	Dichlofenthion	9.3	314.9	258.9	23	0.05
				314.9	286.9	17	
35	百治磷	Dicrotophos	3.5	238.1	112.1	19	0.005
				238.1	193.0	15	
36	苯醚甲环唑	Difenoconazole	7.3	406.1	337.0	24	0.005
				406.1	251.0	36	
37	除虫脲	Diflubenzuron	6.2	311.0	158.0	21	0.005
				311.0	141.0	45	
38	二甲吩草胺	Dimethenamid	6.0	276.1	244.1	20	0.005
				276.1	168.1	33	
39	乐果	Dimethoate	4.0	230.0	199.0	13	0.005
				230.0	125.0	29	

编号	中文名	英文名	保留时间（min）	母离子	子离子	CE（V）	检出限（mg·kg⁻¹）
40	烯唑醇	Diniconazole	6.7	326.1	159.0	42	0.05
				326.1	70.0	53	
41	乙拌磷	Disulfoton	8.1	275.0	89.0	18	0.1
				275.0	61.0	49	
42	乙拌磷砜	Disulfoton-sulfone	5.5	307.0	261.0	14	0.1
				307.0	153.0	17	
43	乙拌磷亚砜	Disulfoton-sulfoxide	5.0	291.0	213.0	13	0.005
				291.0	185.0	20	
44	克瘟散	Edifenphos	6.9	311.0	172.9	25	0.005
				311.0	282.9	16	
45	苯硫膦	EPN	8.2	324.1	296.0	18	0.005
				324.1	157.0	30	
46	乙硫苯威	Ethiofencarb	5.1	226.1	106.9	21	0.005
				226.1	164.1	11	
47	乙硫磷	Ethion	9.5	385.0	199.0	14	0.005
				385.0	142.9	36	
48	灭线磷（丙线磷）	Ethoprophos	6.2	243.1	215.0	17	0.005
				243.1	130.9	29	
49	醚菊酯	Etofenprox	11.8	394.2	359.2	15	0.05
				394.2	177.1	21	
50	乙嘧硫磷	Etrimfos	4.0	293.1	265.0	24	0.005
				293.1	125.0	42	
51	苯线磷	Fenamiphos	5.9	304.1	276.1	19	0.005
				304.1	217.0	31	
52	苯线磷砜	Fenamiphos-sulfone	4.7	336.1	308.1	21	0.005
				336.1	266.0	28	
53	苯线磷亚砜	Fenamiphos-sulfoxide	4.3	320.1	292.1	21	0.05
				320.1	233.0	34	

编号	中文名	英文名	保留时间（min）	母离子	子离子	CE（V）	检出限（mg·kg⁻¹）
54	氯苯嘧啶醇	Fenarimol	6.0	331.0	268.1	32	0.05
				331.0	139.0	48	
55	腈苯唑	Fenbuconazole	6.3	337.1	125.0	38	0.005
				337.1	70.0	24	
56	氧皮蝇磷	Fenchlorphos-oxon	6.0	304.9	272.9	30	0.05
				304.9	109.0	31	
57	唑螨酯	Fenpyroximate	9.9	422.2	366.1	24	0.005
				422.2	215.1	35	
58	丰索磷	Fensulfothion	5.2	309.0	281.0	20	0.005
				309.0	253.0	25	
59	氧丰索磷	Fensulfothion-oxon	4.0	293.1	265.0	20	0.005
				293.1	237.0	21	
60	氧丰索磷砜	Fensulfothion-oxon-sulfone	4.5	309.1	281.0	15	0.005
				309.1	253.0	23	
61	丰索磷砜	Fensulfothion-sulfone	5.7	325.0	297.0	16	0.05
				325.0	269.0	23	
62	倍硫磷	Fenthion	7.2	279.0	247.0	18	0.05
				279.0	169.0	24	
63	氘代倍硫磷	Fenthion-d6（σ，σ-dimethyl-d6）	7.2	285.4	249.9	18	
				285.4	168.9	24	
64	氧倍硫磷	Fenthion-oxon	5.2	263.1	231.0	22	0.05
				263.1	216.0	32	
65	氧倍硫磷砜	Fenthion-oxon-sulfone	4.1	295.0	217.1	26	0.1
				295.0	104.1	34	
66	氧倍硫磷亚砜	Fenthion-oxon-sulfoxide	3.8	279.0	264.0	26	0.005
				279.0	247.0	36	
67	倍硫磷砜	Fenthion-sulfone	5.3	311.0	279.0	25	0.1
				311.0	125.0	28	

续表

编号	中文名	英文名	保留时间（min）	母离子	子离子	CE（V）	检出限（mg·kg⁻¹）
68	倍硫磷亚砜	Fenthion–sulfoxide	4.9	295.0	280.0	26	0.05
				295.0	109.0	40	
69	精吡氟禾草灵	Fluazifop–P–butyl	9.0	384.1	328.1	24	0.005
				384.1	282.1	29	
70	氟硅唑	Flusilazole	6.3	316.1	247.1	25	0.005
				316.1	165.1	37	
71	氟酰胺	Flutolanil	6.4	324.1	262.1	26	0.005
				324.1	242.1	35	
72	地虫硫磷	Fonofos	7.7	247.0	137.0	15	0.005
				247.0	109.0	25	
73	噻唑磷	Fosthiazate	5.0	284.1	228.0	14	0.005
				284.1	104.0	32	
74	呋线威	Furathiocarb	8.9	383.2	252.1	17	0.005
				383.2	195.0	25	
75	氟吡甲禾灵	Haloxyfop–methyl	7.9	376.1	316.0	25	0.005
				376.1	288.0	35	
76	己唑醇	Hexaconazole	6.4	314.1	185.0	30	0.05
				314.1	159.0	41	
77	环嗪酮	Hexazinone	4.4	253.0	171.1	25	0.005
				253.0	71.1	45	
78	烯菌灵	Imazalil	5.0	297.1	255.0	25	0.005
				297.1	159.0	30	
79	吡虫啉	Imidacloprid	3.9	256.0	209.1	23	0.005
				256.0	175.1	28	
80	茚虫威	Indoxacarb	7.9	528.1	293.0	19	0.005
				528.1	249.0	23	
81	异菌脲	Iprodione	6.3	330.0	244.9	20	0.005
				332.0	247.0	20	

编号	中文名	英文名	保留时间（min）	母离子	子离子	CE（V）	检出限（mg·kg⁻¹）
82	氯唑磷	Isazofos	6.9	315.0	163.0	22	0.005
				315.0	120.0	35	
83	异硫磷	Isofenphos	8.2	346.1	287.1	8	0.005
				346.1	245.0	19	
84	甲基异柳磷	Isofenphos-methyl	7.5	332.0	273.0	10	0.005
				332.0	231.0	30	
85	异丙威	Isoprocarb	5.3	194.0	152.0	11	0.005
				194.0	137.0	13	
86	稻瘟灵	Isoprothiolane	6.5	290.9	188.9	30	0.005
				290.9	231.0	15	
87	马拉氧磷	Malaoxon	4.8	315.1	269.0	11	0.005
				315.1	127.0	17	
88	马拉硫磷	Malathion	6.4	331.0	285.0	10	0.005
				331.0	127.0	17	
89	灭蚜威	Mecarbam	6.8	330.1	227.0	12	0.005
				330.1	199.0	21	
90	灭锈胺	Mepronil	6.3	270.1	228.1	20	0.005
				270.1	119.0	32	
91	甲霜灵	Metalaxyl	5.1	280.2	248.1	14	0.05
				280.2	220.1	19	
92	虫螨畏	Methacrifos	5.8	241.0	209.0	12	0.1
				241.0	125.0	26	
93	甲胺磷	Methamidophos	1.8	142.0	125.0	19	0.005
				142.0	94.0	21	
94	杀扑磷	Methidathion	5.7	303.0	145.0	13	0.05
				303.0	85.0	30	
95	灭虫威	Methiocarb	5.6	226.1	169.1	14	0.005
				226.1	121.1	26	

编号	中文名	英文名	保留时间（min）	母离子	子离子	CE（V）	检出限（mg·kg⁻¹）
96	灭多威	Methomyl	3.4	163.1	106.0	13	0.005
				163.1	88.0	12	
97	甲氧虫酰肼	Methoxyfenozide	6.2	369.2	313.2	10	0.005
				369.2	149.1	24	
98	异丙甲草胺	Metolachlor	6.6	285.0	253.0	19	0.005
				285.0	177.0	33	
99	速灭威	Metolcarb	4.6	166.0	109.1	17	0.05
				166.0	94.0	43	
100	草克净	Metribuzin	4.8	215.1	187.1	25	0.005
				215.1	84.1	28	
101	速灭磷	Mevinphos	3.8	225.1	193.0	11	0.005
				225.1	127.0	22	
102	草达灭	Molinate	6.3	188.1	126.1	19	0.05
				188.1	55.1	34	
103	久效磷	Moncrotophos	3.3	224.1	193.0	11	0.005
				224.1	127.0	22	
104	腈菌唑	Myclobutanil	5.9	289.1	125.0	50	0.005
				289.1	70.0	24	
105	敌草胺	Napropamide	6.3	272.2	199.1	26	0.005
				272.2	171.1	26	
106	N-去乙基甲基嘧啶磷	N-desethyl-pimiphos-methyl	5.5	278.0	245.8	24	0.005
				278.0	249.8	24	
107	氧化乐果	Omethoate	2.7	214.0	183.0	15	0.05
				214.0	155.0	21	
108	噁草酮	Oxadiazon	9.2	345.1	303.0	19	0.05
				345.1	220.0	28	
109	噁霜灵	Oxadixyl	4.6	279.1	219.1	16	0.005
				279.1	132.1	43	

编号	中文名	英文名	保留时间（min）	母离子	子离子	CE（V）	检出限（mg·kg⁻¹）
110	杀线威	Oxamyl	3.3	237.1	220.1	7	0.05
				237.1	90.1	12	
111	多效唑	Paclobutrazol	5.5	294.1	165.0	31	0.05
				294.1	125.0	52	
112	乙基对氧磷	Paraoxon-ethyl	5.2	276.0	248.0	14	0.05
				276.0	220.0	22	
113	甲基对氧磷	Paraoxon-methyl	4.6	248.0	231.0	24	0.05
				248.0	202.0	27	
114	稻丰散	Phenthoate	7.3	321.0	275.0	8	0.005
				321.0	247.0	14	
115	甲拌磷	Phorate	7.8	261.0	75.0	19	0.005
				261.0	47.0	49	
116	氧甲拌磷	phorate-oxon	5.2	245.0	245.0	5	0.005
				245.0	75.0	10	
117	氧甲拌磷砜	phorate-oxon-sulfone	4.2	277.0	249.0	14	0.005
				277.0	183.0	16	
118	甲拌磷砜	phorate-sulfone	5.6	293.0	247.0	9	0.1
				293.0	171.0	16	
119	伏杀硫磷	Phosalone	7.8	368.0	322.0	14	0.05
				368.0	182.0	23	
120	亚胺硫磷	Phosmet	5.9	318.0	160.0	24	0.05
				318.0	133.0	51	
121	磷胺	Phosphamidon	4.3	300.1	227.0	19	0.005
				300.1	174.1	19	
122	辛硫磷	Phoxim	7.7	299.1	153.1	11	0.05
				299.1	129.0	16	
123	胡椒基丁醚	Piperonyl Butoxide	8.7	356.2	177.1	15	0.005
				356.2	119.1	49	

续表

编号	中文名	英文名	保留时间（min）	母离子	子离子	CE（V）	检出限（mg·kg⁻¹）
124	抗蚜威	Pirimicarb	4.7	239.1	182.1	22	0.05
				239.1	137.1	32	
125	嘧啶磷	Pirimiphos-ethyl	9.6	334.1	306.1	23	0.005
				334.1	198.1	21	
126	甲基嘧啶磷	Pirimiphos-methyl	8.1	306.1	164.1	30	0.005
				306.1	108.1	39	
127	丙草胺	Pretilachlor	8.2	312.0	252.1	23	0.005
				312.0	132.1	63	
128	咪酰胺	Prochloraz	7.0	376.0	308.0	17	0.005
				376.0	70.0	45	
129	丙溴磷	Profenofos	8.2	372.9	344.9	18	0.005
				372.9	302.9	26	
130	猛杀威	Promecarb	5.8	208.1	109.0	23	0.005
				208.1	151.0	13	
131	敌稗	Propanil	5.5	218.1	162.1	21	0.005
				218.1	127.1	33	
132	炔螨特	Propargite	9.9	368.2	231.2	14	0.005
				368.2	175.1	23	
133	胺丙畏	Propetamphos	6.6	282.0	138.0	25	0.005
				282.0	156.0	19	
134	丙环唑	Propiconazole	6.8	342.1	205.0	25	0.05
				342.1	159.0	35	
135	残杀威	Propoxur	4.8	210.1	168.1	11	0.005
				210.1	111.0	19	
136	丙硫磷	Prothiophos	11.0	344.8	241.0	27	0.1
				344.8	132.9	69	
137	百克敏	Pyraclostrobin	7.5	388.1	296.1	19	0.005
				388.1	194.1	17	

编号	中文名	英文名	保留时间（min）	母离子	子离子	CE（V）	检出限（mg·kg⁻¹）
138	哒螨灵	Pyridaben	10.7	365.0	147.0	31	0.005
				365.0	309.0	19	
139	吡丙醚	Pyriproxyfen	9.1	322.1	227.1	21	0.005
				322.1	185.1	32	
140	喹硫磷	Quinalphos	7.1	299.1	271.0	19	0.005
				299.1	163.0	33	
141	抑食肼	RH 5849	5.2	297.0	241.0	8	0.005
				297.0	105.0	25	
142	治螟磷	Sulfotep	7.6	323.0	295.0	14	0.005
				323.0	170.9	20	
143	氟胺氰菊酯	Tau-fluvalinate	11.5	520.1	208.1	23	0.25
				520.1	181.1	35	
144	戊唑醇	Tebuconazole	6.2	308.1	125.0	55	0.005
				308.1	70.0	27	
145	抑虫肼	Tebufenozide	6.7	353.2	297.2	11	0.05
				353.2	133.1	25	
146	胺菊酯	Tetramethrin	8.8	332.0	314.0	12	0.05
				332.0	286.0	13	
147	噻菌灵	Thiabendazole	3.5	202.0	175.0	35	0.005
				202.0	131.1	45	
148	噻虫啉	Thiacloprid	4.3	253.0	186.0	20	0.05
				253.0	126.0	30	
149	噻虫嗪	Thiamethoxam	3.6	292.0	211.1	18	0.005
				292.0	181.1	31	
150	甲基立枯磷	Tolclofos-methyl	7.8	301.0	269.0	23	0.05
				301.0	175.0	35	
151	甲苯氟磺胺	Tolylfluanid	7.6	364.0	238.0	21	0.05
				364.0	137.0	38	

编号	中文名	英文名	保留时间（min）	母离子	子离子	CE（V）	检出限（mg·kg⁻¹）
152	三唑磷	Triazophos	6.4	314.1	178.0	29	0.005
				314.1	162.1	25	
153	敌百虫	Trichlorfon	3.6	256.9	109.0	25	0.05
				256.9	221.0	15	
154	三环唑	Tricyclazole	4.3	190.0	163.0	28	0.005
				190.0	136.0	34	
155	肟菌酯	Trifloxystrobin	8.1	409.1	206.1	19	0.005
				409.1	186.1	18	

注：其中编号 10、63 为内标。

3.溶液的制备

对照品贮备溶液的制备、内标贮备溶液的制备、混合对照品溶液的制备、内标溶液的制备、基质混合对照品溶液的制备与供试品溶液的制备均同气相色谱—串联质谱法项下。

4.测定法

分别精密吸取气相色谱—串联质谱法中供试品溶液和基质混合对照品工作溶液各 1~10 μL（根据检测要求与仪器灵敏度可适当调整进样量），注入液相色谱—串联质谱仪，按内标标准曲线法计算供试品中 153 种农药残留量。

5.注意事项

（1）依据各品种项下规定的监测农药种类并参考相关农药限度规定配制对照品溶液。

（2）空白基质样品为经检测不含待测农药的同品种样品。

（3）加样回收率应在 70%~120%。在方法重现性可获得的情况下，部分农药回收率可放宽至 50%~130%。

（4）进行样品测定时，如果检出色谱峰的保留时间与对照品一致，并且在扣除背景后的质谱图中，所选择的监测离子对均出现，而且所选择的监测离子对峰面积比与对照品的监测离子对峰面积比一致（相对比例＞50%，允许 ±20% 偏差；

相对比例＞20%~50%，允许 ± 25% 偏差；相对比例＞10%~20%，允许 ± 30% 偏差；相对比例≤ 10%，允许 ± 50% 偏差），则可判断样品中存在该农药。如果不能确证，选用其他监测离子对重新进样确证或选用其他检测方式的分析仪器进行确证。

（5）气相色谱—串联质谱法测定的农药，推荐选择氘代倍硫磷作为内标；液相色谱—串联质谱法测定的农药，推荐选择氘代莠去津作为内标。

（6）方法提供的监测离子对等测定条件为推荐条件，各实验室可根据所配置仪器的具体情况做适当调整；在样品基质有测定干扰的情况下，可选用其他监测离子对。

（7）对于特定农药或供试品，分散固相萃取净化管中净化材料的比例可做适当调整，但须进行方法学考察以确保结果准确。

（8）在进行气相色谱—串联质谱法测定时，为进一步优化方法效能，供试品溶液最终定容的溶剂可由乙腈经溶剂替换为甲苯（经氮吹至近干加入甲苯1 mL即可）。

四、其他测定方法

（一）农药残留的超临界流体色谱检测法

1962年，人们首次实现了超临界流体色谱分析。1986年，Capriel将超临界流体萃取技术应用于农药残留分析。对于极性较弱的农药，该方法是成功的；但对极性较强的农药（如磺酰脲类除草剂），使用超临界流体提取和分析时，需要加入大量的极性溶剂（如甲醇等）才能获得成功。超临界流体萃取在农药残留分析前处理上显示出了明显的优越性。1987年，Wheeler and McNally报道了采用超临界流体色谱法对农药残留的检测，样品用氰基色谱柱分离，电子捕获检测器、氮磷检测器和紫外检测器串联在线检测。填充柱超临界色谱法通常在保证较高分离度的情况下，分析时间比高效液相色谱缩短60%~80%，对于复杂的样品也会有较好的分离效果。Kenan D等采用填充柱超临界流体色谱大气压化学电离质谱法，同时对土壤中3种不同结构类型的农药进行了检测。其中包括三氮苯类除草剂莠去津和莠灭净，氨基甲酸酯类杀虫剂克百威，磺酰脲类除草剂苄嘧磺隆、氯磺隆和甲磺隆。

（二）农药残留的高效毛细管电泳检测法

毛细管电泳始于20世纪60年代。现已广泛应用于生物大分子（如DNA测序、蛋白质）分离上。在农药残留分析上，高效液相色谱法难以分析的农药品种（如磺酰脲类除草剂）已有了毛细管电泳与质谱联用测定的报道。如杜雪纯等建立了白芍药材中19种有机氮类农药残留的毛细管电泳—质谱联用（CE–MS）检测方法。19种农药在一定浓度范围内呈线性关系，19种农药的加样回收率为80.1%~108.4%，相对标准偏差20%，检测限为0.503~10.1 µg·kg^{-1}。用高效毛细管电泳—安培检测法对农药甲基对硫磷、对硫磷、西维因和速灭威水解产物酚类进行了测定研究。经条件优化，标准样品15 min内实现了基线分离，线性范围为0.05~10 mg·L^{-1}；对硫磷、速灭威和西维因回收率分别为91%，94%和101%，相对标准偏差分别为3.3%、2.5%和2.2%（$n=6$），可用于对所选该类农药残留的快速测定。

（三）农药残留的离子色谱检测法

离子色谱法是一种利用色谱技术测定离子型物质的液相色谱方法。该方法始于1975年，由美国道化学公司Smll提出，用于测定氯和硫酸根离子的方法。农药残留分析有时会在淋洗液中加入溶剂被称为流动相离子色谱法。分析阴离子时大多用Na_2CO_3或Na_2CO_3–$NaHCO_3$缓冲溶液，依据不同的色谱柱浓度从每升几毫摩尔到每升几十毫摩尔；分析阳离子时用硫酸11 mmol·g^{-1}或甲烷磺酸水溶液20 mmol·g^{-1}。现在也有直接用电解水作为淋洗液的技术。离子色谱法目前主要用于常见的无机离子的分析。有机离子分析研究报道的较少，专用色谱柱和方法有待深入开发。常见的阴离子（如F^-、Cl^-、NO_2^-、$BrNO_3^-$、HPO^{2-}和SO^{2-}）和阳离子（如Li^+、Na^+、NH_4^+、K^+、Mg^{2+}和Ca^{2+}）可采用离子色谱仪同时分析，灵敏度高，使用方便快速，结果准确可靠。我国有关农药残留分析，张培敏等报道，电导测定土壤中的乙烯利；周旭和张婷报道，流动相离子色谱法同时测定植物中残留的矮壮素和缩节胺；颜金良等报道，梯度淋洗快速测定豆芽中的4–氯苯氧乙酸残留量等。采用离子色谱法开展有关品种的农药残留分析工作，突出的问题是常见阴、阳离子很难净化到符合要求，检测时容易产生严重干扰。离子色谱法检测的农药残留量，通常也可以用液相色谱—质谱联用仪或液相色谱—串联质谱联用仪测定。

（四）农药残留活体生物测定法

利用指示植物、菌类等活体来测定样品中农药残留量的方法称为农药残留活体生物测定法。这种方法是仪器分析方法的一种补充和替代。如使用仪器方法能够测定出土壤中莠去津的残留量，但无法确定对下茬种植大豆是否产生药害。若采用活体指示植物甚至直接用大豆，通过大量多点取样，室内栽培试验就可以得出该块田地是否可以种植敏感作物的结论。活体生物测定法主要侧重于解决生产实际问题，而仪器分析法能够准确地测出样品中某些农药的残留量。

（五）农药残留的酶活性抑制与免疫分析技术

经典的农药残留分析主要依靠色谱、色谱质谱联用等理化分析技术，需要训练有素的分析技术人员、专业化的实验室和仪器设备，分析样品的制备过程相对复杂，分析时间长、成本高，难以适应大量样品和现场样品快速检测的要求。为适应产品的产地源头监控、鲜活产品交易现场的快速检测和进出口农副产品的检测时效，需要研究开发快速高效的农药残留检测方法。随着生命科学、化学、医学、新材料等学科的发展和交融，分析化学从经典的物理化学分离分析发展到复杂体系中的分子识别，检测灵敏度已进入了单个分子的水平。以生物分析化学为基础的分析技术，如酶活性抑制分析、免疫分析、生物传感器等，以其简便快速、特异灵敏、样品用量少、成本低廉、不需要贵重仪器等优势，成为20世纪后期以来农药残留分析领域的一个重要发展方向。应用酶活性抑制分析、酶联免疫吸附分析、金标免疫色谱、生物传感器、生物芯片等现代生物分析技术测定农药残留，对大量样本进行现场快速筛查定性分析和初步定量分析，必要时对初筛呈阳性或有疑问的样品再用经典的理化方法进行确证，可大大提高检测效率和降低检测成本。提高快速检测农药残留技术的稳定性和准确度，并逐步使方法标准化，是国内外相关领域的科学工作者为之努力的目标和研究热点之一。

1.酶活性抑制分析法

有机磷酸酯和氨基甲酸酯是两类重要的有机合成农药，一直是农副产品尤其是果蔬中农药残留的主要检测对象之一。果蔬是比较特殊的农产品，许多蔬菜（如叶菜）的生长和收获期短，生长季节病虫害防治引起的农药残留问题较多，成为农产品安全监控的重点。但蔬菜（特别是叶菜）的保鲜期很短，采用常规色谱、波谱和色谱——质谱联用法检测往往耗时过长。因此，用于快速检测蔬菜等农副产品中有机磷和氨基甲酸酯类农药残留的酶活性抑制技术及其产品被广泛研究和开发利用。

　　Giang 和 Hall 利用有机磷酸酯农药、Zweig and Archer 利用氨基甲酸酯类农药在体外对乙酰胆碱酯酶具有抑制作用的原理，通过测定乙酰胆碱酯酶催化水解乙酰胆碱产生乙酸的量（△pH）来衡量酶活性被抑制的程度，对敌敌畏、速灭磷、甲萘威等农药进行定量测定。Mendoza 等将薄层色谱与酶活性抑制法相结合，通过在薄层板上分离和显色来测定 10 种有机磷和氨基甲酸酯类农药，最小检出量可达到 ng 水平，有较好的重现性，后来成为一种经典的有机磷和氨基甲酸酯类农药测定法被广泛采用。20 世纪 80 年代，人们开始以来源丰富、取材和制备都十分方便的植物酯酶代替动物酶源，建立薄层色谱植物酯酶活性抑制分析法，为酶活性抑制分析法的进一步推广和应用开拓了新空间。20 世纪 90 年代以来，国内外以酶活性抑制分析法为基础，先后开发出测定有机磷和氨基甲酸酯类农药的快速测定试剂、速测卡和速测仪，酶活性抑制分析法仍然是我国目前现场快速检测蔬菜等农副产品中有机磷和氨基甲酸酯类农药残留的主要方法。但是酶活性抑制分析法只适用于有机磷和氨基甲酸酯类农药的检测，其灵敏度有限，有小部分农药品种对此法很不灵敏。

2. 免疫分析法

　　免疫分析是一种以抗原抗体特异性识别以及可逆结合反应为基础的对目标分析物进行定性分析和定量分析的技术。与常规理化分析相比，免疫分析具有选择性好、灵敏度高、分析容量大、简便快捷、成本低、安全可靠等优点，可大大简化甚至省去样品前处理过程，可检测极性强、难挥发、具有同分异构体的农药，不需要贵重仪器，对使用人员的专业技术要求不高，容易普及和推广。基于免疫化学技术开发的免疫检测试剂盒和检测卡，可应用于大量现场样品的快速检测。20 世纪 90 年代以来，农药、兽药等小分子化合物免疫分析技术的研究和开发进展迅速，在粮食、水果、蔬菜、茶叶、蜂蜜、肉、蛋、奶等农副产品和水、土壤等环境样品中快速监控农药、兽药残留物发挥了重要作用。国际粮食与农业组织向许多国家推荐免疫分析技术，美国化学会将免疫分析、色谱分析共同列为农药残留分析的主要技术，免疫检测结果也被列为具有法律效力的证据。

　　20 世纪 80 年代以来，免疫分析法在农药残留检测中的应用越来越深入，其中酶联免疫吸附测定法测定农药残留表现最为活跃，主要以食品（如水果、蔬菜、啤酒、饮料、肉、鱼、奶、植物油、蜂产品、豆类、谷物及加工产品）和水、土壤等环境样品中的农药残留为主要测定对象。已有大量文献报道了杀菌剂、杀虫剂、除草剂和一些植物（昆虫）生长调节剂的酶联免疫吸附测定技术方法的建立，其检测水平可达到ng甚至pg级。美国环境保护署（EPA）、农业部食品安全检验司和美国分析化学家协会分别制定了有关农药残留免疫检测试剂盒的评价和许可准则。并已开发出多种商品化农药残留免疫检测试剂盒，如美国某公司开发的某种试剂盒能检测的杀虫剂有毒死蜱、甲基毒死蜱、嘧啶磷、对硫磷、杀螟硫磷、氯丹、滴滴涕、毒杀芬、硫丹、六六六、二嗪农、烯虫酯、涕灭威、克百威、烟碱等，能检测的除草剂有2,4-D、脲类除草剂、均三氮苯类除草剂、氰草津、甲草胺、乙草胺、氯磺隆、甲磺隆、百草枯、禾草特等，能检测的杀菌剂有苯菌灵、甲霜灵、噻菌灵、腐霉利等。我国农药免疫分析化学研究从20世纪90年代初起步，已经建立了有机磷（对硫磷、甲基对硫磷、三唑磷等）、氨基甲酸酯（克百威、甲萘威、速灭威等）、拟除虫菊酯（氰戊菊酯、氯氰菊酯、功夫菊酯、溴氰菊酯等）和一些其他农药（烯效唑、多菌灵、2,4-DB等）的免疫分析技术，并且还研制出用于不同农药检测的ELISA试剂盒。这些试剂盒具有操作方便、快捷、准确、灵敏等优点，常用于现场食品检测。与其他检测法相比，ELISA技术拥有很多优势，但仍存在对试剂选择性较高，无法同时分析多种成分，对结构相似的化合物可能出现交叉反应等不足。常规农药残留的前处理及检测方法优缺点及用途总结如下（表5-5）。

表5-5　农残前处理及检测方法的优缺点及用途

前处理或检测方法		优缺点及用途
提取方法	振荡法	最常用的提取方法，可用于蔬菜、水果等样品，方法简便、快速、高效和易于净化
	固相微萃取法	操作简单，节约时间，无需溶剂，使用设备小巧，占用空间小，适用于提取水中污染物
	超临界流体萃取法	此法萃取过程容易调节，萃取效率高，能耗低，产物易与溶剂分离、无溶剂残留
	快速溶剂萃取法	能够调节温度，使样品基质对目标物的作用增强，也可以调节压力保持溶剂相不变

续表

前处理或检测方法		优缺点及用途
净化方法	液-液分配净化法	具有试剂用量大、操作繁琐、不能批次进样等缺点，但适用性强，容易掌握
	柱层析法	常用弗罗里硅土和氧化铝等活性材料
	磺化法	采用硫酸，具有安全性差的缺点，但它是经典的净化方法
浓缩方法	蒸发浓缩	溶剂可以重复使用，成本低，环境污染少，速度快，操作简便，目标物不易损失
	反渗透浓缩	试剂使用量大，操作难
	K-D浓缩仪浓缩	目标物损失少，由于受热面积小，导致浓缩速度慢
	氮吹法	使用溶剂少，但速度相对较慢
检测方法	气相色谱—质谱联用法	快速、简便、定性准确可靠、灵敏度高，被广泛使用
	荧光分析法	灵敏度高、速度快、操作简便
	酶抑制法	操作简便、快速，易掌握，而且成本低
	免疫分析法	结果准确可靠，应用广泛
	生物传感器检测法	检测范围广、快速、灵敏、性能稳定，主要应用于环境、食品和农产品中农药残留检测
	红外光谱法	需结构分析，操作复杂，但精密度好
	超临界流体色谱法	用于复杂样品分析，打破气相色谱和液相色谱的局限性

第三节　农药多残留分析方法

农药多残留分析方法是指在一次分析中同时测定一种以上农药残留的方法。从20世纪80年代以来，随着分离、测定技术的快速进展，尤其是毛细管色谱柱、多种高灵敏度、选择性色谱检测器、质谱检测器以及色谱—质谱联用技术的成熟与普及应用，农药多残留分析技术得到了迅速的发展和广泛的应用。

农药多残留分析方法主要分为多类多残留方法和选择性多残留方法两类。如果建立的多残留分析方法或进行的检测是针对多种不同类型农药进行的，则称为多类多残留方法；只检测性质相近的某类农药的多残留分析，称为选择性多残留方法，亦称为单类多残留方法。多类多残留方法的应用范围主要是针对未知用药历史的样品，经常用于管理机构对食品和环境介质的检测、监督和检查残留限量执行情况。多类多残留方法应该能够检测最广泛的农药残留，但这种分析能力受到以下因素的影响：①提取溶剂体系能够将多少种农药残留从样品中提取出来的广泛性，以及提取的彻底性；②净化过程去除样品共提取物（即杂质）而不去除残留农药的能力；③测定仪器对各类农药的分离和响应能力以及分析测定步骤的多少。因为分析步骤越多，越容易造成残留农药的损失，或减少可检出残留农药的数目。在进行农药多残留分析时，分析人员应用的方法应该是已确认的方法。由于多残留方法在提取、净化和测定的过程中根据不同样品基质的性质有多种不同的模式组合可供选择，分析人员需要结合其他模式优化分析过程。但任何组合都必须有在其应用条件下确认根据的支持。如果是研究新的分析方法，研究人员则要评价分析方法的每个步骤，根据最佳效能做出方法选择。新形成的方法必须经过确认，特别是多实验室的确认评价试验。

在农药多残留分析过程中，需要注意以下几个技术问题：①为了最大限度地检出所分析的未知用药历史样品中的农药残留种类，先测定未净化的提取液，尤其是应用选择性的检测器测定未净化的提取物。②当提取物色谱图出现峰时，通过检索峰的相对保留时间等有关资料进行初步确证，再通过选择性多残留法、质谱法等进行一致性确证。③要充分了解某些特别难以提取的残留农药，例如在多类多残留分析或在单类多残分析时，有机磷农药的极性残留物甲胺磷往往提取的回收率较低，在这种情况下，要在分析方法和结果部分加以注释说明。必要时用另外的方法或修改方法对这些残留重做分析。

目前，国际上已发展和建立了多个可同时检测几百种农药的多残留分析系统，如美国食品和药品管理局的多残留分析方法（FDA-PAM法）可检测360多种农药，德国DFGS19法可检测325种农药，QuEChERS法可准确鉴定超过540多种农药。此外，还有荷兰、加拿大等所建立的多残留检测方法均可检测200种以上农药。所检测项目不仅包括我们熟知的物质，如乙酰甲胺磷、氯氰菊酯、联苯菊酯、对硫磷、硫丹及滴滴涕等，而且包含部分欧洲禁用的农药项目，同时其检测限能够达到 10 ppb 级别。下文简述国际上具有代表性的3种农药多类多残留分析法以供参考。

一、FDA-PAM 法

（一）非脂肪性样品的农药多类多残留分析方法

1.丙酮提取法

本方法可应用于非脂肪食品中的非离子型农药多残留分析。

（1）提取方法

分为含水量＞75%和＜75%的植物或其他食品的提取。

1）含水量＞75%的植物或其他食品的丙酮提取法：称取100 g切碎或捣碎的样品于匀浆机中，加200 mL丙酮，高速匀浆2 min。将用丙酮预洗过的滤纸置于12 cm布氏漏斗中，将混合物抽滤，收集滤液于500 mL抽滤瓶内。过滤一般在1 min内完成，时间过长会造成提取液体积减少引起计算误差。将80 mL提取液置于1 L的分液漏斗，加100 mL石油醚和100 mL二氯甲烷，用力振摇1 min。将下层水相转移至第二个1 L的分液漏斗。将第一个分液漏斗中的上层相通过在预洗玻璃棉上装有4 cm无水硫酸钠的漏斗（直径10 cm）脱水，收集于K–D浓缩瓶中。向装有水相的第二个分液漏斗中加7 g氯化钠，用力振摇30 s至氯化钠基本溶解后，加100 mL二氯甲烷，用力振摇1 min，下层有机相过同一无水硫酸钠漏斗脱水后进入K–D浓缩瓶；水相用100 mL二氯甲烷提取，其有机相过同上无水硫酸钠漏斗脱水后并入K–D浓缩瓶，再用50 mL二氯甲烷淋洗硫酸钠。在K–D浓缩瓶中加适量沸石，先将浓缩瓶接收管置于蒸汽上慢慢浓缩，当有100~150 mL的提取溶剂蒸发以后，可使浓缩器接触更多蒸汽，当浓缩液至约2 mL时通过施耐德柱加100 mL石油醚再浓缩至约2 mL，加50 mL石油醚再浓缩至约2 mL，加20 mL丙酮再浓缩至约2 mL，浓缩过程中不得让溶剂蒸发至干。用丙酮将提取液调节到适当的体积。计算定容提取液中的相应样品量，其计算公式：相应样品量（mg·μL^{-1}）=100×80/（200+w–10）×1/定容体积（mL），式中，100为分析样品量（g），80为液液分配时移取的提取液体积（mL），200为100 g样品中加的丙酮体积（mL），w为样品中含水量（mL）（见相关文献，如果特殊未加工的农产品得不到含水量数据，按85%计），10为水丙酮体积缩减的调节值（mL）。

2）含水量＜75%的植物或其他食品的丙酮提取法：称取15 g粉碎的样品（过20目筛）于匀浆机中，加350 mL 35%水–丙酮，高速匀浆2 min。将用丙酮预洗过的滤纸置于12 cm布氏漏斗中，抽滤混合液，收集滤液于500 mL抽滤瓶内。过滤一般在1 min内完成，时间过长会造成提取液体积减少引起计算误差。将80 mL提取液转入盛有100 mL二氯甲烷的1 L分液漏斗中，加100 mL石油醚，用力振摇1 min。将下层水相转入第二个1 L分液漏斗。将第一个分液漏斗中的有机相通过在预洗玻璃棉上装有4 cm无水硫酸钠的漏斗（直径10 cm）脱水，收集于K–D浓缩瓶中。向装有水相的第二个分液漏斗加7 g氯化钠，用力振摇30 s至氯化钠基本溶解后，加100 mL二氯甲烷，用力振摇1 min，下层有机相过同一无水硫酸钠漏斗脱水后收集于K–D浓缩瓶。再加100 mL二氯甲烷同上提取水相和过硫酸钠漏斗脱水后并入K–D浓缩瓶。再用50 mL二氯甲烷淋洗硫酸钠，淋洗液并入K–D浓缩瓶。在KD浓缩器中加沸石后浓缩，先将浓缩瓶接收管置于蒸汽上慢慢浓缩，当浓缩液至约2 mL时通过施耐德柱加100 mL石油醚再浓缩至约2 mL，加50 mL石油醚再浓缩至约2 mL，加20 mL丙酮再浓缩至约2 mL，浓缩过程中不得让溶剂蒸发至干。用丙酮将提取液调节到适当的体积。计算定容提取液中相应的样品量，其计算公式：相应样品量（mg/AL）=15×80/350×1/定容体积（mL），式中，15为分析样品量（g）；80为液液分配时移取的提取液体积（mL）。

（2）净化方法

1）弗罗里硅土柱净化，二氯甲烷淋洗：称取4 g活化过的弗罗里硅土（月桂酸值110）装入10 mm（内径）×300 mm的色谱柱，上加约2 cm无水硫酸钠。打开活塞，轻敲色谱柱使吸附剂均实。用15 mL己烷预湿色谱柱，不让色谱柱流干。用具刻度收集管的K–D浓缩器接收淋洗液。

用己烷稀释提取液，使提取液成为10%的丙酮–己烷溶液（例如取1 mL丙酮浓缩液，以己烷定容至10 mL）。将此溶液转移到色谱柱上，流速约5 mL/min。用3 mL己烷润洗容器壁两次，过色谱柱，再用少量己烷淋洗色谱柱。用50 mL淋洗液（50%二氯甲烷：1.5%乙腈：48.5%己烷）以约5 mL·min⁻¹流速淋洗色谱柱。在K–D浓缩器中加适量沸石，浓缩淋洗液至适当体积，一般与净化前移取的提取液体积一致。例如净化前移取1 mL浓缩的提取液稀释成10 mL 10%的丙酮己烷溶液，净化后的淋洗液也浓缩为1 mL，定容待测。

2）弗罗里硅土柱净化，乙醚石油醚淋洗：在22 m内径的色谱柱内加活化过的弗罗里硅土约10 cm（或根据月桂酸值决定用量），再加入约1.5 cm的无水硫酸钠。

用40~50 mL石油醚预浸润色谱柱。用具刻度收集管的K-D浓缩器接收淋洗液。用丙酮稀释浓缩后的提取液至10 mL并转移到100 mL具塞量筒中，用石油醚润洗收集管并转移至量筒，再用石油醚稀释到100 mL；塞紧量筒，混匀。稀释后的提取液转移到色谱柱上，使其流速约5 mL·min^{-1}。用200 mL 15%乙醚石油醚以约5 mL·min^{-1}的速率淋洗色谱柱。更换K-D浓缩瓶，用200 mL 50%乙醚石油醚淋洗，淋洗速率约5 mL·min^{-1}。在K-D浓缩瓶中加入沸石，浓缩淋洗液至所需要的量。例如提取液的含水量为85%，最终定容体积是5 mL，净化后溶液的浓度是5.8 mg·μL^{-1}，即100×80/（200+85-10)=29 g，29 g/5 mL=5.8 mg·μL^{-1}。需要体积小于5 mL时，用双球施耐德柱或微型Vigreaux柱。定容待测。

3）固相提取柱净化：固相提取柱（SPE）净化法对于具毛细管柱的气相色谱检测具有更好的净化效果，对极性和非极性残留物都有很好的回收效果。在75 mL的容器内放0.45 μm滤膜，将SAX SPE柱或代替品置于滤膜上，再把PSASPE柱或代替品接到第一个柱子上。用40 mL丙酮润洗柱子；接着用10 mL丙酮–石油醚（1∶2，V/V）淋洗，弃去洗脱液。用10 mL石油醚稀释5 mL浓缩的丙酮提取液并混合，转移到容器里，加压淋洗，用少量丙酮石油醚（1∶2，V/V）润洗管子5次，在前一次润洗液至柱子顶端时再进行下一次的淋洗。混合K-D瓶收集液，加沸石浓缩溶剂。开始慢慢蒸发，仅在蒸汽中放收集管。当浓缩至收集管中约2 mL溶剂时，通过施耐德柱加100 mL石油醚再浓缩至2 mL左右，再加50 mL石油醚浓缩至2 mL左右。小心加25 mL丙酮浓缩至2 mL左右。在浓缩过程中，不得让溶剂蒸发至干。最后用丙酮定容到所需体积。SPE柱：75 mL Bond Elut；25 mm注射过滤器，0.45 μm尼龙66预过滤；SAX SPE柱或替代品，500 mg；PSA SPE柱或替代品，500 mg。

2.乙腈提取法

本方法适合应用于非脂肪样品中相对非极性农药多残留的分析。

（1）提取方法

1）含水量＞75%、含糖＜5%的植物或其他食品的乙腈提取法：称取100 g切碎混匀的样品于匀浆瓶内，加200 mL乙腈（可以加10 g Celite助滤剂）。高速匀浆2 min，经铺有滤纸的布氏漏斗真空抽滤，转移滤液于250 mL量筒，记录体积（F）。将定量的滤液转入1 L分液漏斗。用同一量筒准确量取100 mL石油醚，倒入分液漏斗中，剧烈振摇提取 1~2 min，加饱和氯化钠溶液 10 mL 及水 60 mL。横握分液漏斗剧烈振摇 30~45 s（混合不充分可能会导致一些农药回收率低，如六六六、滴滴涕）。静置分层后，弃去水相，用水轻轻冲洗有机相 2 次，每次 100 mL。弃去冲洗水液，有机相转入 100 mL 具玻璃塞量筒，记录体积（P）。加 15 g 硫酸钠于量筒内，盖紧塞子，用力振摇，提取液与硫酸钠在一起的时间不可超过 1 h，否则会因吸附造成有机氯农药的损失。

将溶液直接过弗罗里硅土柱净化，或在 K–D 浓缩器先浓缩至 5~10 mL 后再过弗罗里硅土柱。

按下式计算弗罗里硅土柱的样品质量（G）。

$$G = S \times F / T \times P / 100$$

式中，S 为提取的样品质量（g）；F 为过滤后乙腈提取液的体积（mL）；T 为总体积［样品中水分的量（mL）＋添加乙腈的量（mL）。要校正体积缩小毫升数：80~95 mL 水和 200 mL 乙腈的缩小体积为 5 mL］；P 为回收的石油醚提取液体积（mL）；100 为残留农药分配进入石油醚的体积（mL）。

2）含水量＜75% 的植物或其他食品的乙腈提取法：磨碎样品并过 20 目筛，称取 20~25 g 样品放入匀浆瓶，加 350 mL 含水 35% 的乙腈（加 10 g 助滤剂 Celite）。如果样品量需要较多，可另加足量的提取混合液，使其湿润且可以彻底混合高速搅拌 5 min，经放有滤纸的布氏漏斗抽滤至抽滤瓶内。取 ≤ 250 mL 滤过的提取液，记录体积（F），按上述方法①"将定量的滤液转入 1 L 分液漏斗"同样处理。同上述方法①，计算加入弗罗里硅土柱样品的克数，但 T 为样品中水的量（mL）＋含 35% 水的乙腈的量（mL）。忽略体积缩小的校正数。如果样品含水量＜10% 直接等于混合提取液的体积。

3）含水量＞75%、含糖 5%~15% 的植物或其他食品的乙腈提取法：称取 100 g 样品于匀浆瓶内，加 200 mL 乙腈和 50 mL 水。高速匀浆 2 min，经放有滤纸的布氏漏斗抽滤入抽滤瓶内。转移 ≤ 250 mL 过滤后的提取液于 250 mL 的量筒中，记录体积（F）。按上述方法"将定量的滤液转入 1 L 分液漏斗"同样处理。同上述方法计算加入弗罗里硅土柱的实测样品的量（g），但 T 为样品中水的量（mL）＋所加乙腈的量（mL）＋添加水的量（mL）［要校正体积缩小的量（mL），当添加 50 mL 水时，在含水量为 85% 的食品中 T 是 325，因为 80~95 mL 的水和 200 mL 乙腈混合后体积缩小量为 5 mL］。

4）含水量＞75%、含糖＞15%的植物或其他食品的乙腈提取法：称取100 g样品于匀浆瓶内，加入已加热的（75 ℃）200 mL乙腈和50 mL水的混合液。如要分析葡萄干，称取50 g样品，分别加热50 mL水和200 mL乙腈至75 ℃。加40~50 mL热水至称量葡萄干的容器内，搅拌或摇晃使葡萄干在水中分散均匀。转移到匀浆瓶中，用剩下的水冲洗容器，并入匀浆瓶内，再用热的乙腈冲洗容器，并入匀浆瓶内，最后把剩余的乙腈都倒入匀浆瓶内。高速搅拌2 min，经放有滤纸的布氏漏斗抽滤入抽滤瓶内。在热的滤液变冷之前，转移≤250 mL经过滤后的提取液于250 mL的量筒中，记录体积（F）。按第一种方法"把定量的滤液转入1 L分液漏斗"同样处理。同上述方法，计算加入弗罗里硅土柱的实测样品的量（g），T为样品中水的量（mL）+所加乙腈的量（mL）+添加水的量（mL）[要校正体积缩小的量（mL），当添加50 mL水时，在含水量为85%的食品中T是325，因为80~95 mL的水和200 mL乙腈混合后体积缩小量为5 mL]。

（2）净化方法

1）弗罗里硅土柱色谱净化：在22 m内径的色谱柱内加活化过的弗罗里硅土约10 cm（或根据月桂酸值决定用量），再加约1.5 cm硫酸钠，用40~50 mL石油醚预浸润色谱柱用具刻度管的K–D瓶接收淋洗液。将样品提取液转移到色谱柱上，使其流速约为5 mL/min。用5 mL石油醚淋洗容器和硫酸钠（如果有硫酸钠）两次，转移淋洗液到色谱柱上，再用另外的少量石油醚淋洗色谱柱的内壁。用200 mL 6%乙醚石油醚淋洗液淋洗色谱柱，淋洗速率约为5 mL · min^{-1}。更换K–D瓶，用200 mL 15%乙醚石油醚淋洗液淋洗，淋洗速率约为5 mL · min^{-1}。在K–D瓶中加入沸石，浓缩淋洗液至所需要的合适的量。浓缩的量要求小于5 mL时，需要使用双球微型施耐德柱或微型Vigreaux柱。定容后待测。

2）弗罗里硅土柱色谱备择方法：同上述方法，准备弗罗里硅土色谱柱。样品提取液转移到色谱柱上，使其流速约为5 mL · min^{-1}。用5 mL己烷淋洗容器和硫酸钠（如果有硫酸钠）两次。转移淋洗液到色谱柱上，再用另外的少量己烷淋洗色谱柱内壁。用200 mL洗脱液（20%二氯甲烷己烷，体积比）以约为5 mL · min^{-1}的速率淋洗色谱柱。更换K–D瓶，用200 mL洗脱液（50%二氯甲烷 +0.35%乙腈 +49.65%己烷，体积比）以约为5 mL/min的速率淋洗色谱柱。更换K–D瓶，用200 mL洗脱液（50%二氯甲烷 +1.5%乙腈 +48.5%己烷，体积比）以约为5 mL · min^{-1}的速率淋洗色谱柱。在K–D瓶中加沸石，浓缩各淋洗液至适量。浓缩的量需要小于5 mL时，用双球微型施耐德柱或微型Vigreaux柱。定容后待测，选用合适的检测方法对残留物进行定性测定和定量测定。

（二）脂肪性样品的农药多类多残留方法

1.动物组织提取方法

（1）常规方法

称取25~50 g完全磨碎混匀的动物组织于匀浆器中（样品量按净化过程适合的脂肪量加以调节），加入100 g Na$_2$SO$_4$。交替用刀片混匀样品和无水硫酸钠。刮下器壁上样品，捣碎结块组织。加入150 mL石油醚高速匀浆2 min。在布氏漏斗中加两层滤纸，倒出石油醚上清液，真空抽滤。用刀片刮下残余样。破碎结块组织。匀浆器中残余样品再用石油醚提取两次，每次用量100 mL匀浆2 min（匀浆1 min后，刮下残余样，粉碎结块组织，继续匀浆1 min）。抽滤，与第一次有机相混合。最后一次匀浆后，将匀浆瓶中残渣倒入布氏漏斗，分3次每次用25~50 mL石油醚淋洗匀浆瓶和布氏漏斗中残渣，在最后淋洗结束时，立即用干净烧杯底部挤压布氏漏斗，挤出残存的石油醚。将全部的提取液和淋洗液通过25 mm×50 mm硫酸钠色谱柱，用K–D浓缩器收集滤液，用少量石油醚淋洗抽滤瓶和色谱柱。在K–D瓶中加入沸石，蒸去大部分石油醚。

（2）动物组织的小样量提取方法

称取20 g完全磨碎混匀的动物组织于匀浆杯中，将用石油醚预润湿的40 g硫酸钠加入样品中。用玻璃棒混匀样品，静置20 min，再混匀。加100 mL石油醚于样品中，匀浆1~2 min。将平衡过的匀浆杯以2000 r·min^{-1}离心1~2 min，得到澄清的石油醚提取物。漏斗中塞入玻璃棉，加入20 g无水硫酸钠，放在250 mL容量瓶上。倒出石油醚提取液，过无水硫酸钠；再加入100 mL石油醚于样品中，用玻璃棒混匀，如前提取一次；再用70 mL石油醚提取1次。3次提取液合并于250 mL容量瓶中，用石油醚稀释定容。

2.动物组织净化

（1）原理

为避免在净化过程中出现超净化能力的现象，应细心称量提取出的脂肪量。经过乙腈和石油醚液液分配，可以将脂肪中的残留农药分离出来。在乙腈和石油醚分配体系中，大多数脂肪留在石油醚相，而残留农药则进入乙腈相中。当向乙腈相中加入水时，可以降低农药在乙腈中的溶解度，使乙腈相中残留农药重新分配到石油醚相中。在弗罗里硅土吸附柱上将溶液中残留农药从样品共提物中分离出来；用极性递增的淋洗液将柱上的农药残留洗脱下来。

（2）测定脂肪量

净化方法可用于≤3 g的脂肪。从提取的脂肪溶液中蒸发掉溶剂后，测定提取的脂肪量。当样品中总脂肪含量＞3 g，并且分析的残留农药是不易挥发时，可用少量石油醚将浓缩提取液转移到已称量的烧杯中，用干空气流在蒸汽温度下吹干，称量并记录提取脂肪的质量。取＜3 g脂肪用于净化，按下式计算分析样品的重量：分析样品重量=用于净化的脂肪重量/提取的脂肪重量×样品重量。当已知样品中的脂肪含量＜3 g时，不必进一步蒸发溶剂，净化全部脂肪溶液样品。以原样品质量为分析样品质量。

当已知脂肪含量＞3 g或者残留水平很高时，不必进一步蒸发溶剂，取已知、适量体积的提取溶液，转入已称量的烧杯中。蒸掉溶剂，称量测定脂肪含量。净化含有≤3 g脂肪，按下式计算分析样品的质量：分析样品重量=用于净化的脂肪溶液体积/溶液总体积×样品重量。

当需要分析挥发性物质时，不能在蒸汽浴的温度下蒸发石油醚。取已知、适量体积的溶液，转移到已称量的烧杯中。蒸掉溶剂，称量测定脂肪含量。净化剩余的溶液或适量的部分试样。按下式计算分析样品的重量：分析样品重量=用于净化的脂肪溶液体积/溶液总体积×样品重量。

（3）乙腈石油醚液液分配

称取≤3 g脂肪放入125 mL分液漏斗中，添加石油醚使分液漏斗中的脂肪和石油醚总体积为15 mL。如果液液分配时出现乳化现象趋势时，石油醚用量可减少。加入石油醚饱和的乙腈30 mL，剧烈振摇1 min。静置分层，将乙腈相转入已预先加入650 mL水、40 mL饱和氯化钠和100 mL石油醚的1 L分液漏斗中，在125 mL分液漏斗中用以石油醚饱和的乙腈提取3次，每次30 mL，剧烈振摇1 min，将全部提取液合并于1 L分液漏斗中。

将1 L的分液漏斗横置，充分混合30~45 s，静置分层。水相转入第二个1 L分液漏斗。在第二个1 L分液漏斗中加石油醚100 mL，剧烈振摇15 s，静置分层。弃去水相，将石油醚相合并到原先的1 L分液漏斗中，并用水洗涤2次，每次100 mL。弃去洗涤液，将石油醚相通过25 mm×50 mm的无水硫酸钠柱子转入K-D瓶中。用石油醚分别淋洗分液漏斗和无水硫酸钠柱3次，每次10 mL。

（4）净化

在K-D瓶中加入沸石，将合并的提取液和淋洗液浓缩至5~10 mL并转移到弗罗里硅土柱净化。弗罗里硅土柱净化有下述3种方法。

方法一：在内径为22 mm的色谱柱中加活化过的弗罗里硅土约10 cm（或按月桂酸值计算用量），再加约1.5 cm无水硫酸钠。用40~50 mL石油醚预湿色谱柱，用可定容或刻度接收瓶的K-D瓶接受淋洗液。将样品的提取溶液转移到色谱柱上，以约为5 mL·min⁻¹的速度通过色谱柱。用石油醚分别润洗容器和硫酸钠（如果有无水硫酸钠）2次，每次5 mL，将润洗液转入色谱柱，另取少量石油醚淋洗色谱柱壁。用200 mL 6%乙醚–石油醚的淋洗液以约为5 mL/min的速度淋洗色谱柱。更换K-D瓶，用200 mL 15%乙醚石油醚淋洗液以约为5 mL/min的速度淋洗色谱柱。更换K-D瓶，用200 mL 50%乙醚石油醚的淋洗液以约为5 mL·min⁻¹的速度淋洗色谱柱。在K-D瓶中加入沸石，将每种淋洗液浓缩至适当体积，待测。需要体积<5 mL时，最后的蒸发过程中，接收瓶连接二球微型施耐德柱或Vigreaux柱。第一种淋洗液（6%乙醚石油醚）通常无需进一步净化就可用于气液色谱（GLC）检测。

方法二：用二氯甲烷、正己烷和乙腈的混合溶液淋洗弗罗里硅土柱。尽管色谱柱中90%的脂肪都能被第三种淋洗液淋洗下来，但结果表明该方法的第二种淋洗液比方法一中第二种淋洗液的淋洗效果更为干净。与方法一相比本方法中的3种淋洗液可淋洗极性更强的农药。本方法更适用于脂类和油类的分析、硫丹残留分析以及环氧七氯和环氧八氯的分离。第一种淋洗液：20%二氯甲烷+80%正己烷（体积比）。用正己烷稀释200 mL二氯甲烷，混合物达室温时，用正己烷定容至1 L第二种淋洗液：50%二氯甲烷+0.35%乙腈+49.65%正己烷（体积比）。吸取3.5 mL乙腈加入500 mL二氯甲烷中，用正己烷稀释。混合达室温时，用正己烷定容至1 L。第三种淋洗液：50%二氯甲烷+1.5%乙腈+48.5%正己烷（体积比）。吸取15 mL乙腈加入500 mL二氯甲烷中，用正己烷稀释。混合达室温时，用正己烷定容至1 L。

净化步骤：除弗罗里硅土净化按如下所述的步骤外，其余按方法一完成。在内径为22 mm的色谱柱中加活化的弗罗里硅土10 cm（或按月桂酸值计算用量），再添加约为1.5 cm的无水硫酸钠。用40~50 mL石油醚预淋色谱柱，用可定容或刻度接收瓶的K-D瓶接收淋洗液，将样品提取溶液转移到色谱柱上，并以约为5 mL·min^{-1}的速度通过色谱柱。用正己烷分别润洗容器和硫酸钠（如果有无水硫酸钠）2次，每次5 mL，将润洗液转入色谱柱中，另取少量正己烷淋洗色谱柱壁。用200 mL第一种淋洗液以约为5 mL/min的速度淋洗色谱柱。更换K-D瓶，用200 mL第二种淋洗液以约为5 mL·min^{-1}的速度淋洗色谱柱。更换K-D瓶，用200 mL第三种淋洗液以约为5 mL·min^{-1}的速度淋洗色谱柱。在K-D瓶中加入沸石，将每种淋洗液浓缩至适当体积。需要体积< 5 mL时，在蒸发过程中，使用二球微型施耐德柱或Pigneaux柱。

方法三：用乙醚石油醚混合物淋洗前，用石油醚淋洗弗罗里硅土，可使多氯联苯与大多数的残留农药分离。

净化步骤说明：在用6%乙醚+94%石油醚淋洗液淋洗弗罗里硅土柱之前，用250 mL石油醚以约为5 mL·min^{-1}的速度淋洗色谱柱，更换K-D瓶。其余按方法一完成。

3. 农药多类多残留的测定

为最大限度地检出提取液中的农药残留，将浓缩后定容的提取液不净化直接以气相色谱选择性检测器测定。然后如前净化后再选择以下方法测定。

方法一：100%甲基硅氧烷，200 ℃，属电子捕获检测器体系，适用于检测含卤素、硫素残留或其他亲电子的残留物。这是一个广泛性检测体系，但易受杂质的干扰。大口径毛细管柱，30 m×0.53 mm（内径），涂布100%甲基硅氧烷，替代聚硅氧烷固定液，膜厚1~1.5 μm，交联结合，如DB-1。柱温为200 ℃，恒温；如果需要，调节温度使得p, p'-滴滴涕相对保留时间为3.04~3.16 min。载气为氢气；调节气流速使毒死蜱在3.5~4.5 min流出（约20 mL/min）。进样口温度220~250 ℃，电子捕获检测器温度350 ℃；尾吹气为氮气或氩气甲烷（95∶5），流速为30 mL·min^{-1}；调节检测器的电子放大器或衰减使0.15 ng毒死蜱（在检测器线性范围内）响应达50%满刻度偏转。

方法二：气液色谱，100%甲基硅氧烷，200 ℃，属火焰光度检测器体系，适用于检测含磷残留物，特别适用于有机磷酸酯类农药残留的检测。大口径毛细管柱，30 m×0.53 mm（内径），涂布100%甲基硅氧烷，替代聚硅氧烷固定液，膜厚1~1.5 μm，交联结合，如DB-1。柱温为200 ℃，恒温；如果需要，调节温度使得乙硫磷相对保留时间为2.51~2.61 min。载气为氦气，调节流速使毒死蜱为3.5~4.5 min流出（约为20 mL·min^{-1}）。进样口温度为22~250 ℃，火焰光度检测器温度为225~250 ℃。调节检测器的电子放大器或衰减使1.5 ng毒死蜱响应达50%满刻度偏转；检测系统要求1.5 ng氧化乐果的响应≥50%满刻度偏转。

方法三：气液色谱，100%甲基硅氧烷，200 ℃，属氮磷检测器系统，适用于检测含氮残留物，特别适用于三嗪类、三唑类农药残留的检测。大口径毛细管柱，30 m×0.53 mm（内径），涂布50%苯基，100%甲基硅氧烷，替代聚硅氧烷固定液，膜厚1~1.5 μm，交联结合，如DB-1。柱温为200 ℃，恒温；如果需要，调节温度使得乙硫磷相对保留时间为2.51~2.61 min。载气为氦气，调节流速使毒死蜱为3.5~4.5 min流出（约为20 mL·min^{-1}）。进样口温度为220~250 ℃（氮磷检测器碱性珠，氮选择性，检测器温度为250 ℃）。调节检测器的电子放大器或衰减使1.5 ng毒死蜱的响应达50%满刻度偏转。检测系统要求1.5 ng氧化乐果的响应≥50%满刻度偏转。

方法四：气液色谱，50%苯基，50%甲基硅氧烷，230 ℃，火焰光度检测器系统，适用于检测含硫的残留物，特别适用于克螨特、涕必灵、乙呋草黄的残留检测。毛细管柱，30 mm×0.53 mm（内径），涂布50%苯基，50%甲基硅氧烷，替代聚硅氧烷固定液，膜厚1~1.5 μm，交联结合，如DB-17。柱温为200 ℃，恒温；如果需要，调节温度使得乙硫磷相对保留时间为3.29~3.43 min；载气为氦气，调节流速使毒死蜱为3.5~4.5 min流出（约为20 mL/min）。进样口温度为250 ℃，火焰光度检测器温度为225~250 ℃。调节检测器的电子放大器或衰减使15 ng毒死蜱响应达50%满刻度偏转。

二、德国DFGS19法

德国DFGS19方法采用二氯甲烷-丙酮提取样品中残留的农药，再对所提取物进行处理，将其固相萃取柱净化后，进行GC-EI-MS检测，可分析有机氯、有机磷、氨基甲酸酯和拟除虫菊酯等共多种农药的残留。

（一）提取

1. 含水量＞70%的植物和其他食品的提取。称取100 g切碎的样品于匀浆器中，加（100-x，x为含水量）g水和200 mL丙酮，匀浆3 min，加10 g助滤剂再匀浆10 s。

2.低含水量的植物样品的提取。称取10~50 g（G）含水量为x%的试样10~50 g，加水，其量（W）按公式W=100（Gx）/100计算，捣碎后静置10~20 min，加200 mL丙酮并匀浆3 min，加10 g助滤剂再匀浆10 s。

3.植物和动物油脂的提取。油脂溶液直接通过净化步骤GPC净化。

（二）分离

用铺有快速滤纸的布氏漏斗抽气过滤上述提取液，直至收集滤液200 mL以上，过滤时不要让滤液中断滤干。用刻度量筒量取200 mL滤液移入500 mL分液漏斗，加20 g氯化钠，用力振摇3 min，再加100 mL二氯甲烷，振摇2 min。静置约10 min，使其分层。弃去下层水相，有机相加约25 g硫酸钠，静置约30 min，其间搅动几次。然后通过出口塞上棉花装3 cm硫酸钠的漏斗，用500 mL圆底烧瓶收集滤液，用乙酸乙酯分别润洗分液漏斗和硫酸钠2次，每次20 mL。在旋转蒸发器上浓缩溶液至2 mL，用氮气缓慢吹去最后一点痕量溶剂。

（三）净化

1.GPC净化

（1）制柱

溶解上述分离得到的浓缩瓶中的残留物，在装有Bio-beads S-X3的GPC柱上净化。GPC柱为内径25 mm，长40 cm。大约50 g Bio-beads在洗提混合液中浸渍过夜，将悬浮液一次倒入柱中（容量约180 mL）。一旦凝胶沉降到约32 cm（没有气泡），塞上活塞，压低凝胶面，旋转活塞到位。如果操作一段时间后，凝胶面还有下降，相应调节活塞。

（2）确定淋洗体积

一根新GPC柱使用前，必须用适当的粗提液及几种待分析物质测定淋洗条件，以确定其最佳淋洗体积。在实验操作中，装上加有标准品或粗提物质混合液的样品杯，按照下面粗提液的净化方法进行淋洗，通过适当的检测方法，测定添加物质是否全部回收、是否有杂质影响。在柱子长时间使用后，也要进行同样的测定。

（3）粗提液的净化

向粗提液浓缩后的残留物中准确加入7.5 mL乙酸乙酯，轻轻搅拌使其溶解。接着加入 2 g 硫酸钠，摇匀，再加入 7.5 mL 环己烷，振荡 20 s。用快速滤纸过滤后，将其加入 GPC 柱子的样品杯中。净化脂肪时，首先将 5.0 g 脂肪溶解在淋洗液中，再用淋洗液定容至 25.0 mL。取一定体积的溶液移入样品杯。以 5.0 mL·min^{-1} 的流速用淋洗混合液淋洗 GPC 柱。对于多残留分析，设置如下：弃去阀，开启 20 min，弃去 100 mL。收集阀，开启 13 min，收集 65 mL。润洗阀，开启 2 min，用 10 mL 润洗。

用旋转蒸发器（缓慢旋转，仅使浓缩瓶少部分浸入水浴）将收集的淋洗液浓缩至约 1 mL，用移液管移入具塞刻度试管，用乙酸乙酯润洗浓缩瓶，定容至 5 mL，浓缩适当馏分的洗提液，用乙酸乙酯定容至 5 mL。为了保证残留农药的完全溶解，加乙酸乙酯定容是绝不可省略的。

2. 硅胶 G 微柱色谱补充净化

（1）制柱材料及制备

①玻璃棉栓；②1.0 g 脱活的硅胶 G；③5~10 mm 无水硫酸钠；④玻璃棉栓。使用前，用 5 mL 己烷冲洗色谱柱，弃去淋洗液，待己烷流至硅胶 G 层顶，加同样淋洗液。淋洗液 1 为正己烷 – 甲苯（65∶35，V/V），淋洗液 2 为甲苯，淋洗液 3 为甲丙酮（95∶5，V/V），淋洗液 4 为甲苯丙酮（80∶20，V/V）；淋洗液 5 为丙酮。

（2）硅胶 G 分离效率检查

在以上预洗的色谱柱上加 1.0 mL 含 0.05 g 六六六、0.10 μg 林丹、0.20 μg 环氧七氯、0.25 g α – 硫丹、0.25 μg 异狄氏剂、1.25 μg 硫丹硫酸酯的己烷。如果硅胶 G 的活性调节得正确，添加的化合物就应该存在于以下馏分。

淋洗液 1：六六六（100%）、林丹（100%）、环氧七氯（部分量）、α – 硫丹（部分量）。

淋洗液 2：环氧七氯（剩余量）、α – 硫丹（剩余量）、硫丹硫酸酯（95%~100%）、异狄氏剂（100%）。

（3）收集样品的不同洗提液

移取 2.5 mL GPC 净化液于长颈圆底烧瓶，加 5 mL 异辛烷，小心地在旋转蒸发器上浓缩至 1 mL（不可蒸干）（缓慢转动，将烧杯只浸在水浴上很少一点）。如果溶液闻起来还有乙酸乙酯味，再加异辛烷重复浓缩。

将蒸发后的剩余溶液移到预洗过的硅胶 G 柱上，用大约 1 mL 己烷淋洗，然后用 2 mL 淋洗液 1 润洗圆底烧瓶，一旦己烷流至色谱柱顶部，就将润洗液加到色谱柱上。用刻度试管组成的接收器收集洗提液，然后再加 6 mL 淋洗液 1 洗提，用淋洗液 1 将接收管定容至 10 mL 代表 1 号洗提液。

再用 2 mL 甲苯（淋洗液 2）润洗圆底烧瓶，将润洗液加到色谱柱上，用第 2 支刻度试管接收淋洗液，用 6 mL 甲苯淋洗，接收的淋洗液用甲苯定容至 10 mL 得到 2 号洗提液。继续以同样方式，用淋洗液 3、淋洗液 4 和丙酮（淋洗液 5）连续洗提，每次均用 2 mL 润洗烧瓶，加 6 mL 相应淋洗液洗提，洗提液定容至 10 mL 得到 3 号洗提液、4 号洗提液、5 号洗提液。

（四）气相色谱测定

将 1~5 号洗提液在以下气相色谱条件下分析。

1. 气相色谱操作条件一

色谱柱为 4 mm（内径）× 1.2 m 玻璃柱，装填 1.5% OV–17+1.95%；采用 HP5750G 色谱仪；QF–1/Chromosorb W–HP，100~120 目。柱温为 180 ℃。进样口温度为 230 ℃；检测器为碱火焰离子化检测器，温度为 330 ℃；氮载气的流速为 60 mL·min^{-1}，氢气的流速为 30 mL·min^{-1}，空气的流速为 200 mL·min^{-1}；进样量为 5 μL。

2. 气相色谱操作条件二

色谱仪型号为 HP5710G；色谱柱为 4 mm（内径）× 1.8 m 玻璃柱，装填 3% OV–61+7.5% QF–1+39 Xe–60/Chromosorb W–HP，100~120 目；柱温为 225 ℃；进样口温度为 250 ℃；检测器为电子捕获检测器，温度为 300 ℃；载气为氩–甲烷，流速为 40 mL·min^{-1}；进样量为 5 μL。

3. 气相色谱操作条件三

色谱仪型号为 HP5750；色谱柱为 4 mm（内径）× 1.8 m 玻璃柱，装填 6.5%DC200+0.01 V ersamid900/ Gas Chrom Q，80–100 目；柱温为 210 ℃；进样口温度为 235 ℃；检测器为火焰光度检测器（526 nm 滤光片），温度为 190 ℃；载气为氮气，流速为 55 mL·min^{-1}；氢气流速为 110 mL·min^{-1}；空气流速为 150 mL·min^{-1}；进样量为 5 μL。

三、QuEChERS 法

QuECHERS法是2003年美国农业部Anastassiades等提出的一种快速、简单、经济、高效、抗干扰、安全的样品制备方法。与传统方法不同的是，QuECHERS法采用MgSO₄盐析分层和分散固相萃取净化。2005年该方法又进行了修改，针对一些酸碱敏感农药，引入了乙酸缓冲盐萃取体系，修改后的方法2007年成为美国官方分析方法（AOAC 2007.01）。之后，欧洲联盟又于2008年发布了其官方分析方法EN15662，该QuECHERS方法采用了较弱酸性的柠檬酸缓冲盐为萃取体系。

（一）QuEChERS法的主要优点

①回收率高，对大量极性碱性农药品种的回收率为85%~100%（大部分大于95%）。②误差小，用内标法进行校正。③分析时间短，能在30~40 min内完成10~20个预先称量的样品测定。④溶剂使用量少，污染小且不使用含氯化物溶剂，所耗费的溶剂价格低廉。⑤操作简便，无需较高技能或培训便可很好地完成。⑥方法十分严格，在净化过程中有机酸均被去除。⑦乙腈加入容器后立即密封，使其与工作人员的接触机会少。⑧样品制备过程中所使用装置简单。

（二）QuEChERS法的基本步骤

1.样品的粉碎

样品的均质化是QuEChERS的步骤中密不可分的一环，有利于得到更小的样品颗粒以及之后的摇动萃取。

2.单一溶剂乙腈萃取分离

对于含水量较低的谷物等样品可先加入一定量的水，对于酸碱敏感的农药可以先调节pH值以提高其稳定性；针对一些特殊的样品，其他种类的萃取剂也被应用。

3.加入MgSO₄等盐类除水

加入无水硫酸镁时会产生一定的热量，在某种意义上，这些热量能提高萃取速度或者萃取效率。

4.加入乙二胺–N–丙基硅烷等吸附剂除杂

除乙二胺–N–丙基硅烷以外，混合加入ODSC₁₈粉、石墨化炭黑、氨丙基粉等吸附剂能改善净化效果。

5.上清液的检测分析

上清液的检测分析大都在气相色谱仪、高效液相色谱仪、气相色谱—质谱联用仪和液相色谱—串联质谱联用仪上进行。由于该方法的提取液较脏，一般采用选择性较高的检测器，如火焰光度检测器、电子捕获检测器、质谱仪、串联质谱仪等。

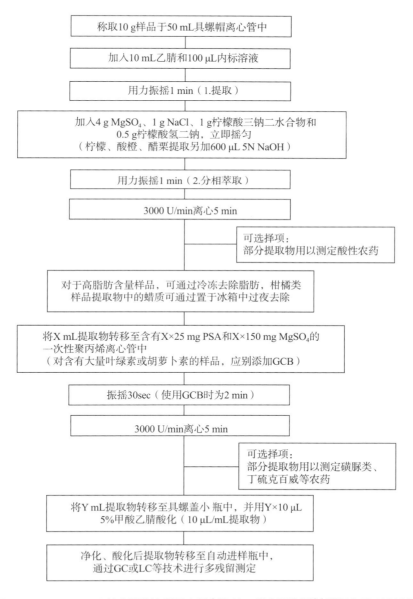

图5-1 QuEChERS基本操作流程示意图（以10 g样本量为例）（引用自EN15662）

第四节　中药材农药残留检测分析的方法验证 与质量控制

分析质量控制是产生准确、可靠的残留分析结果的重要前提和保证。为了达到预定的准确度和精密度，所采用的技术手段和分析步骤必须事先规划并进行验证，建立系列的标准操作规程并在所有环节严格执行。分析质量控制贯穿于从分析方法建立到日常分析质量控制，从科学采样到报告格式，从实验室内部管理到实验室外部认证与比对等全过程。

一、可靠性分析

（一）灵敏度

灵敏度是指该方法对单位浓度或单位质量的待测物质变化所引起的响应量变化的程度，它可以用仪器的响应量或其他指示量与对应的待测物质的浓度或量之比来描述，因此常用标准曲线的斜率来度量灵敏度。灵敏度因实验条件而变。在农药残留分析中，分析方法的灵敏度常用最小检出量（LOD）或最低检测浓度（LOQ）表示。最小检出量，指使检测系统产生3倍噪声信号所需待测物的质量，单位为 μg。最低检测浓度，指用添加方法能检测出待测物在样品中的最低含量，单位为 $\mu g \cdot kg^{-1}$ 或 $mg \cdot kg^{-1}$。农药残留分析方法的灵敏度应该至少比该农药在指定的该作物上的最大残留限量低一个数量级。当样品中检测不出分析物质时，用 < LOD 表示，同时应指出分析方法的灵敏度。

（二）准确度

准确度是指所获得的分析结果（单次测定值和重复测定值的均值）与假定的真值之间符合程度的度量。它是反映分析方法或测定系统存在的系统误差和随机误差两者的综合指标。准确度用绝对误差和相对误差表示。评价准确度的方法大多数情况下是用加标回收率来表征，即在样品中加入标准物质，测定其回收率，以确定准确度，多次回收试验还可发现分析方法的系统误差，这是目前常用而方便的方法，其计算式是回收率=（加标试样测定值－空白试样测定值）/加标量×100%。添加标准物质的量（加标量）应与待测样品中存在的分析物质浓度范围相接近，一般设高、中、低3个浓度梯度，最高浓度不应超过标准曲线的线性范围，最低浓度也可按最低检测浓度（LOQ）设。每个浓度的样品重复数视要求而定，一般为3~12。加标和未加标试样分析期间必须相同处理以免出现试验偏差。

（三）精密度

精密度指的是规定条件下对均质样品多次取样进行一系列检测结果的接近程度（离散程度）。精密度可分为3个层次考虑：重复性、中间精密度、重现性。重复性是指在同样的操作条件下，在较短时间间隔的精密度，也称间隙测量精密度。中间精密度是指试验室内部条件改变，如不同日、不同分析者、不同仪器等条件下的精密度。中间精密度的考察应根据方法使用的环境而定。重现性是指不同实验室之间的精密度，重现性通过实验室之间的试验来评价。如果方法需要标准化，比如收入到药典中的方法，则应考虑重现性试验。精密度考察应使用均质的、可信的样品。如果得不到，可用人为配制的样品或供试品溶液进行研究。分析方法的精密度通常以多次测量结果的变异性、标准偏差或相对标准偏差（RSD）来表达。在残留分析中，由于很多样品中是不含有待测成分的，或残留量非常低，因此使用样品进行的精密度分析通常意义不大。很多时候，会以回收率试验中的RSD结果代替精密度试验。

（四）专属性

专属性指分析方法实际测定分析物质而不受杂质化合物干扰的能力。一般通过分析溶剂空白和样品基质空白来评价，以选择性系数来表征。选择性表示分析方法区别特性相近成分的能力，可表示为分析方法对样品中分析对象组分与其他组分（干扰杂质）灵敏度之比。若以△Ct表示分析对象组分浓度变化，Ci表示干扰组分浓度变化，设由此二者变化引起输出信号相等时，可规定选择性系数（k）：

k=△Ct/△Ci。一般在k=0.001时，即可认为样品中的干扰组分影响可忽略不计。如果样品中除对象组分外无干扰组分影响测定，则该分析方法是专属性的。一般在标准分析方法中应列举出影响测定专属性的干扰物质和去除干扰的方法。农药残留分析中的样品制备过程就是去除测定干扰物的过程。

（五）校准曲线

校准曲线是表达被分析物质不同浓度与测定仪器响应值之间的线性定量关系的曲线。农药残留分析的校准曲线通常以标准溶液的不同系列浓度（最少应有5个点）为横坐标，所得到的响应值为纵坐标，连接各点得到相应的曲线，也称为标准曲线。一般以最小二乘法处理数据，得出线性方程y=ax+b。线性的相关系数（r）可按下式计算 $r=n\sum xiyi-\sum xi\sum yi/\sqrt{[n\sum xi^2-(\sum xi)^2\times n\sum yi^2-(\sum yi)^2]}$。要求线性相关系数（r）不得小于0.9995。

（六）线性范围

分析校准一般可采用通过测定线性范围的方式进行考察，分析方法的线性是指在给定的范围内检测结果与样品中被分析物的浓度（量）成比例关系的能力。线性范围的确定是建立残留检测分析方法的关键技术环节之一。只有当供试品溶液中待测成分含量在最低浓度点和最高浓度点之间时，测量才是有效的。如果供试品溶液中待测成分浓度超过线性范围，一般需通过稀释的方法降低待测成分浓度后再行测定。由于样品中待测成分可能处于从没有到含量很高的一个宽泛范围，因此一些分析工作者在建立方法时总希望将线性范围设置得尽可能宽。而实际上，过宽的线性范围分析操作时并不见得方便，可能带来较大的测定误差，而且很多时候是没有必要的。确定线性范围时首先需要考察检测器最佳响应范围，同时必须考虑按照拟定的样品处理方法，最大残留限量（MRL）所处的供试品溶液浓度应包含在线性范围以内。一般要求：最低校准浓度（LCL）不得高于报告限，所对应的样品中待测物浓度应 ≤ 1/5 MRL（当 MRL ≥ 0.1 mg·kg^{-1} 时），或 ≤ 2/5 MRL（当 MRL ＜ 0.1 mg·kg^{-1} 时）。MRL所对应的供试品溶液浓度应在校准曲线的中间或偏上浓度位置。线性范围一般无需强制通过原点，当线性范围超过1个数量级时，采用加权校正的方式，测量误差小于简单的线性校准。在一些情况下，如检测器响应值随时间变化，采用单标校准可能优于校准曲线。如果使用单标校准，当样品中待测物含量没有超过MRL时，供试品溶液响应值应在单标响应值的±50%以内，若超过了MRL，供试品溶液响应值应在单标响应值的±20%以内。

（七）耐用性

分析方法的耐用性是指，当试验参数适当地发生细小改变时，测量保持不受影响的能力，可用于说明正常使用时的可靠性。如果测量结果表明对分析条件的变化是敏感的，那么该分析条件就应适当控制或在方法中预先注明。耐用性评估的结果建立了一系列的系统适用性参数（如色谱分离中的分离度、柱效、色谱柱的品牌及批号等），以确保在任何时候使用该分析方法都是有效的。

（八）不确定度

分析结果的报告应表示为由MRL残留定义界定的化合物名称，加上残留量，单位为mg·kg^{-1}（或mg·L^{-1}）。残留报告限以下的残留量应报告为＜残留限量（RL）mg·kg^{-1}。根据ISO/IEC17025标准的要求，实验室需要确定并提供分析结果的不确定度。为此，实验室应提供足够的数据，其来源可以是方法验证、实验室间的研究（如熟练测试）和内部质量控制测试，用于评估不确定度。测量不确定度是根据分析数据置信度的量化指标，它描述报告或实验结果的范围，在定义的概率（置信度水平）下，真正的检测结果预期存在于该范围内。不确定度的范围应该考虑到误差的所有可能性。

二、农药残留分析重要环节的质量控制

农药残留分析关键环节的质量控制，对于保证分析结果的准确性、精确性和可重复性都非常重要。

（一）样品运输及储存

样品必须放置在洁净、牢固的容器或包装中运至实验室。样品在运输、储存和在实验室处理时必须相互分离，并避免和任何潜在的污染物接触。分析易挥发的或

熏蒸剂的残留样品必须用低通透性的袋子包装（如尼龙薄膜）。新鲜易碎易腐的样品应冰冻防止腐败，以干冰或类似方式运输并防止融化。会受冷冻损坏的样品须防止过高、过低的温度。

样品要迅速运送到实验室，新鲜样品最好在 1 天之内运到。实验室对所有样品的分析都应尽可能在最短时间内完成，测定不稳定或挥发性的农药残留时，应在样品到达当天就立即开始。当不稳定的残留农药易损失时，样品可以在冰冻条件下（如干冰存在下）粉碎。实验室对样品的加工处理和储存过程应能证明对样品中的残留农药没有明显影响。

（二）农药标准物质与标准溶液配制

每种农药标准物质应明确标出接收日期和有效期。在有效期过后，如果其纯度仍可接受，则可以保留纯品并确定一个新的有效期限。新的和旧的标准物质的相对纯度可以通过比较其新配溶液在检测器中的响应来确定。应对每次新进的标准物质的特性进行检查。农药标准物质应按供应商的指导进行储存，一般是放置于干燥器内储存在黑暗低温条件下，容器须密封以防止水分进入。储存期间应使降解最小化。

1.标准溶液配制

配制标准溶液和工作标准溶液须按照以下要求进行：

（1）农药标准物质（包括内标物）不可与配制溶剂存在任何反应，要有适当溶解性，所用溶剂必须适合分析方法且与测定系统共容。每次配制称取农药标准物质量不应少于 5 mg。如果农药标准物质为挥发性液体，应以质量或体积直接溶入溶剂。

（2）配制的标准溶液应注明有效期，超过有效期的标准溶液一般应弃去。新配制的标准溶液要与将要弃置的溶液进行测试比较，如果新配制的标准溶液测定均值与旧溶液均值的差异超过 ±5%，则要更新配制的标准溶液，旧标准溶液与测试的新配制的标准溶液进行测试比较来检查其准确性。如果拟弃置的旧标准溶液测定中产生的响应小于或等于新配制标准溶液响应的95%，则标准溶液储存的时间应缩短，或者储存条件应改善。如果新配制的标准溶液与旧标准溶液的响应没有显著差异，则可考虑更长储存时间。

（3）标准溶液要避免光照；要密封以避免溶剂挥发和进入水分；储存在黑暗低温下的冰箱或冷冻箱内。从低温储存下取出的溶液在室温下平衡后，用前要摇匀。如果在低温下的溶解性有限，则标准溶液从低温下取出后一定要极为小心使其完全溶解。

（三）防止实验室污染和干扰

农药残留分析实验室内或附近严禁使用任何农药。农药残留分析所用玻璃容器、量器要避免使用劣质和刻蚀的器皿，所有器皿必须彻底清洗洁净（应尽可能分别以固定的器皿用于标准溶液和样品提取，以避免交叉污染）。仪器、容器、溶剂（包括水）、试剂、过滤器材等均应检查可能的干扰源。注意橡胶、塑料器皿、润滑剂等都是经常的干扰源。来自样品天然成分的干扰物如果与农药残留的响应重叠，则应采用其他不同的净化或检测系统。

（四）减少提取和浓缩过程的残留农药损失

提取时样品应彻底粉碎以得到最大的提取效率，温度、pH值等参数如果影响提取效率则要加以适当控制。提取液浓缩蒸发时溶剂不可全干，因为很多痕量物质在此时损失很大。为避免这种情况，可以加少量高沸点溶剂作为保护剂。浓缩过程中温度要尽可能低，避免提取液沸腾起泡或液滴溅散。小体积的提取液浓缩一般用氮气流或真空减压蒸发而不用空气流，因为空气会造成氧化反应或引入水分和其他污染物。在对残留分析方法进行验证试验时，要研究提取液中农药残留的稳定性。

（五）回收率测定与校准

1.回收率测定

进行样品的残留分析时，每一批样品测定都应做所有分析农药的回收率测定，但如果在多残留分析中，测定量太大，进行回收率测定的最低要求：每批样品测定中，选择几种代表性农药进行回收率测定，每次回收测定的添加回收浓度大于等于2个水平（包括最低校准水平），在回收率测定的滚动计划中，每种农药都应进行1次回收率测定。当一种农药残留包含几种成分且都有最大残留限量规定时，只要可能，所有残留成分都应做常规回收率测定。但当这些成分是相同的分子时，常规回收可以只测定主要残留成分或只测回收率最低的成分。回收率的添加量应在最低校准水平或最大残留限量1~10倍的范围，也可以相应分析样品的残留浓度为添加量。添加浓度可以有规律地间歇性变化，以了解整个添加浓度范围内的分析效率。在最低校准水平或最大残留限量水平的回收率特别重要。添加空白测定时，如果得不到完全空白的试样，则添加浓度应是空白试样所存在的本底浓度的5倍以上（含5倍），此本底浓度应从多个样份中重复测定确定。

回收效率的可接受性：常规回收率在60%~140%范围内都是可以接受的，当常规回收率不可接受得低时，该批样品要重新分析；但是当回收率虽低，但精确度很好，低于60%的回收率也可接受，但应尽可能改用更准确的方法。当回收率不可接受得高，样品中又未测出残留时，就不必对该批样品重新分析来确证有无残留存在，但要研究过高回收率的原因。如果回收率略微超过60%~140%的范围，该批样品的测定结果可以考虑为半定量的。但如果回收率显著超出这个范围，则该批残留数据没有价值。超过最大残留限量的残留数据回收率必须在70%~110%范围内，如果达不到这一范围的回收率，执法行动不受影响，但要考虑准确性较差的因素。回收率测定并不证明分析结果的所有准确性和精确性。农药残留分析实验室必须定期参加有关的熟练性测试，测试中准确性有问题或不可接受时，应研究问题的原因并进行纠正后，才可以做进一步的分析工作。

2.校准

每批残留分析样品都必须进行校准，但如果多残留分析时校准测定数量太大，可以选择代表性的农药（也称作参照农药）在每批分析时校准，但被代表的所有其他农药至少每6个月都应该在滚动计划中分析一次，每次校准要求2个以上（含2个）浓度水平（包括最低校准水平）。必须小心地选择代表性的农药，选择应按照所有分析农药能从分析的样品中检出的原则；这些农药可能有最差、最多变化的响应和（或）回收率。当样品中检测到一种农药残留时，必须对该样品再进行一次分析，同时进行检出农药的校准和回收，在该农药残留量接近或超出最大残留限量时更必须如此。如果被代表的农药在滚动计划的回收或校准分析中产生不可接受的结果，则该农药此前成功回收或校准之后产生的所有结果都必须作为假阴性处理。校准水平在最低校准水平（LCL）之下的残留报告时表示为＜LCL，如果必须对此残留定量分析，则必须确定更低的最低校准水平并对样品重新测定。当校准测定应用3个以上浓度水平时，可以计算合适的校准函数绘成校准曲线，但如果个别点偏离校准曲线大于 ±20%（在接近或超过最大残留限量值时大于 ±10%）则需要用更好的校准函数，或者重新进行测定。在2个浓度水平进行内插法校准也是可以接受的，但每个浓度水平重复之间的较高响应因子不可大于较低响应因子的120%（在最大残留限量左右时为110%）。如果检测器响应随时间变化，用单浓度水平校准比多浓度水平校准更准确时，如果大于最大残留限量值，样品响应应在校准标准响应的 ±10% 以内，如未超过最大残留限量，样品响应则应在校准标准响应的 ±50% 以内。当提取液中含高浓度水平的残留时，应稀释至校准范围内测定。一批测定的样品数量调节按照在线性范围内校准标准溶液的检测器响应漂移，在 ≥ 2 倍最低校准水平时不大于30%；在接近或超过最大残留限量值时，则分别为不大于10%和15%。当漂移超过这些值时，如果样品中明显不含有残留，且整批样品测定最低校准水平响应均保持可以测定状态，则样品不必重复测定。当结果为阳性或测定回收率时，则必须在可接受的漂移范围内设置重复数来进行定量测定。

（六）基质效应

残留分析中，基质效应是干扰分析结果准确性的重要因素之一，在分析方法校准的考察中必须予以高度重视。基质效应是指在对分析物的浓度或质量测定过程中，来自样品中其他化合物的一种或几种综合的影响。基质效应在常量分析中并不显著，但在痕量残留分析中却极大地影响分析准确度。在一些检测系统（如气相色谱、气质联用、液质联用、酶联免疫法等）中，分析目标物的测定可能受到样品中同时提取出来的其他成分（基质）的影响。基质效应可能产生于各种各样的物理、化学过程，多数情况下在残留测定中难以或不能被忽略。通常可通过比较空白样品加标与采用纯溶剂配制的同样浓度的对照品溶液的测定值确认基质效应的有无及强弱。与简单溶剂配制的对照品溶液相比较，基质效应可能使吸收信号增强，也可能减弱，倾向于多变而且难以预知。针对同一分析目的物，不同样品表现出的基质效应可能不同，同一样品不同浓度的提取液基质效应也可能不同。

克服基质效应的方法主要包括基体匹配校准法、加入分析保护剂法、标准加入法、多步净化法等。基体匹配校准法是指制备待测样品的空白溶液，用该溶液来配制校准曲线。采用该法时，可以保证供试品溶液和对照品溶液基质成分完全相同，从而消除了基质效应。基体匹配校准法在农药多残留分析中是常用方法，突出优点是可以完全消除基质效应，但该法有难以克服的缺点。首先，用于配制对照物质的空白样品溶液无论样品类型和浓度都要与供试品溶液一致，因此分析不同类型样品时就需要进行不同样品的基体匹配校准，工作量成倍增加。其次，很多时候难以得到合适的，或足够的空白样品用于制备空白样品溶液。第三，由于样品基质的引入，可能造成分析干扰，如色谱分析中样品中的杂质对待测成分峰的干扰等，增加分析复杂性。第四，在分析系统中引入的基质也可以被看作是杂质，可能极大地增加分析系统维护成本。

分析保护剂是一类化学物质，一般来讲需要同时加入对照品溶液和供试品溶液中，产生类似于基质效应的作用。在气相色谱、气质联用农残分析中，很多极性较强的农药表现出明显的基质增强效应，即相同浓度的待测农药在供试品溶液中吸收值明显强于纯溶剂配制的对照品溶液。产生这种基质效应的原因尚不完全清楚，一种被广泛接受的原因是在分析系统中，如进样衬管、色谱柱、离子源盒等部位存在一定的活性位点（如衬管中残留的硅醇基等），对纯溶剂配制的对照品溶液中的待测物质产生了吸附，造成色谱峰拖尾以及吸收值下降；而供试品溶液中，有很多基质成分存在，使活性位点优先吸附基质后，不再吸附待测物质。分析保护剂一般为一些具有较强极性的化学物质，如3-乙氧基-1，2丙二醇、山梨醇、葡糖糖醛酸等，在供试品溶液和对照溶液中同时加入这种物质后，分析保护剂能够饱和分析系统中的活性位点，使无论供试品溶液或者对照品溶液中的待测物能够顺利进入检测系统，表现出应有的吸收强度，从而达到消除基质效应的作用。农残分析中，克服基质效应是目前全世界研究的热点之一，在气相色谱、气质联用分析中，通过使用分析保护剂克服基质效应，已经在蔬菜、水果、茶叶以及中药分析中得到了有效的应用，一些方法已成为法定分析方法。在高效液相色谱、液相色谱—质谱联用分析中，由于基质效应产生的原理可能不同于气相色谱分析，分析保护剂的使用尚未得到有效确认。使用分析保护剂，能够有效克服基质效应，同时无需制备空白基质溶液，节省了大量的工作量，色谱分析也变得简单，是残留分析中非常有前途的一种方法。

标准加入法是将待测样品分为3份或者更多份，1份样品正常分析，其他样品在提取前迅速加入一定量的待测成分对照物质，加入待测成分对照物质的量大约为样品中待测成分的1~5倍，在"未掺标"样品中待测成分的含量可以通过简单地线性外推得到。这种方法同时考虑了分析过程的回收率，而且抵消了基质效应。标准加入法通常可作为基质匹配校准的替代方法，尤其是当样品中残留量超过MRL值，或者当没有合适的空白样品来进行基质匹配校准时采用。当然，标准加入法不能克服由于同时萃取的化合物产生的重叠峰等色谱干扰或光谱干扰。采用标准加入法时，也应考虑适宜的线性范围，这对于得到准确结果是非常重要的。

农药残留的痕量检测不同于常量分析，技术复杂且容易受到环境、试剂等各种因素的影响。残留检测实验室的设置也有明确的技术要求，同时必须具备严格、科学的质量保证和方法验证程序，否则难免会出现由于分析方法不完善造成的分析结果不准确，从而影响政府管理部门的决策并造成高成本建设的残留分析实验室不能合格有效地运行。因此，完善痕量残留分析的方法验证是做好分析质量控制，保证得到准确、可靠分析数据的重要前提。

第六章
中药材农药残留检测方法实例

　　由于农药残留分析属于痕量分析范畴，样品基质对测定有较大影响。而中药材种类繁多，来源广泛，分析基质复杂，不同药用部位的中药材基质干扰情况完全不同，不同农药品种基质干扰效应也有极大差异。如何排除基质干扰，已成为农药多残留分析所面临的重大技术问题。因此，建立适用于所有类型中药材的通用农药多残留检测方法技术尚难实现，检测成本和效率更缺乏经济性。当前各研究中已建立的多种提取、净化方法，具有一定的互补性，可形成技术平台，可根据检测要求及待测样品的性质进行灵活选择。其中，色谱分析法是目前最重要也是使用最为广泛的农药残留检测技术，依据农药的不同性质，分别采用气相色谱或液相色谱进行分离。检测方法方面，除常规的气相色谱ECD、NPD等检测器和液相色谱串联紫外、蒸发光检测器外，近年来发展的基于MRM技术的串联质谱方法已成为最具代表性的灵敏度高、专属性好的检测方式，定性定量能够同时进行，是目前最理想的多残留检测方式，也是在可预见的未来一段时间中的农残检测技术的发展方向。本章内容参考我国现有中药材相关的农残检测标准（GB 23200.10—2016、GB 23200.11—2016）和最新相关研究，列举了各种中药材农药残留样品前处理及检测方式研究的实例，以方便大家增强对农残检测技术的理解。

第一节　桑枝、金银花、枸杞子和荷叶中488种农药及相关化学品残留量的GC-MS/MS测定法

一、标准溶液的制备

（一）标准储备溶液的制备

分别称取适量（精确至0.1 mg）农药及相关化学品标准物分别于10 mL容量瓶中，根据标准物的溶解性选甲苯、甲苯-丙酮混合液、二氯甲烷等溶剂（溶剂均使用色谱纯）溶解并定容至刻度，标准溶液避光0~4 ℃保存，保存期为一年。

（二）混合标准溶液的制备（混合标准溶液A、B、C、D、E和F）

按照农药及相关化学品的性质和保留时间，将488种农药及相关化学品分成A、B、C、D、E、F六个组，并根据每种农药及相关化学品在仪器上的响应灵敏度，确定其在混合标准溶液中的浓度。此标准对488种农药及相关化学品的分组及其混合标准溶液浓度参见原文附录A。依据每种农药及相关化学品的分组号、混合标准溶液浓度及其标准储备液的浓度，移取一定量的单个农药及相关化学品标准储备溶液于100 mL容量瓶中，用甲苯定容至刻度。混合标准溶液避光0~4 ℃保存，保存期为一个月。

（三）内标溶液的制备

准确称取3.5 mg环氧七氯于100 mL容量瓶中，用甲苯定容至刻度。

（四）基质混合标准工作溶液的制备

A、B、C、D、E和F组农药及相关化学品基质混合标准工作溶液是将40 μL内标溶液和一定体积的A、B、C、D、E和F组混合标准溶液分别加到1.0 mL的样品空白基质提取液中，混匀，配成基质混合标准工作溶液A、B、C、D、E和F。基质混合标准工作溶液应现用现配。

二、试样制备

将桑枝、金银花、枸杞子和荷叶四种中草药分别研磨成细粉，样品全部过425 μm 的标准网筛，混匀，制备好的试样均分成两份，装入清洁容器内，密封后，做好标记。

（一）提取

分别称取金银花、枸杞子试样5 g，荷叶、桑枝试样2.5 g（精确至0.01 g）于 50 mL离心管中，加入15 mL乙腈（枸杞子试样需再加入5 mL水），15000 r·min^{-1}匀 浆提取1 min，加入2 g氯化钠，再匀浆提取1 min，4200 r·min^{-1}离心5 min，取全部 上清液于150 mL离心管中，再向离心管中加入15 mL乙腈，重复匀浆提取1 min，在 4200 r·min^{-1}离心5 min，取全部上清液与之前的提取液合并，提取液于40 ℃水浴旋 转蒸发至1~2 mL，待净化。

（二）净化

在Cleanert TPH固相萃取柱上加入约2 cm高的无水硫酸钠，置于固定架上。加样前 先用10 mL正己烷-丙酮溶液预洗柱，当预洗液液面到达无水硫酸钠的顶部时，迅速将 上述样品浓缩液移入柱中，并用鸡心瓶接收淋出液。用2 mL正己烷-丙酮溶液洗涤鸡 心瓶，重复三次，洗涤液也同样转入柱中，柱上连接25 mL贮液器，用25 mL正己烷- 丙酮溶液洗脱农药及相关化学品，洗脱液于40 ℃水浴旋转浓缩至近干，加入1 mL正 己烷溶解残渣和40 μL内标溶液，混匀，0.2 μm滤膜过滤，供气相色谱—质谱测定。

三、测定

（一）GC-MS参考条件

DB-1701石英毛细管柱［14%氰丙基-苯基-甲基聚硅氧烷；30 m×0.25 mm （内径）］，30 ℃·min^{-1}程序升温130 ℃，再以5 ℃·min^{-1}升温至250 ℃，再以 10 ℃·min^{-1}升温至300 ℃，保持5min；载气：氦气，纯度≥99.999%；流速：1.2 mL·min^{-1}； 进样口温度：290 ℃；进样量：1 μL；进样方式：无分流进样，1.5 min后开阀；电

子轰击源：70 eV；离子源温度：230 ℃；GC–MS接口温度：280 ℃；溶剂延迟：A组为8.3 min，B组为7.8 min，C组为7.3 min，D组为5.5 min，E组为6.1 min，F组为5.5 min；选择离子监测：每种化合物分别选择一个定量离子，2~3个定性离子。每组所有需要检测的离子按照出峰顺序，分时段分别检测。

（二）定性测定

样品质谱图中，所选择的离子均出现，而且所选择的离子丰度比与标准样品的离子丰度比一致（相对丰度＞50%，允许±10%偏差；相对丰度＞20%~50%，允许±15%偏差；相对丰度＞10%~20%，允许±20%偏差；相对丰度≤10%，允许±50%偏差），则可判断样品中存在这种农药或相关化学品。如果不能确证，应重新进样，以扫描方式（有足够灵敏度）或采用增加其他确证离子的方式或用其他灵敏度更高的分析仪器来确证。

（三）定量测定

采用内标法单离子定量测定。内标物为环氧七氯。为减少基质的影响，定量用标准应采用基质样品液配制混合标准工作溶液。标准溶液的浓度应与待测化合物的浓度相近。此方法的A组标准物质在枸杞基质中选择离子监测GC–MS图如下。

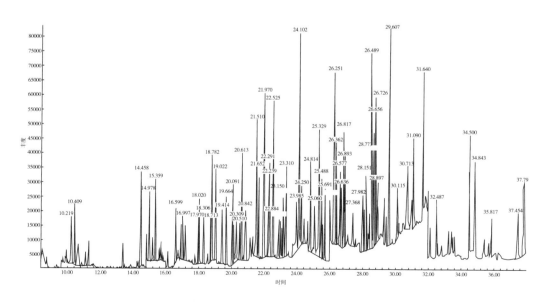

图6-1　A组标准物质在枸杞基质中选择离子监测GC–MS图

第二节　桑枝、金银花、枸杞子和荷叶中413种农药及相关化学品残留量的 LC–MS/MS 测定法

一、标准溶液的制备

（一）标准储备溶液的制备

分别称取适量（精确至 0.1 mg）农药及相关化学品标准物于 10 mL 容量瓶中，根据标准物的溶解度选甲醇、甲苯、环己烷或异辛烷等溶剂溶解并定容至刻度（溶剂选择参见 GB23200.11—2016）。标准储备溶液避光 0~4 ℃保存，保存期为一年。

（二）混合标准溶液的制备（混合标准溶液 A、B、C、D、E、F 和 G）

按照农药及相关化学品的性质和保留时间，将 413 种农药及相关化学品分成 A、B、C、D、E、F 和 G 七个组，并根据每种农药及相关化学品在仪器上的响应灵敏度，确定其在混合标准溶液中的浓度。对 413 种农药及相关化学品的分组及其混合标准溶液浓度参见 GB23200.11—2016 附录 A。依据每种农药及相关化学品的分组、混合标准溶液浓度及其标准储备溶液的浓度，移取一定量的单个农药及相关化学品标准储备溶液于 100 mL 容量瓶中，用甲醇定容至刻度。混合标准溶液避光 0~4 ℃保存，保存期为一个月。

（三）基质混合标准工作溶液的制备

农药及相关化学品基质混合标准工作溶液是用样品空白溶液配成不同浓度的基质混合标准工作溶液 A、B、C、D、E、F 和 G，用于做标准工作曲线。基质混合标准工作溶液应现用现配。

二、试样制备

将桑枝、金银花和荷叶三种中草药分别研磨成细粉，样品全部过 425 μm 的标

准网筛，混匀，制备好的试样均分成两份，装入清洁容器内，密封后，做好标记。枸杞可直接使用。

（一）提取

分别称取金银花、枸杞子、荷叶和桑枝试样 2 g（精确至 0.01 g）于 50 mL 离心管中，加入 15 mL 乙腈（枸杞子试样需再加入 5 mL 水），15000 r·min^{-1} 匀浆提取 1 min，加入 2 g 氯化钠，再匀浆提取 1 min，4200 r·min^{-1} 离心 5 min，取全部上清液于 150 mL 鸡心瓶中，向离心管中再加入 15 mL 乙腈，重复匀浆提取 1 min，4200 r·min^{-1} 离心 5 min，取全部上清液与之前的提取液合并，于 40 ℃ 水浴旋转蒸发至 1~2 mL，待净化。

（二）净化

在 Cleanert TPH 柱上加入约 2 cm 高的无水硫酸钠，置于固定架上。加样前先用 10 mL 乙腈–甲苯溶液预洗柱，当预洗液液面到达无水硫酸钠的顶部时，迅速将上述样品浓缩液移入柱中，并用鸡心瓶接收淋出液。分别用 2 mL 乙腈–甲苯溶液洗涤鸡心瓶两次，洗涤液也同样转入柱中，柱上连接 25 mL 贮液器，用 25 mL 乙腈–甲苯溶液洗脱农药及相关化学品，洗脱液于 40 ℃ 水浴中旋转浓缩至 1~2 mL，将浓缩液置于氮气吹干仪上吹干，加入 1 mL 的乙腈–水溶液，混匀，0.2 μm 滤膜过滤，液相色谱—串联质谱测定。

三、测定

（一）液相色谱—串联质谱条件

1. A、B、C、D、E 和 F 组 LC–MS/MS 测定条件（ESI 正离子源）

色谱柱：ZORBOXSB–C18，3.5 μm，100 mm × 2.1 mm（内径）或相当者；流动相及梯度洗脱条件见表6–1；柱温：40 ℃；进样量：10 μL；离子源：ESI；扫描方式：正离子扫描；检测方式：多反应监测；离子喷雾电压：4000 V；雾化气压力：0.28 MPa；干燥气温度：350 ℃；干燥气流速：10 L·min^{-1}；监测离子对，碰撞能量和源内碎裂电压参见 GB23200.11—2016 附录 B。

表6-1 流动相及洗脱条件表

步骤	总时间 /min	流速（μL·min⁻¹）	流动相 A（0.1% 甲酸水）/%	流动相 B（乙腈）/%
0	0.00	400	99.0	1.0
1	3.00	400	70.0	30.0
2	6.00	400	60.0	40.0
3	9.00	400	60.0	40.0
4	15.00	400	40.0	60.0
5	19.00	400	1.0	99.0
6	23.00	400	1.0	99.0

2.G组LC–MS/MS测定条件（ESI负离子源）

色谱柱：ZORBOXSB–C18，3.5 μm，100 mm×2.1 mm（内径）或相当者；流动相及梯度洗脱条件见表6-2；柱温：40 ℃；进样量：10 μL；离子源：ESI；扫描方式：负离子扫描；检测方式：多反应监测；离子喷雾电压：4000 V；雾化气压力：0.28 MPa；干燥气温度：350 ℃；干燥气流速：10 L·min⁻¹；监测离子对，碰撞能量和源内碎裂电压参见GB23200.11—2016附录B。

表6-2 流动相及梯度洗脱条件

步骤	总时间 /min	流速（μL·min⁻¹）	流动相 A（0.1% 甲酸水）/%	流动相 B（乙腈）/%
0	0.00	400	99.0	1.0
1	3.00	400	70.0	30.0
2	6.00	400	60.0	40.0
3	9.00	400	60.0	40.0
4	15.00	400	40.0	60.0
5	19.00	400	1.0	99.0
6	23.00	400	1.0	99.0

（二）定性测定

在相同实验条件下进行样品测定时，如果检出的色谱峰保留时间与标准样品相一致，并且在扣除背景后的样品质谱图中，所选择的离子均出现，而且所选择的离子丰度比与标准样品的离子丰度比相一致（相对丰度＞50%，允许±20%偏差；相对丰度＞20%~50%，允许±25%偏差；相对丰度＞10%~20%，允许±30%偏差；相对丰度≤10%，允许±50%偏差），则可判断样品中存在这种农药或相关化学品。

（三）定量测定

此标准中液相色谱–串联质谱采用外标–校准曲线法定量测定。为减少基质对定量测定的影响，定量用标准溶液应采用基质混合标准工作溶液绘制标准曲线。并且保证所测样品中农药及相关化学品的响应值均在仪器的线性范围内。413种农药及相关化学品多反应监测（MRM）色谱图，参见GB23200.11—2016附录C。

A组

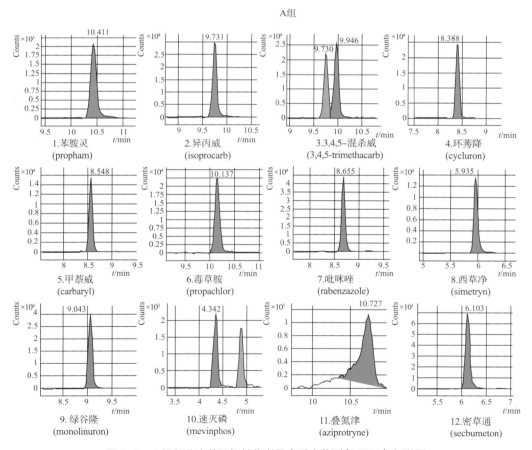

图6-2　A组部分农药及相关化学品多反应监测（MRM）色谱图

第三节 人参中 11 种农药残留及玛咖中 41 种农药残留的 GC-MS/MS 测定法

一、标准工作溶液的制备

（一）标准储备溶液的制备

分别移取适量（精确至 0.1 mL）农药（约 100 mg·L⁻¹）分别于 10 mL 容量瓶中，根据标准物的溶解性选乙腈、丙酮、甲醇、甲苯或两者组合等溶剂（溶剂均使用色谱纯）溶解并定容至刻度，配制成 10 mg·L⁻¹ 的单个标准溶液，避光 0~4 ℃保存，保存期为 1 年。

（二）混合标准溶液的制备

按照农药的性质和保留时间，将 41 种农药混合配制成混合标准溶液，并根据每种农药在仪器上的响应灵敏度，确定其在混合标准溶液中的浓度。移取一定量的单个农药标准储备溶液于 100 mL 容量瓶中，用乙腈或其他溶剂定容至刻度，涡旋混匀，用 0.22 μm 微孔有机滤膜过滤，取滤液，即得系列基质混合标准溶液。采用逐级稀释法配制更低浓度的混合标准溶液，各级标准工作液中内标（倍硫磷）浓度皆为 0.168 mg·L⁻¹。混合标准溶液避光 0~4 ℃保存，保存期为 3 个月。

二、试样制备

（一）提取

将人参粉碎过 3 号（355 ± 13 μm）筛，称取 3 g，置 50 mL 聚苯乙烯具塞离心管中，加入 1% 冰乙酸溶液 15 mL，涡旋混匀使药粉充分浸润，放置 30 min，精密加入乙腈 15 mL 与内标溶液（5.035 mg·L⁻¹）100 μL，涡旋混匀，置振荡器上剧烈振荡

5 min，加入无水硫酸镁与无水乙酸钠的混合粉末（4∶1）7.5 g，立即摇散，再置振荡器上剧烈振荡 3 min，于冰浴中冷却 10 min，离心 5 min，得到上清液和药粉沉淀。

将玛咖研磨成细粉，过 3 号（355±13 μm）筛，混匀。称取玛咖 5 g，加入去离子水 20 mL，振荡使混匀，加入乙腈 25 mL，超声提取 30 min，过滤，滤液收集于预先放入 8 g NaCl 的 50 mL 塑料离心管中，超声 20 min 促进 NaCl 溶解于水层并分层，静置约 10 min 使之彻底分层，取上层（乙腈层）10 mL，旋蒸至近干，用 A 液体（乙腈∶甲苯=3∶1）2 mL 溶解，得浓缩的玛咖提取液。

（二）净化

取人参提取液 9 mL，经填有无水硫酸镁、乙二胺-N-丙基硅烷（PSA）、十八烷基硅烷键合硅胶、硅胶和石墨化碳的固相萃取柱净化，离心 5 min，吸取上清液 5 mL，置氮吹仪上于 40 ℃水浴浓缩至 0.4 mL，加入乙腈定容至 1 mL，涡旋混匀，经 0.22 μm 微孔有机滤膜过滤，取滤液，供 GC-MS/MS 测定。

玛咖提取液经石墨化碳/氨基复合型小柱净化，用 6 mL A 液体转出样液，再用 2 次 6 mL A 液体洗脱，经净化后收集的液体约 20 mL，浓缩至近干，用 2 mL 正己烷溶解，再经 0.45 μm 有机滤膜过滤，供 GC-MS/MS 测定。

三、测定

（一）气相色谱—质谱参考条件

色谱柱 HP-5MS 毛细管柱（30 m×0.25 mm×0.25 μm）；载气 He；载气流速 1.0 mL/min；进样口温度 240 ℃；柱温（程序升温）：初始温度 70 ℃，保持 2 min，以 25 ℃·min^{-1} 的速率升温至 150 ℃，再以 3 ℃/min 速率升温至 200 ℃，最后以 8 ℃·min^{-1} 速率升温至 280 ℃；进样量：1 μL；进样方式：不分流进样；电离方式：电子轰击电离（EI）；电离电压：70 eV；传输线温度：280 ℃；离子源温度：230 ℃；碰撞气：氩气；压力：1.50 mTorr（0.2 Pa）；质谱监测模式：多反应监测（MRM）；溶剂延迟时间：10 min；碰撞能量：针对每种农药成分进行优化，人参中 11 种农药的 MRM 参数见表 6-3，MRM 色谱图（TIC）见图 6-3。

色谱柱 Agilent J&W DB-17MS 毛细管柱（30 m × 0.25 mm × 0.25 μm）；载气
He；载气流速 1.2 mL · min⁻¹；进样口温度 290 ℃；分流方式：不分流；柱温：初
始温度 60 ℃，保持 1 min，以 30 ℃ · min⁻¹ 升温至 130 ℃，保持 1 min，然后以
5 ℃/min 升温至 250 ℃，保持 1 min，再以 8 ℃/min 升温至 280 ℃，保持 2 min，最后
以 20 ℃ · min⁻¹ 升温至 300 ℃，保持 7 min；进样量：1 μL。电离方式：电子轰击电
离（EI）；电离电压：70 eV；灯丝电流：80 μA；碰撞气（Ar）压力：2.0 mTorr（相当
于 0.27 Pa）；离子源温度：230 ℃；传输线温度：280 ℃；溶剂延迟时间：15 min；
定性：全扫描（Full-Scan）方式，质量扫描范围 35~550 amu；定量：多反应监测
（MRM）模式，玛咖中各农残具体离子对及碰撞能量值见表6-4。

表6-3 人参中11种农药和内标物的串联质谱多反应检测模式下的检测参数

| 序号 | 农药名称 | 保留时间（min） | 离子对质荷比（m/z）（碰撞能量/eV） | | 检出限（mg·kg⁻¹） |
			定量离子	定性离子	
1	α-六六六	16.097	181 > 145（15）	219 > 183（10）	0.001
2	β-六六六	17.462	181 > 145（15）	219 > 183（10）	0.001
3	γ-六六六	17.771	181 > 145（15）	219 > 183（10）	0.001
4	五氯硝基苯	18.055	295 > 237（18）	295 > 119（35）	0.001
5	甲基对硫磷	21.330	263 > 109（15）	263 > 246（5）	0.0003
6	倍硫磷（内标）	23.699	284 > 115（20）	284 > 169（15）	—
7	对硫磷	23.931	290.9 > 80.9（25）	290.9 > 109（10）	0.001
8	4,4'-滴滴滴	28.802	235 > 165（20）	235 > 111（30）	0.0002
9	4,4'-滴滴涕	29.891	235 > 165（20）	235 > 199（15）	0.002
10	联苯菊酯	31.342	181 > 165（18）	181 > 166（10）	0.0003
11	氯氟氰菊酯	32.478	208 > 181（5）	197 > 141（10）	0.006
12	氯菊酯	33.983	183.1 > 168.1（10）	183.1 > 165.1（10）	0.005

表6-4 玛咖中41种农药的串联质谱多反应监测模式下的检测参数

| 序号 | 农药名称 | 保留时间（min） | 离子对质荷比（m/z）（碰撞能量/eV） | | 检出限（μg·kg⁻¹） |
			定量离子	定性离子	
1	α-六六六	16.49	216.9 > 181（5）	218.9 > 183（5）	0.01
2	五氯硝基苯	17.63	295 > 237（18）	237 > 143（30）	0.02

序号	农药名称	保留时间（min）	离子对质荷比（m/z）（碰撞能量/eV）		检出限（μg·kg⁻¹）
			定量离子	定性离子	
3	β-六六六	18.24	181＞145（15）	216.9＞181（5）	0.02
4	γ-六六六	19.27	181＞145（15）	216.9＞181（5）	0.03
5	七氯	19.43	271.7＞236.9（15）	273.7＞238.9（15）	0.07
6	八氯二丙醚	19.78	129.9＞94.9（20）	108.9＞83（10）	0.41
7	乙烯菌核利	19.83	197.9＞145（15）	187＞124（20）	0.07
8	δ-六六六	20.48	217＞181.1（5）	181.1＞145.1（15）	0.04
9	百菌清	20.56	263.8＞168（25）	263.8＞229（20）	0.22
10	艾试剂	20.70	254.9＞220（20）	262.9＞192.9（35）	0.07
11	甲霜灵	21.58	206＞206（5）	206＞132（20）	0.02
12	三氯杀螨醇	22.94	139＞111（15）	250.9＞138.9（15）	0.01
13	外环氧七氯	23.15	352.8＞262.9（15）	354.8＞264.9（15）	0.06
14	内环氧七氯	23.54	353＞353（5）	353＞217（20）	0.44
15	反式氯丹	23.94	372.8＞265.8（15）	271.7＞236.9（15）	0.17
16	腐霉利	24.33	96＞67.1（10）	96＞53.1（15）	0.07
17	顺式氯丹	24.45	372.9＞265.9（20）	271.9＞236.9（15）	0.44
18	2,4'-滴滴伊	24.54	248＞176.2（30）	246＞176.2（30）	0.07
19	α-硫丹	24.59	194.9＞159（5）	194.9＞125（20）	0.28
20	多效唑	24.68	236＞125.1（10）	236＞167（10）	0.13
21	4,4'-滴滴伊	25.63	318＞318（5）	246＞176（25）	0.02
22	狄试剂	25.81	277＞241（5）	262.9＞193（35）	0.40
23	虫螨腈	26.38	247＞247（5）	247＞227（15）	0.21
24	2,4'-滴滴伊	26.57	235＞165.2（20）	237＞165.2（20）	0.01
25	异狄试剂	27.15	262.8＞193（35）	224.8＞173（30）	0.59
26	4,4'-滴滴伊	27.63	234.9＞165.1（20）	236.9＞165.2（20）	0.01
27	2,4'-滴滴涕	27.94	235＞235（5）	235＞165（20）	0.01
28	β-硫丹	28.18	195＞159（10）	241＞206（15）	0.11
29	4,4'-滴滴涕	29.01	235＞235（5）	235＞165（20）	0.09
30	联苯菊酯	29.54	181.2＞166.2（10）	181.2＞165.2（25）	0.01
31	硫丹硫酸盐	30.04	271.9＞237（15）	387＞289（4）	0.13
32	氯氟氰菊酯	31.55，31.90	208＞181（5）	197＞141（10）	0.30

续表

序号	农药名称	保留时间（min）	离子对质荷比（m/z）（碰撞能量/eV）		检出限（μg·kg⁻¹）
			定量离子	定性离子	
33	甲氧滴滴涕	32.25	227 > 169（20）	227 > 184（20）	0.25
34	灭蚁灵	32.41	271.8 > 236.8（15）	273.8 > 238.8（15）	0.02
35	氯菊酯	34.31，34.60	183.1 > 168.1（10）	183.1 > 153（15）	0.15
36	氟氯氰菊酯	35.31，35.48，35.62	226 > 206（15）	198.9 > 170.1（25）	1.43
37	氯氰菊酯	36.09，36.24，36.36	163 > 127（5）	163 > 91（10）	0.80
38	氟氰戊菊酯	36.54	156.9 > 107.1（15）	198.9 > 157（10）	1.05
39	醚菊酯	36.82	163 > 107（20）	163 > 135（20）	0.01
40	氰戊菊酯	37.91，38.34	167 > 125.1（5）	224.9 > 119（15）	0.30
41	溴氰菊酯	39.49，40.01	252.9 > 93（15）	250.7 > 172（5）	2.38

（二）定性测定

样品质谱图中，所选择的离子均出现，而且所选择的离子丰度比与标准样品的离子丰度比相一致（相对丰度 > 50%，允许 ±10% 偏差；相对丰度 > 20%~50%，允许 ±15% 偏差；相对丰度 > 10%~20%，允许 ±20% 偏差；相对丰度 ≤ 10%，允许 ±50% 偏差），则可判断样品中存在这种农药或相关化学品。如果不能确证，应重新进样，以扫描方式（有足够灵敏度）或采用增加其他确证离子的方式或用其他灵敏度更高的分析仪器来确证。

（三）定量测定

采用内标法单离子定量测定，内标物为倍硫磷。为减少基质的影响，定量用标准采用基质样品液配制混合标准工作溶液。并且保证所测样品中农药及相关化学品的响应值均在仪器的线性范围内。人参的11种农药及内标物多反应监测（MRM）色谱图见图6-3。

采用外标法单离子定量测定。要注意的是，所测样品提取液的农药残留结果需在校正曲线的线性范围之内。玛咖的41种农药的多反应监测（MRM）模式的色谱图见图6-4。

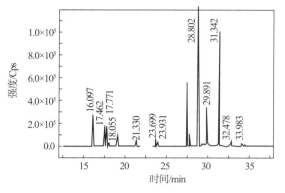

图6-3 人参中11种农药残留和一种内标物标准溶液
的GC-MS/MS色谱图

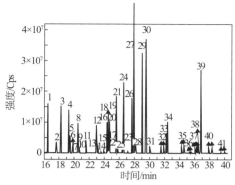

图6-4 玛咖中41种农药残留的多反应监测
（MRM）色谱图

四、方法优化及验证

（一）样品前处理方法的优化

1.人参样品前处理方法的优化

试样前处理选用乙腈作为萃取溶剂是为了保证较高的提取效率，另外乙腈较之丙酮、乙酸乙酯等萃取溶剂，共萃物更少。采用乙二胺－N－丙基硅烷/十八烷基硅烷键合硅胶固相萃取小柱净化，有效地除去了萃取液中的色素、脂肪酸、糖类、脂类物质等共提物。

2.玛咖样品前处理方法的优化

乙腈对大多数农药均有较好的溶解度且脂肪在乙腈中的溶解度较小，且乙腈具有极性大、穿透力强、提取率高等优点，此方法选择乙腈作为提取溶剂；而通常的提取方式有机械振荡、索氏提取、超声波辅助提取等。考虑到实验室可行条件及方法适合推广的要求，采用了乙腈溶解超声波辅助提取的方式。玛咖干粉中先加入一定量的水是为了使玛咖充分浸润，一方面有利于乙腈更好地渗透到玛咖颗粒内部结构中去，另一方面水可以除去玛咖中大部分多糖、还原糖、蛋白等水溶性成分。提取液经过滤后加入氯化钠超声助溶使水相形成氯化钠饱和溶液，有利于水相与有机相的分离。

用于有机氯和菊酯类农药多残留样品处理的最常用的净化柱主要包括氨基固相萃取柱、弗罗里硅土柱、C_{18}柱、石墨化炭黑柱、石墨化碳/氨基复合柱等。一般认为，复合净化剂比单一净化剂效果要好，而由于石墨化碳/氨基复合柱处理样品较

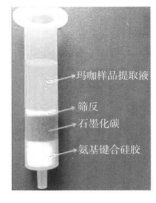

图6-5　石墨化碳/氨基复
合柱净化示意图

为干净，干扰峰少，有较好的回收率，在农残样品前处理方面的应用日益广泛。因此，此方法选择石墨化碳/氨基复合柱净化处理玛咖样品提取液，见图6-5，而洗脱液选用乙腈-甲苯（体积比3∶1）混合溶剂。石墨化碳经过特殊表面处理，对平面结构的化合物如色素有很强的吸附能力，可以去除色素的干扰，氨基键合硅胶则可以除去金属离子、极性有机酸、酚类和某些糖类杂质。在保证良好回收率的前提下，此方法中的样品前处理方法相对于目前大多数常见的样品前处理方法具有更简便省时、节省有机溶剂等优点。

（二）质谱条件的优化

1.人参农残检测质谱条件的优化

试验采用全扫描和MRM扫描两种模式进行分析。将11种农药及一种内标物的混合标准溶液进行全扫描分析，得到每种农药的一级质谱图和保留时间。再对每个化合物的一级质谱图进行分析，选择丰度较高的1~2个碎片离子设定为母离子，进行子离子扫描，碰撞能量（CE）设为10 eV。选择响应较好的两对母离子及相应的子离子，建立MRM模式。通过对CE的再优化，确定最佳质谱条件。对于人参这种全扫描模式下采集的图谱，基质干扰较为严重。甚至对于混合标液，采用全扫描模式基质也有明显的干扰，所以当农药的浓度较高时才能得到较好的相应信号，这样导致检测灵敏度低。但通常药材中所含的农药成分为痕量的，用全扫描模式无法检测到。相比而言，采用MRM模式排除背景干扰能力更强，大大降低本底值，从而使检测的灵敏度得到很大提高，同时也避免了分析结果的假阳性。

2.玛咖农残检测质谱条件的优化

采用选择SIM和MRM两种模式对41种农药进行检测分析。通过比较，发现采用MRM模式比采用SIM模式有更高的信噪比和灵敏度，并且MRM模式一方面能克服SIM模式中不同农药存在相同扫描离子而对定性/定量带来的困扰，另一方面能有效提高多种农药同时检测对分辨率的要求。此外，MRM模式选择性更好，抗干扰能力更强，更适合于复杂基质中农药多残留的检测。因此，在MRM模式下，进行了质谱参数的优化。从全扫描质谱图上选择质荷比大及丰度高的离子定为母离子，设定不同的碰撞能量对母离子进行轰击得到子离子二级质谱扫描图，从中选择响应值最高的2~3个碎片离子作为子离子，改变碰撞电压优化各组母离子和子离子。最后选择响应最好的组合，确定玛咖中41种有机氯和菊酯类农药MRM的最佳质谱条件。

（三）方法回收率、精密度及检出限

1.人参农残检测方法回收率、精密度及检出限

定量添加11种农药的混合标液于3 g人参试样中，使添加浓度分别为0.004 mg/kg和0.01 mg/kg，每个浓度重复做6次，计算方法的平均回收率。除了氯氟氰菊酯以外，其余农药的平均回收率在75%~103%，相对标准偏差均低于15%。由于氯氟氰菊酯含极性官能团多，分子极性较大，在农药分析中，回收率往往接近50%左右。方法中氯氟氰菊酯的回收率虽然不够理想，但其测定结果的RSD小于15%，这说明检测数据的稳定性高，结果可信。此方法的检出限（$S/N=3$）在0.0002~0.006 mg·kg^{-1}（见表6-3）。

2.玛咖农残检测的方法回收率、精密度及检出限

方法的准确度用回收率来衡量。在空白基质中分别添加0.018 mg·kg^{-1}、0.074 mg·kg^{-1}、0.36 mg·kg^{-1}三个水平的标液做回收率实验，每个添加水平重复测定6次。方法的精密度用6次平行测定的相对标准偏差（RSD）来表示。结果表明，41种有机氯和菊酯类农药的平均加标回收率为90.2%~108.8%，RSD为2.1%~10.7%。此方法的检出限（$S/N=3$）为0.01~2.38 μg·kg^{-1}，此值比采用ECD的气相色谱法以及其他气相色谱—质谱联用法检测获得的检出限整体上低1~3个数量级。

五、样品分析

1.人参实际样品检测

按照此试验方法对市场上随机购买的10份云南玉龙县产的人参样品进行分析，仅在1份人参样品中检测到含有五氯硝基苯和滴滴涕，其含量分别为0.013 mg·kg^{-1}和0.024 mg·kg^{-1}，其余未检出。杀菌剂五氯硝基苯和杀虫剂滴滴涕都为有机氯农药，在我国监管较为严格，这说明难降解的有机氯农药在生物体内残存的概率要大许多。

2.玛咖实际样品检测

云南丽江为中国玛咖的主产区，为了验证丽江玛咖食用的安全性，测定了该产地10种玛咖中41种农药残留情况。由表6-5可知，在这10种样品中，5种样品未检出任何农药残留，另外5个样品中检出了少量腐霉利、多效唑、氯菊酯、醚菊酯，但都明显低于食品安全国家标准GB 2763—2014《食品中农药最大残留限量》中对于根茎类和薯芋类蔬菜的最大残留限量。况且，腐霉利、多效唑、氯菊酯、醚菊酯等属于低毒、高效、在哺乳动物体内蓄积性很小的农药。由此可见，丽江玛咖除了品质高以外，食用安全性也是很高的。

表6-5　玛咖样品信息及农药残留量测试结果

编号	采样地点	海拔（m）	颜色性状	农药残留检测结果（mg·kg⁻¹）
1#	丽江市玉龙县七河镇共和村	2900	黄色、完整根茎	氯菊酯 0.043、醚菊酯 0.017
2#	丽江市玉龙县南溪村	3100	黄色、完整根茎	多效唑 0.0015
3#	丽江市玉龙县太安乡五竹比	3200	黄色、完整根茎	腐霉利 0.0079
4#	丽江市玉龙县太安乡太安村委会	2600	紫色、完整根茎	未检出
5#	丽江市玉龙县太安乡高美谷	3200	紫色、完整根茎	未检出
6#	丽江市玉龙县七河镇共和南西村	2700	紫色、完整根茎	氯菊酯 0.052、醚菊酯 0.0086
7#	丽江市玉龙县南溪村	3100	黑色、完整根茎	腐霉利 0.012、多效唑 0.0026、醚菊酯 0.0079
8#	丽江市玉龙县太安乡天虹村	3000	黑色、完整根茎	未检出
9#	丽江市玉龙县太安乡松子园	3300	黑色、完整根茎	未检出
10#	丽江市玉龙县吉子村	2940	黑色、完整根茎	未检出

第四节　三七中 249 种农药残留的 UPLC-MS/MS 和 GC-MS/MS 快速测定法

一、试样制备

称取 2 g（精确至 0.0001 g）试样置于 50 mL 具塞离心管中，精密加入 20 mL 乙腈置振荡器上剧烈振荡（500次/min）10 min，超声提取10 min，4000 r·min⁻¹离心5 min，取上清液7 mL，置于预先装有净化材料的分散固相萃取净化管〔预装300 mg N-丙基乙二胺（PSA）和300 mg十八烷基硅烷键合硅胶〕中，旋涡使充分混匀，再置振荡器上剧烈振荡（500次/min）5 min，使其净化完全，4000 r·min⁻¹速度离心5 min，精密吸取上清液5 mL，置氮吹仪上于40℃水浴浓缩至近干，加乙腈定容至1 mL，涡旋混匀，用0.22 μm微孔滤膜滤过，取滤液进行色谱—质谱联用分析。

二、测定方法

（一）农药残留分析条件

农药残留分析的条件包括UPLC-MS/MS和GC-MS/MS。色谱柱：C₁₈（150 mm × 2.0 mm，4.6 μm）；流动相：A为0.1%甲酸水溶液，B为乙腈；梯度洗脱程序：0~2 min 10% B，2~8 min 10%~95% B，8~12 min 95% B，12~13 min 95%~10% B，13~18 min 10%B；流速：0.4 mL/min；进样量：5 μL；柱温：40℃；离子源：ESI；扫描方式：正、负离子模式；检测方式：MRM模式；电喷雾电压：4000 V；雾化气流量：3.0 L/min；干燥气流量：10.0 L·min⁻¹；加热气流量：10.0 L·min⁻¹；加热模块温度：400℃；脱溶剂管（DL）温度：250℃；接口温度：300℃；监测离子对及其质谱参数见表6-6。

表6-6　179种农药的保留时间（t_R）、质谱参数、相关系数（r）、检出限（LOD）、平均回收率（100 μg·kg⁻¹）、相对标准偏差（RSD，$n=6$）、线性范围和线性方程

序号	农药	t_R（min）	定量离子对	碰撞能量（eV）	定性离子对	碰撞能量（eV）	r	检出限（mg·kg⁻¹）	平均回收率（%）	RSD（%）	线性范围（mg·L⁻¹）	线性方程
1	吡虫啉	5.700	256.1-175.1	18	256.1-209.1	13	0.9995	0.005	84.6	4.5	0.01-0.2	$Y=2.11108×10^6X$
2	苯醚甲环唑	6.095	406.2-251	26	406.2-111	54	0.9992	0.005	86.9	8.6	0.01-0.2	$Y=5.25818×10^7X$
3	吡蚜酮	1.130	218.1-105.1	20	218.1-78	42	0.9993	0.005	87.9	4.2	0.01-0.2	$Y=2.09218×10^7X$
4	除虫脲	8.827	308.9-288.9	8	308.9-92.9	50	0.9997	0.005	90.2	7.4	0.01-0.2	$Y=7.12681×10^5X$
5	哒螨灵	11.456	365.2-147	26	365.2-309.1	14	0.9989	0.005	80.5	8.1	0.01-0.2	$Y=1.17577×10^8X$
6	啶虫脒	5.900	223-126	21	223-56	14	0.9985	0.005	78.6	4.6	0.01-0.2	$Y=1.95945×10^7X$

续表

序号	农药	t_R（min）	定量离子对	碰撞能量（eV）	定性离子对	碰撞能量（eV）	r	检出限（mg·kg⁻¹）	平均回收率（%）	RSD（%）	线性范围（mg·L⁻¹）	线性方程
7	多菌灵	2.300	192–160	16	192–105	35	0.9991	0.005	100.2	9.4	0.01–0.2	$Y=5.18538\times10^7X$
8	甲拌磷	9.935	261–75	9	261–199	7	0.9993	0.005	87.9	12.1	0.01–0.2	$Y=3.81260\times10^6X$
9	甲基硫环磷	4.820	228–109.05	27	228–61.1	24	0.9998	0.005	95.2	10.8	0.01–0.2	$Y=1.92586\times10^7X$
10	克百威	7.104	222.2–165.1	12	222.2–123.3	22	0.9999	0.005	84.6	13.2	0.01–0.2	$Y=5.31283\times10^6X$
11	喹螨醚	11.035	307.2–57.1	24	307.2–161.2	16	0.9990	0.005	79.5	7.8	0.01–0.2	$Y=1.32410\times10^8X$
12	硫环磷	6.070	256.2–140	24	256.2–148	17	0.9984	0.005	108.6	6.9	0.01–0.2	$Y=2.24507\times10^7X$
13	氯噻啉	8.721	262.0–180	24	262.0–122.1	18	0.9981	0.005	105.1	8.4	0.01–0.2	$Y=1.02472\times10^7X$
14	氯唑磷	8.957	314.1–162.1	16	314.1–120.0	25	0.9975	0.005	87.6	3.5	0.01–0.2	$Y=5.30286\times10^7X$
15	灭多威	4.480	163.2–88.1	9	163.2–106.1	10	0.9991	0.005	89.1	4.6	0.01–0.2	$Y=1.66569\times10^7X$
16	灭线磷	8.721	243.1–97.1	34	243.1–131.1	21	0.9993	0.005	91.0	7.8	0.01–0.2	$Y=3.90338\times10^6X$
17	内吸磷	7.809	258.9–89.1	9	258.9–61.1	37	0.9999	0.005	87.2	9.8	0.01–0.2	$Y=1.73781\times10^7X$
18	噻虫嗪	5.140	292.1–211.2	12	292.1–181.1	23	0.9994	0.005	80.9	8.4	0.01–0.2	$Y=1.12577\times10^7X$
19	噻螨酮	10.811	353.1–228.1	16	353.1–168.1	25	0.9993	0.005	104.9	7.6	0.01–0.2	$Y=1.46329\times10^7X$
20	噻嗪酮	10.714	306–200.9	12	306–115.7	18	0.9984	0.005	110.5	8.2	0.01–0.2	$Y=2.65863\times10^8X$
21	杀螟丹	0.779	150.05–105.05	16	150.05–61.05	26	0.9991	0.005	78.4	5.1	0.01–0.2	$Y=1.15444\times10^7X$
22	特丁硫磷	7.160	289.1–57.15	24	289.1–96.95	40	0.9996	0.005	81.6	5.4	0.01–0.2	$Y=5.68044\times10^5X$
23	辛硫磷	9.834	299.1–129.1	14	299.1–77.1	37	0.9994	0.005	86.1	2.6	0.01–0.2	$Y=5.51439\times10^6X$
24	茚虫威	9.934	528–150	26	528–218	23	0.9992	0.005	107.9	10.8	0.01–0.2	$Y=7.61775\times10^6X$
25	克菌丹	7.052	302.3–70.15	33	302.3–184.2	32	0.9991	0.005	94.5	8.1	0.01–0.2	$Y=3.41560\times10^6X$
26	莠去津	7.412	216.1–174.2	17	216.1–104.1	29	0.9989	0.005	84.2	4.6	0.01–0.2	$Y=2.60255\times10^7X$
27	乙草胺	8.314	270.1–148.2	19	270.1–133.1	33	0.9990	0.005	86.4	5.9	0.01–0.2	$Y=2.52369\times10^7X$
28	甲草胺	9.102	270.2–238.1	11	270.2–162.3	20	0.9999	0.005	102.1	8.1	0.01–0.2	$Y=1.12228\times10^7X$
29	扑草净	8.214	242.1–158	24	242.1–200.1	18	0.9994	0.005	77.5	10.5	0.01–0.2	$Y=8.75223\times10^7X$
30	莠灭净	5.421	228.1–186.1	26	228.1–96.1	32	0.9993	0.005	84.6	12.5	0.01–0.2	$Y=8.64511\times10^5X$
31	二甲戊乐灵	6.705	282.2–212.2	11	282.2–194.2	18	0.9996	0.005	87.6	9.5	0.01–0.2	$Y=1.71924\times10^7X$
32	三唑醇	8.054	296.1–70	13	296.1–113	39	0.9997	0.005	82.6	8.7	0.01–0.2	$Y=1.01976\times10^7X$
33	戊菌唑	8.951	284.1–159.0	26	284.1–70.1	17	0.9995	0.005	95.3	4.9	0.01–0.2	$Y=8.60056\times10^6X$
34	醚菌酯	9.374	314.2–207.2	33	314.2–194.2	29	0.9993	0.005	91.6	6.8	0.01–0.2	$Y=1.03412\times10^6X$

续表

序号	农药	t_R（min）	定量离子对	碰撞能量（eV）	定性离子对	碰撞能量（eV）	r	检出限（mg·kg^{-1}）	平均回收率（%）	RSD（%）	线性范围（mg·L^{-1}）	线性方程
35	烯酰吗啉	5.687	388.1–301.1	22	388.1–165.1	34	0.9988	0.005	103.2	4.9	0.01–0.2	$Y=5.40352×10^7X$
36	稻瘟灵	9.012	291–231	12	291–189	24	0.9987	0.005	80.1	5.4	0.01–0.2	$Y=5.34925×10^7X$
37	嘧霉胺	5.622	200.3–107.2	25	200.3–183.2	21	0.9999	0.005	76.5	7.9	0.01–0.2	$Y=1.32705×10^7X$
38	亚胺硫磷	8.410	317.9–133.1	34	317.9–160.1	17	0.9993	0.005	86.4	7.7	0.01–0.2	$Y=1.41352×10^7X$
39	地虫硫磷	9.854	247–109.1	19	247–137.1	11	0.9995	0.005	89.4	8.6	0.01–0.2	$Y=5.58734×10^6X$
40	甲基嘧啶磷	10.054	305.8–164.1	22	305.8–107.9	31	0.9996	0.005	88.4	4.2	0.01–0.2	$Y=4.11343×10^7X$
41	杀扑磷	8.288	303–85.2	21	303–145.1	10	0.9997	0.005	100.8	3.5	0.01–0.2	$Y=1.43579×10^6X$
42	速灭磷	5.607	225.1–127.1	18	225.1–192.8	6	0.9996	0.005	83.5	4.9	0.01–0.2	$Y=3.92076×10^6X$
43	二嗪磷	10.764	350.1–198.1	23	350.1–97.1	32	0.9994	0.005	79.5	11.8	0.01–0.2	$Y=1.78027×10^6X$
44	毒死蜱	10.764	351.75–199.75	21	351.75–96.85	32	0.9993	0.005	106.7	9.8	0.01–0.2	$Y=2.06679×10^6X$
45	倍硫磷	9.553	278.9–246.9	13	278.9–169	16	0.9992	0.005	102.6	7.9	0.01–0.2	$Y=2.17485×10^6X$
46	三唑磷	8.951	314–162.1	22	314–119.2	36	0.9998	0.005	81.9	8.6	0.01–0.2	$Y=6.58125×10^7X$
47	治螟磷	7.543	323–171.2	16	323–115	31	0.9987	0.005	94.2	3.5	0.01–0.2	$Y=1.49550×10^7X$
48	马拉硫磷	8.914	331–127	17	331–99	26	0.9999	0.005	83.4	4.9	0.01–0.2	$Y=4.31789×10^6X$
49	嘧菌酯	5.742	404–372	14	404–329	33	0.9985	0.005	91.8	4.5	0.01–0.2	$Y=2.15539×10^8X$
50	己唑醇	8.963	314.1–70.2	22	314.1–159.2	29	0.9989	0.005	105.4	8.6	0.01–0.2	$Y=9.44571×10^6X$
51	杀虫畏	9.014	367.1–240.9	18	367.1–127.1	16	0.9991	0.005	87.6	7.5	0.01–0.2	$Y=2.22322×10^5X$
52	糠菌唑	8.804	377.9–158.9	28	377.9–70	23	0.9993	0.005	94.5	6.4	0.01–0.2	$Y=1.23546×10^6X$
53	特丁津	8.396	230.1–174.1	16	230.1–110	29	0.9998	0.005	81.8	5.8	0.01–0.2	$Y=4.31789×10^6X$
54	喹禾灵	10.221	373.1–91.1	31	373.1–299	19	0.9996	0.005	90.5	4.9	0.01–0.2	$Y=3.39518×10^7X$
55	氟硅唑	5.854	316.2–247.2	18	316.2–165.1	28	0.9997	0.005	104.6	7.6	0.01–0.2	$Y=3.51142×10^7X$
56	敌草腈	9.124	174.1–91	35	174.1–144.05	29	0.9995	0.005	78.9	8.1	0.01–0.2	$Y=9.85641×10^5X$
57	保棉磷	8.266	318.1–132	17	318.1–261.1	8	0.9994	0.005	86.1	5.4	0.01–0.2	$Y=1.83065×10^6X$
58	噻唑磷	6.176	284.1–228	11	284.1–104.1	20	0.9993	0.005	84.2	4.9	0.01–0.2	$Y=1.09372×10^8X$
59	苯线磷	8.437	304–217	25	304–234	17	0.9987	0.005	82.9	9.8	0.01–0.2	$Y=1.30199×10^7X$
60	醚菊酯	11.687	394.1–177.3	18	394.1–107.25	41	0.9986	0.005	90.5	12.4	0.01–0.2	$Y=1.24363×10^6X$

续表

序号	农药	t_R（min）	定量离子对	碰撞能量（eV）	定性离子对	碰撞能量（eV）	r	检出限（mg·kg⁻¹）	平均回收率（%）	RSD（%）	线性范围（mg·L⁻¹）	线性方程
61	氟乐灵	8.568	336.2–252.2	17	336.2–294.6	7	0.9999	0.005	102.1	10.7	0.01–0.2	$Y=3.90927\times10^6 X$
62	萎锈灵	7.494	236.05–143	14	236.05–124	20	0.9990	0.005	80.7	4.8	0.01–0.2	$Y=2.01345\times10^6 X$
63	蝇毒磷	9.711	363.1–227.2	26	363.1–307.1	19	0.9993	0.005	84.7	8.5	0.01–0.2	$Y=3.45048\times10^6 X$
64	喹氧灵	7.456	308–197	32	308–162	45	0.9994	0.005	92.7	7.6	0.01–0.2	$Y=6.89741\times10^5 X$
65	苯噻硫氰	5.478	238.95–136	28	238.95–109.05	43	0.9992	0.005	81.9	7.9	0.01–0.2	$Y=1.02586\times10^6 X$
66	甲氧苄啶	7.211	291–230.1	24	291–261	26	0.9996	0.005	86.4	8.1	0.01–0.2	$Y=8.78220\times10^5 X$
67	西草净	5.532	214.2–124.1	21	214.2–96.1	26	0.9999	0.005	87.9	8.6	0.01–0.2	$Y=3.40459\times10^7 X$
68	脱叶磷	9.458	315.1–169	16	315.1–113	23	0.9987	0.005	81.5	4.5	0.01–0.2	$Y=1.05476\times10^7 X$
69	氯杀螨	6.781	124.8–99.1	22	124.8–89.0	28	0.9985	0.005	84.9	5.1	0.01–0.2	$Y=4.57612\times10^5 X$
70	乙嘧硫磷	9.679	293–265	17	293–125	27	0.9996	0.005	94.3	6.2	0.01–0.2	$Y=6.89336\times10^7 X$
71	甲磺草胺	7.298	385–307.10	20	385–199	24	0.9991	0.005	94.5	8.1	0.01–0.2	$Y=1.56478\times10^7 X$
72	灭锈胺	8.903	271.05–119.05	25	271.05–228.05	18	0.9996	0.005	104.8	2.9	0.01–0.2	$Y=2.35647\times10^7 X$
73	丙草丹	7.455	190.1–128.1	13	190.1–86.1	13	0.9995	0.005	100.8	4.3	0.01–0.2	$Y=2.35871\times10^6 X$
74	嗪草酮	6.929	215.1–187.1	18	215.1–84.1	21	0.9999	0.005	81.5	3.2	0.01–0.2	$Y=9.87541\times10^5 X$
75	联苯肼酯	8.765	301.2–198.1	10	301.2–170.1	18	0.9998	0.005	82.7	10.2	0.01–0.2	$Y=3.43553\times10^7 X$
76	四氟醚唑 t	8.634	372–159.05	31	372–70.2	24	0.9986	0.005	91.5	11.3	0.01–0.2	$Y=1.02354\times10^6 X$
77	反式灭虫菊酯	10.425	339.2–171.1	20	339.2–143.2	18	0.9981	0.005	87.6	4.9	0.01–0.2	$Y=8.74521\times10^5 X$
78	盖草能	4.567	376.05–316	17	376.05–288.05	26	0.9992	0.005	105.4	5.8	0.01–0.2	$Y=1.02546\times10^6 X$
79	磷胺	5.292	300–174	14	300–127	26	0.9993	0.005	78.5	6.7	0.01–0.2	$Y=1.73961\times10^7 X$
80	硫线磷	9.761	271–158.9	15	271–97	39	0.9994	0.005	77.5	4.6	0.01–0.2	$Y=5.84376\times10^7 X$
81	螺环菌胺	6.063	298.2–144.1	20	298.2–100.1	30	0.9998	0.005	84.1	3.8	0.01–0.2	$Y=1.07575e\times10^8 X$
82	禾草丹	7.694	258–125	22	258–100	12	0.9993	0.005	91.8	7.6	0.01–0.2	$Y=2.15224\times10^7 X$
83	氟环唑	8.543	329.9–121.1	23	329.9–101.1	50	0.9995	0.005	86.3	6.8	0.01–0.2	$Y=1.35725\times10^7 X$

续表

序号	农药	t_R（min）	定量离子对	碰撞能量（eV）	定性离子对	碰撞能量（eV）	r	检出限（mg·kg⁻¹）	平均回收率（%）	RSD（%）	线性范围（mg·L⁻¹）	线性方程
84	吡氟酰草胺	10.056	393.1−272.1	22	393.1−329.1	16	0.9994	0.005	97.5	4.8	0.01−0.2	$Y=2.54678\times106\,X$
85	乙氧喹啉	7.705	218−160.05	35	218−174.1	31	0.9993	0.005	87.1	5.9	0.01−0.2	$Y=1.02356\times106\,X$
86	丙草胺	10.174	312.1−252.2	16	312.1−176.2	30	0.9993	0.005	102.8	7.7	0.01−0.2	$Y=1.56538e+008\,X$
87	吡螨胺	10.301	334.2−117.05	38	334.2−145	27	0.9992	0.005	80.2	6.4	0.01−0.2	$Y=5.95645\times106\,X$
88	禾草敌	8.754	188.1−126.1	13	188.1−83	19	0.9998	0.005	79.4	5.4	0.01−0.2	$Y=1.11908\times107\,X$
89	仲丁威	8.231	208.1−95.1	15	208.1−152.1	9	0.9994	0.005	80.9	9.7	0.01−0.2	$Y=4.57044\times106\,X$
90	腈菌唑	5.794	289.2−125.1	43	289.2−70.1	18	0.9997	0.005	91.5	8.8	0.01−0.2	$Y=1.06924\times107\,X$
91	恶草酮	8.188	345.1−328.2	10	345.1−302.85	14	0.9993	0.005	100.7	5.4	0.01−0.2	$Y=1.00678\times106\,X$
92	三甲苯草酮	8.324	330.15−72.15	39	330.15−96.1	32	0.9990	0.005	81.9	6.1	0.01−0.2	$Y=2.59482\times106\,X$
93	多效唑	8.060	294−70	20	294−125	37	0.9989	0.005	85.7	1.9	0.01−0.2	$Y=4.21892\times107\,X$
94	敌瘟磷	9.259	311.1−283	14	311.1−109	39	0.9999	0.005	81.9	2.0	0.01−0.2	$Y=2.78909\times107\,X$
95	异丙威	7.435	194.1−95	18	194.1−137	11	0.9994	0.005	83.7	4.6	0.01−0.2	$Y=4.52799\times107\,X$
96	三环唑	5.945	190−163	23	190−136	29	0.9995	0.005	91.8	8.0	0.01−0.2	$Y=1.48754\times107\,X$
97	抑霉唑	5.780	297−159	21	297−255	19	0.9997	0.005	93.7	7.6	0.01−0.2	$Y=1.08456\times107\,X$
98	霜脲氰	6.457	199.1−83.05	27	199.1−111.05	19	0.9993	0.005	107.8	6.5	0.01−0.2	$Y=9.05247\times105\,X$
99	噻菌灵	3.930	202.1−175.1	29	202.1−135.1	32	0.9999	0.005	112.3	4.8	0.01−0.2	$Y=2.45677\times107\,X$
100	抗蚜威	6.263	239.1−182	15	239.1−72	22	0.9986	0.005	80.7	2.9	0.01−0.2	$Y=4.57396\times107\,X$
101	甲霜灵	7.462	208.1−192.2	19	208.1−220.2	14	0.9981	0.005	82.9	5.6	0.01−0.2	$Y=2.25086\times107\,X$
102	甲萘威	7.276	202.1−127.05	29	202.1−115.1	40	0.9988	0.005	87.9	5.1	0.01−0.2	$Y=.94620\times105\,X$
103	丙炔氟草胺	5.845	353.1−163	32	353.1−177.05	30	0.9998	0.005	84.6	6.0	0.01−0.2	$Y=4.09548\times107\,X$
104	吡丙醚	10.643	322.2−185.1	25	322.2−227.2	15	0.9992	0.005	91.0	8.4	0.01−0.2	$Y=1.05303\times108\,X$
105	丁苯吗啉	6.217	304.2−147.1	30	304.2−130.1	26	0.9991	0.005	94.6	4.4	0.01−0.2	$Y=5.20879\times107\,X$
106	稻丰散	9.564	321.1−247	12	321.1−163.1	12	0.9993	0.005	92.1	7.8	0.01−0.2	$Y=8.50910\times106\,X$
107	苯霜灵	9.436	326.2−208.2	15	326.2−148.1	22	0.9994	0.005	87.9	9.1	0.01−0.2	$Y=4.25018\times107\,X$
108	利谷隆	8.347	249−160	18	249−182	14	0.9987	0.005	88.6	8.0	0.01−0.2	$Y=1.06871\times106\,X$
109	粉唑醇	8.291	302.1−123	30	302.1−109	30	0.9999	0.005	87.8	7.7	0.01−0.2	$Y=6.21167\times106\,X$

序号	农药	t_R（min）	定量离子对	碰撞能量（eV）	定性离子对	碰撞能量（eV）	r	检出限（mg·kg⁻¹）	平均回收率（%）	RSD（%）	线性范围（mg·L⁻¹）	线性方程
110	甲硫威	8.226	226–169.1	8	226–121.4	23	0.9991	0.005	88.2	6.0	0.01–0.2	$Y=1.71778 \times 10^6 X$
111	联苯三唑醇	8.935	338.1–269	11	338.1–99	15	0.9992	0.005	81.6	4.6	0.01–0.2	$Y=1.29469 \times 10^6 X$
112	丁草敌	6.711	218.1–57	17	218.1–190.1	14	0.9993	0.005	94.8	7.1	0.01–0.2	$Y=4.41112 \times 10^7 X$
113	氟噻草胺	7.014	364–194	12	364–152	20	0.9994	0.005	84.5	4.8	0.01–0.2	$Y=2.63537 \times 10^7 X$
114	氯苯嘧啶醇	8.668	331.1–268.1	25	331.1–259.1	26	0.9996	0.005	87.1	6.2	0.01–0.2	$Y=1.69029 \times 10^6 X$
115	螺螨酯	9.705	411.1–71.2	19	411.1–313.1	12	0.9998	0.005	90.8	7.6	0.01–0.2	$Y=4.37195 \times 10^6 X$
116	西玛津	6.749	202.1–132	19	202.1–124.1	17	0.9990	0.005	80.9	8.1	0.01–0.2	$Y=3.005247 \times 10^7 X$
117	灭蝇胺	0.781	167.1–85.1	20	167.1–60.1	18	0.9993	0.005	81.6	4.5	0.01–0.2	$Y=9.30428 \times 10^6 X$
118	肟菌酯	6.204	409.1–186.05	14	409.1–145	22	0.9994	0.005	87.6	7.9	0.01–0.2	$Y=2.19350 \times 10^7 X$
119	异丙甲草胺	8.805	284.1–251.8	18	284.1–176.2	23	0.9999	0.005	85.1	8.2	0.01–0.2	$Y=3.48594 \times 10^7 X$
120	叶菌唑	9.067	320–70.1	40	320–125.05	37	0.9998	0.005	86.9	2.8	0.01–0.2	$Y=1.27193 \times 10^7 X$
121	氟菌唑	9.502	346.1–278.05	11	346.1–217.35	36	0.9993	0.005	88.5	3.4	0.01–0.2	$Y=1.21487 \times 10^8 X$
122	甲氧虫酰肼	9.274	313–149	13	313–91	41	0.9986	0.005	89.1	5.8	0.01–0.2	$Y=3.68452 \times 10^5 X$
123	噻虫胺	5.530	250.2–169.1	13	250.2–132	13	0.9987	0.005	91.5	4.1	0.01–0.2	$Y=5.13996 \times 10^6 X$
124	霜霉威	1.087	189.2–102.1	19	189.2–144.2	14	0.9991	0.005	100.8	5.6	0.01–0.2	$Y=4.10213 \times 10^7 X$
125	环酰菌胺	8.692	301.9–97.1	23	301.9–55.05	40	0.9998	0.005	105.7	5.5	0.01–0.2	$Y=8.65479 \times 10^5 X$
126	活化酯	4.568	211.2–136.1	18	211.2–139.8	26	0.9997	0.005	86.4	2.8	0.01–0.2	$Y=1.104713 \times 10^7 X$
127	环唑醇	6.665	292.05–125	28	292.05–70.1	20	0.9997	0.005	91.2	12.8	0.01–0.2	$Y=5.05687 \times 10^7 X$
128	烟嘧磺隆	7.715	411–182.2	21	411–213.1	12	0.9994	0.005	80.1	5.9	0.01–0.2	$Y=3.24812 \times 10^5 X$
129	草萘胺	6.875	272.2–129.15	16	272.2–171.1	17	0.9985	0.005	84.6	8.9	0.01–0.2	$Y=1.00245 \times 10^7 X$
130	氟胺磺隆	8.546	493.05–264.05	24	493.05–96.15	55	0.9976	0.005	97.0	9.8	0.01–0.2	$Y=5.68923 \times 10^7 X$
131	嗪胺灵	7.146	432.8–97.7	24	432.8–212.9	30	0.9999	0.005	87.3	10.8	0.01–0.2	$Y=2.00354 \times 10^6 X$
132	氯磺隆	5.912	358–141	18	358–167.3	17	0.9995	0.005	99.4	2.8	0.01–0.2	$Y=1.21365 \times 10^7 X$
133	氟啶虫酰胺	5.226	228–80.85	11	228–145.9	21	0.9979	0.005	88.6	4.9	0.01–0.2	$Y=1.08746 \times 10^7 X$

续表

序号	农药	t_R（min）	定量离子对	碰撞能量（eV）	定性离子对	碰撞能量（eV）	r	检出限（mg·kg⁻¹）	平均回收率（%）	RSD（%）	线性范围（mg·L⁻¹）	线性方程
134	杀虫脒	7.406	241–88	11	241–119	15	0.9984	0.005	87.1	8.7	0.01–0.2	$Y=1.27193\times10^7X$
135	甜菜胺	6.530	301.1–136.1	18	301.1–182.1	10	0.9994	0.005	86.5	12.8	0.01–0.2	$Y=2.86226\times10^6X$
136	丙环唑	6.040	342.2–159.2	30	342.2–205.1	20	0.9993	0.005	91.5	10.4	0.01–0.2	$Y=1.54936\times10^7X$
137	氯氟吡氧乙酸	6.684	255–208.95	13	255–180.9	21	0.9992	0.005	90.7	5.7	0.01–0.2	$Y=3.20578\times10^7X$
138	环氟菌胺	9.926	413.2–295.05	16	413.2–203	40	0.9991	0.005	87.6	4.6	0.01–0.2	$Y=8.65478\times10^5X$
139	氟啶脲	3.457	540–382.9	21	540–158	20	0.9993	0.005	96.4	7.8	0.01–0.2	$Y=4.00547\times10^7X$
140	氟铃脲	9.732	459–439	10	459–276	16	0.9996	0.005	94.8	8.8	0.01–0.2	$Y=2.43917\times10^7X$
141	乙硫甲威	6.347	226.2–164.1	18	226.2–107.1	20	0.9984	0.005	80.5	9.4	0.01–0.2	$Y=8.05659\times10^6X$
142	虱螨脲	6.842	511–158	21	511–141	44	0.9989	0.005	77.6	8.1	0.01–0.2	$Y=1.24587\times10^5X$
143	噻苯隆	5.142	221.2–102	16	221.2–128	17	0.9999	0.005	79.1	7.0	0.01–0.2	$Y=6.54879\times10^6X$
144	恶虫威	7.055	224.2–109	16	224.2–167.2	10	0.9990	0.005	78.4	6.8	0.01–0.2	$Y=7.67712\times10^6X$
145	咪鲜胺	5.832	376.2–308	12	376.2–266	18	0.9995	0.005	80.6	4.8	0.01–0.2	$Y=4.34360\times10^7X$
146	杀虫环	1.001	181.9–73.05	26	181.9–104	25	0.9991	0.005	87.6	5.6	0.01–0.2	$Y=2.01338\times10^7X$
147	恶霜灵	5.260	279.3–219.4	10	279.3–132.1	32	0.9998	0.005	91.4	4.9	0.01–0.2	$Y=3.63214\times10^7X$
148	丁醚脲	11.098	385.1–329	20	385.1–278	35	0.9996	0.005	94.5	3.8	0.01–0.2	$Y=2.74149\times10^7X$
149	甲基托布津	5.310	343.00–151	20	343–268	11	0.9995	0.005	109.7	4.6	0.01–0.2	$Y=3.15389\times10^7X$
150	亚胺菌	9.374	314.1–235.1	15	314.1–222.2	13	0.9997	0.005	115.4	5.5	0.01–0.2	$Y=1.08640\times10^6X$
151	乙霉威	8.354	268.1–226.2	9	268.1–152.1	22	0.9993	0.005	114.0	10.8	0.01–0.2	$Y=1.06308\times10^7X$
152	氯吡脲	6.411	246.1–127	9	246.1–91.1	27	0.9992	0.005	87.6	7.5	0.01–0.2	$Y=2.13564\times10^7X$
153	敌菌灵	8.166	269.1–128.05	34	269.1–169.05	23	0.9999	0.005	85.1	6.8	0.01–0.2	$Y=3.65478\times10^7X$
154	丙硫克百威	7.254	411.1–195.05	27	411.1–162.05	42	0.9984	0.005	84.9	4.8	0.01–0.2	$Y=3.04157\times10^7X$
155	涕灭威	6.420	213–89.2	18	213–116	12	0.9988	0.005	91.3	10.8	0.01–0.2	$Y=4.59989\times10^5X$
156	涕灭威砜	3.128	222.5–86.1	19	222.5–81	17	0.9993	0.005	90.6	12.4	0.01–0.2	$Y=2.35298\times10^7X$
157	涕灭威亚砜	2.278	207–89.1	14	207–132	8	0.9997	0.005	94.1	11.7	0.01–0.2	$Y=8.54359\times10^6X$
158	阿维菌素	12.654	890.5–449.3	25	890.5–567.35	14	0.9993	0.005	92.5	6.5	0.01–0.2	$Y=8.08475\times10^6X$

续表

序号	农药	t_R (min)	定量离子对	碰撞能量 (eV)	定性离子对	碰撞能量 (eV)	r	检出限 (mg·kg⁻¹)	平均回收率 (%)	RSD (%)	线性范围 (mg·L⁻¹)	线性方程
159	苯酰菌胺	6.933	355.8–187	24	355.8–159	41	0.9992	0.005	86.4	4.7	0.01–0.2	$Y=3.03965\times10^6X$
160	噻虫啉	6.280	253.1–126.1	20	253.1–99	43	0.9994	0.005	87.1	5.8	0.01–0.2	$Y=1.95161\times10^7X$
161	苯胺灵	7.864	180.1–77.1	30	180.1–92.1	23	0.9999	0.005	92.1	3.9	0.01–0.2	$Y=8.29108\times10^5X$
162	残杀威	7.054	210.2–111.2	13	210.2–168.6	10	0.9995	0.005	90.1	4.5	0.01–0.2	$Y=2.29304\times10^7X$
163	毒草胺	6.455	212.1–107.1	14	202.1–94.1	27	0.9980	0.005	87.6	5.5	0.01–0.2	$Y=2.77214\times10^7X$
164	猛杀威	8.412	208.1–151	8	208.1–109	16	0.9987	0.005	85.2	4.3	0.01–0.2	$Y=7.43871\times10^6X$
165	二氧威	6.192	224.1–77.1	41	224.1–95.1	27	0.9993	0.005	94.2	6.8	0.01–0.2	$Y=8.97415\times10^5X$
166	杀线威	3.920	237.1–72.05	11	237.1–220.1	5	0.9994	0.005	84.7	7.9	0.01–0.2	$Y=4.47346\times10^7X$
167	速灭威	5.866	166.1–109.1	12	166.1–107.1	23	0.9999	0.005	90.9	8.4	0.01–0.2	$Y=3.48759\times10^6X$
168	异菌脲	9.776	330–245	12	330–108.15	11	0.9994	0.005	81.0	6.7	0.01–0.2	$Y=3.04594\times10^6X$
169	氯麦隆	6.273	213.1–72	21	213.1–140.1	23	0.9993	0.005	77.2	4.5	0.01–0.2	$Y=5.04540\times10^6X$
170	咯菌腈	8.021	247–180	27	247–126	31	0.9996	0.005	79.1	8.7	0.01–0.2	$Y=4.72525\times10^6X$
171	氟虫脲	4.254	487.1–156.1	15	487.1–467.1	10	0.9998	0.005	80.5	7.6	0.01–0.2	$Y=2.54158\times10^6X$
172	灭幼脲	9.050	307–154	10	307–126	25	0.9988	0.005	90.8	6.4	0.01–0.2	$Y=3.03254\times10^6X$
173	螺甲螨酯	8.215	273.1–131.2	30	273.1–67.15	32	0.9979	0.005	100.5	7.7	0.01–0.2	$Y=4.30214\times10^6X$
174	氟苯脲	9.918	379–196	24	379–221.05	31	0.9987	0.005	86.1	5.8	0.01–0.2	$Y=1.88512\times10^6X$
175	乙氧氟草醚	8.993	362–316.1	14	362–237.1	25	0.9993	0.005	87.2	4.2	0.01–0.2	$Y=2.31456\times10^6X$
176	溴苯腈	7.519	275.9–81.05	33	275.9–79.05	45	0.9997	0.005	82.9	5.5	0.01–0.2	$Y=1.05874e+006X$
177	三氟羧草醚	6.790	360–3160.5	9	360–195	26	0.9998	0.005	91.5	4.6	0.01–0.2	$Y=6.54873\times10^5X$
178	双甲脒	11.387	294.1–163.00	20	294.1–122.1	30	0.9995	0.005	84.2	8.1	0.01–0.2	$Y=7.16972\times10^8X$
179	喹硫磷	9.443	299.2–147.4	19	299.2–163.4	25	0.9994	0.005	83.1	7.0	0.01–0.2	$Y=2.81406\times10^6X$

　　GC–MS/MS：色谱柱：DB–5MS石英毛细管柱（30 m×0.25 mm，0.25 μm）；升温程序：70 ℃保持1 min，以20 ℃·min⁻¹的速率升至200 ℃，保持1 min，以10 ℃·min⁻¹的速率升至220 ℃，保持5 min，以10 ℃·min⁻¹的速率升至240 ℃，保持5 min，以20 ℃·min⁻¹的速率升至280 ℃，保持6 min；进样口温度：280 ℃；

进样模式：不分流；柱流量：1 mL·min^{-1}；吹扫流量：3 mL·min^{-1}；载气：高纯氦；碰撞气：高纯氩；进样量：1 μL；电离方式：EI；电离电压：70 eV；溶剂延迟：3 min；接口温度：250 ℃；离子源温度：250 ℃；采集方式：MRM模式；监测离子对及其质谱参数见表6-7。

表6-7　70种农药的保留时间（t_R）、质谱参数、相关系数（r）、检出限（LOD）、平均回收率（100 μg·kg^{-1}）、相对标准偏差（RSD，n=6）、线性范围和线性方程

序号	农药	t_R（min）	定量离子对	碰撞能量（eV）	定性离子对	碰撞能量（eV）	r	检出限（mg·kg^{-1}）	平均回收率（%）	RSD（%）	线性范围（mg·L^{-1}）	线性方程
1	虫螨腈	15.61	247.1–227.0	16	139–102	12	0.9996	0.010	82.8	5.6	0.02~0.2	$Y = 416725.2\,X$
2	敌百虫	6.6	109–79	9	139–79	9	0.9991	0.010	79.6	8.7	0.02~0.2	$Y = 7007561\,X$
3	氟氯氰菊酯和高效氟氯氰菊酯	25.705	163.1–127.1	6	163.1–91	14	0.9988	0.010	115.6	4.9	0.02~0.2	$Y = 266650.9\,X$
4	甲基对硫磷	10.885	263–109	14	125–47	12	0.9994	0.010	95.5	9.4	0.02~0.2	$Y = 623460.9\,X$
5	甲氰菊酯	20.675	181.1–152.1	22	265.1–210.1	12	0.9992	0.010	87.5	12.3	0.02~0.2	$Y = 949001.4\,X$
6	硫丹	14.15	194.9–160	8	194.9–125	24	0.9996	0.010	86.9	10.5	0.02~0.2	$Y = 321138.7\,X$
7	氯氟氰菊酯和高效氯氟氰菊酯	23.25	208–181	8	197–141	12	0.9987	0.010	87.4	7.9	0.02~0.2	$Y = 557170.9\,X$
8	三氯杀螨醇	12.235	139–111	16	139–75	28	0.9995	0.010	76.8	4.8	0.02~0.2	$Y = 1014915\,X$
9	水胺硫磷	12.025	289.1–136	14	230–212	10	0.9996	0.010	77.9	5.7	0.02~0.2	$Y = 152460.5\,X$
10	腐霉利	13.155	283–96	10	283–68	10	0.9998	0.010	98.7	6.1	0.02~0.2	$Y = 1380270\,X$
11	扑灭津	9.728	125–89	18	125–99	18	0.9993	0.010	108.6	7.2	0.02~0.2	$Y = 3698129\,X$
12	嘧菌胺	14.16	222.1–221.1	6	223.1–222.1	10	0.9992	0.010	115.8	10.6	0.02~0.2	$Y = 4080040\,X$
13	胺菊酯	19.91	164.1–107.1	14	164.1–77	22	0.9998	0.010	104.5	4.6	0.02~0.2	$Y = 2892931\,X$
14	氟胺氰菊酯	28.2	250.1–55	18	250.1–200.1	16	0.9997	0.010	87.6	5.8	0.02~0.2	$Y = 3014106\,X$
15	六氯苯	9.3	283.8–248.8	24	283.8–213.8	28	0.9993	0.010	85.2	8.6	0.02~0.2	$Y = 1383633\,X$
16	五氯硝基苯	9.72	264.8–236.8	10	294.8–264.8	16	0.9997	0.010	86.4	4.7	0.02~0.2	$Y = 432805.8\,X$
17	百菌清	10.05	263.9–168	24	263.9–228.8	18	0.9996	0.010	89.4	7.6	0.02~0.2	$Y = 1819870\,X$
18	七氯	10.982	271.8–236.9	20	273.8–238.9	16	0.9992	0.010	77.6	10.5	0.02~0.2	$Y = 2599943\,X$
19	艾氏剂	11.945	262.9–191	34	262.9–193	16	0.9997	0.010	79.5	2.9	0.02~0.2	$Y = 1920239\,X$
20	氯丹	12.73	374.8–265.9	26	372.8–263.9	22	0.9991	0.010	82.6	5.7	0.02~0.2	$Y = 2636439\,X$
21	狄氏剂	15.135	276.9–241	8	262.6–193	34	0.9989	0.010	80.9	8.4	0.02~0.2	$Y = 437469.8\,X$

序号	农药	t_R（min）	定量离子对	碰撞能量（eV）	定性离子对	碰撞能量（eV）	r	检出限（mg·kg⁻¹）	平均回收率（%）	RSD（%）	线性范围（mg·L⁻¹）	线性方程
22	异狄氏剂	15.93	262.9–191	30	262.9–193	28	0.9995	0.010	90.8	5.4	0.02~0.2	$Y=743221.6X$
23	丙硫磷	14.62	266.9–238.9	10	309–238.9	14	0.9992	0.010	79.6	4.6	0.02~0.2	$Y=528627.3X$
24	丙溴磷	14.715	338.9–268.9	18	336.9–266.9	14	0.9999	0.010	84.6	3.7	0.02~0.2	$Y=667572.3X$
25	甲基毒死蜱	10.76	285.9–93	22	287.9–93	22	0.9997	0.010	116.9	2.8	0.02~0.2	$Y=1062024X$
26	对硫磷	11.915	139–109	8	291.1–109	14	0.9996	0.010	113.1	10.8	0.02~0.2	$Y=417104.1X$
27	甲基立枯磷	10.896	264.9–249.9	14	264.9–93	24	0.9998	0.010	87.6	8.4	0.02~0.2	$Y=674220.8X$
28	氟草胺	9.002	292.1–264	8	292.1–160	22	0.9991	0.010	86.5	6.4	0.02~0.2	$Y=1207576X$
29	噻节因	9.621	124–76	8	118–58	6	0.9997	0.010	91.4	5.5	0.02~0.2	$Y=724543.3X$
30	定菌磷	23.73	221.1–193.1	12	221.1–149.1	14	0.9993	0.010	88.0	7.8	0.02~0.2	$Y=1827338X$
31	乙丁烯氟灵	8.821	276–202	18	316.1–276	10	0.9990	0.010	77.3	8.9	0.02~0.2	$Y=788660.6X$
32	七氟菊酯	10.194	177–127.1	16	177–137.1	16	0.9995	0.010	91.6	4.4	0.02~0.2	$Y=4716831X$
33	氯硝胺	9.481	206–176	10	176–148	12	0.9994	0.010	86.4	7.8	0.02~0.2	$Y=984358.8X$
34	苯氟磺胺	11.53	224–123	18	226–123	18	0.9999	0.010	93.5	8.1	0.02~0.2	$Y=894596.5X$
35	烯效唑	14.868	234.1–165	8	234.1–137	14	0.9993	0.010	106.4	7.0	0.02~0.2	$Y=1493973X$
36	甲基乙拌磷	9.382	88–60	8	125–47	14	0.9989	0.010	105.2	5.6	0.02~0.2	$Y=1109523X$
37	乙基溴硫磷	13.53	358.9–302.9	16	302.9–284.9	14	0.9994	0.010	86.9	6.0	0.02~0.2	$Y=3910533X$
38	灭菌磷	14.2	271–243	6	299–243	8	0.9998	0.010	97.5	4.8	0.02~0.2	$Y=1540916X$
39	苯醚菊酯	21.77	123.1–81	8	183.1–153.1	14	0.9997	0.010	86.4	7.1	0.02~0.2	$Y=383956.1X$
40	碘硫磷	14.51	377–361.8	20	377–331.8	30	0.9998	0.010	84.1	5.6	0.02~0.2	$Y=137607.1X$
41	苄呋菊酯	18.8	143.1–128.1	10	171.1–143.1	6	0.9993	0.010	86.9	8.4	0.02~0.2	$Y=1233047X$
42	乙酯杀螨醇	16.24	139–111	16	251–139	14	0.9997	0.010	89.5	9.1	0.02~0.2	$Y=4466257X$
43	三硫磷	17.7	157–45	18	341.9–157	14	0.9992	0.010	91.6	7.6	0.02~0.2	$Y=320179.0X$
44	吡唑硫磷	24.24	194–138	22	360.1–194	14	0.9998	0.010	92.6	6.7	0.02~0.2	$Y=740501.2X$
45	溴螨酯	20.23	340.9–182.9	18	340.9–184.9	20	0.9996	0.010	100.5	8.0	0.02~0.2	$Y=1033539X$
46	乙烯菌核利	10.81	212–172	16	285–212	12	0.9997	0.010	85.6	5.0	0.02~0.2	$Y=1048721X$
47	甲拌磷砜	11.745	153–97	12	153–125	6	0.9999	0.010	79.9	4.9	0.02~0.2	$Y=146495.3X$
48	乙基谷硫磷	23.942	132.1–77	14	160.1–132.1	4	0.9993	0.010	86.3	7.6	0.02~0.2	$Y=3828507X$
49	溴虫腈	15.61	247.1–227	16	139–102	12	0.9996	0.010	87.6	4.6	0.02~0.2	$Y=416725.2X$
50	腈苯唑	25.36	198.1–129.1	10	129.1–102.1	12	0.9997	0.010	91.6	0.9	0.02~0.2	$Y=3894150X$
51	环丙唑醇	15.8	222–125	27	139–111	15	0.9995	0.010	92.8	7.6	0.02~0.2	$Y=345857.1X$

续表

序号	农药	t_R (min)	定量 离子对	碰撞 能量 (eV)	定性 离子对	碰撞 能量 (eV)	r	检出限 (mg· kg^{-1})	平均 回收 率 (%)	RSD (%)	线性 范围 (mg· L^{-1})	线性方程
52	环草敌	8.73	154.2–83.1	8	154.2–55	18	0.9996	0.010	91.2	10.8	0.02~0.2	$Y = 1606855\,X$
53	乙螨唑	20.6	359.1–187.1	14	330.1–300.1	26	0.9998	0.010	87.6	12.6	0.02~0.2	$Y = 146800.5\,X$
54	咪唑菌酮	20.824	238.1–103.1	22	268.1–180.1	16	0.9991	0.010	85.9	5.4	0.02~0.2	$Y = 1285586\,X$
55	炔草酸	18.11	349–266	10	349–238	15	0.9992	0.010	95.6	6.6	0.02~0.2	$Y = 1242662\,X$
56	氟哒嗪草酯	16.19	408–345	16	408–321	14	0.9993	0.010	109.7	7.8	0.02~0.2	$Y = 1519233\,X$
57	敌稗	10.716	217–161	10	160.9–99	24	0.9998	0.010	84.6	9.1	0.02~0.2	$Y = 1366286\,X$
58	吡氟禾草灵	15.89	282–91.1	18	282–238.1	18	0.9989	0.010	97.8	8.0	0.02~0.2	$Y = 1459460\,X$
59	氟虫腈	12.62	366.9–212.9	30	368.9–214.9	30	0.9989	0.010	108.7	5.0	0.02~0.2	$Y = 1920239\,X$
60	氯菊酯	24.615	183.1–153.1	14	183.1–168.1	14	0.9995	0.010	112.3	4.2	0.02~0.2	$Y = 2060119\,X$
61	氯氰菊酯	26.29	163.1–127.1	6	163.1–91	14	0.9990	0.010	84.6	3.3	0.02~0.2	$Y = 640031.4\,X$
62	溴氰菊酯	29.73	180.9–151.9	22	252.9–93	20	0.9984	0.010	87.6	3.6	0.02~0.2	$Y = 1110202\,X$
63	氟氰戊菊酯	26.425	199.1–157.1	10	157.1–107.1	12	0.9993	0.010	89.2	2.9	0.02~0.2	$Y = 1965198\,X$
64	氰戊菊酯	27.86	225.1–119.1	20	225.1–147.1	10	0.9991	0.010	79.7	4.6	0.02~0.2	$Y = 922795.5\,X$
65	敌敌畏	5.83	109–79	8	185–93	14	0.9996	0.010	84.3	5.3	0.02~0.2	$Y = 437469.8\,X$
66	乙酰甲胺磷	7.165	136–94	14	94–64	6	0.9987	0.010	100.6	7.1	0.02~0.2	$Y = 1944725\,X$
67	杀螟硫磷	11.38	277–260	6	277–109.1	14	0.9998	0.010	116.7	8.2	0.02~0.2	$Y = 961078.6\,X$
68	六六六	9.26	180.9–144.9	16	218.9–182.9	8	0.9993	0.010	84.6	6.4	0.02~0.2	$Y = 2263856\,X$
69	滴滴涕	14.885	235–165	12	235–199	14	0.9994	0.010	82.3	4.9	0.02~0.2	$Y = 6144335\,X$
70	哒草伏	17.06	145–95	18	303–145	22	0.9910	0.010	87.4	6.4	0.02~0.2	$Y = 2838041\,X$

（二）方法学验证

以三七为实验材料对UPLC–MS/MS和GC–MS/MS分析系统进行了验证实验。根据文件SATE 12682/2019、CAC/GL 90—2017规定的真实性和精密度要求来评估方法的性能，其中可接受的平均回收率在70%~120%的范围内，相关的重复性为RSD ≤ 20%。

样品回收率：称量样品2 g，加入浓度为2 mg·L^{-1}的混合标准溶液0.1 mL。加标样品的后续处理参照上述样品处理步骤。对处理后的加标样品溶液进行回收测试，重复六次。

三、测定结果

（一）UPLC-MS/MS条件的优化

通过对液相色谱条件如色谱柱的选择、洗脱条件等进行优化，179种农药均在12.2 min之前出峰，并且多数具有较好的分离度（表6-6和图6-6）。对于质谱条件的优化，主要考察正/负离子电离模式和碰撞能量对离子强度的影响。179种农药中，除了除虫脲、氟啶脲、氟铃脲、氯吡脲、异菌脲、氟虫脲、灭幼脲、氟苯脲这8种农药适合使用负离子模式检测，其余171种农药则适合用正离子模式检测。选择每种农药中具有较高离子强度和优异选择性的母离子–子离子作为离子对，建立MRM模式。强度最大的离子对用于定量，而第二强的离子对作为定性离子，优化得到的参数见表6-6。

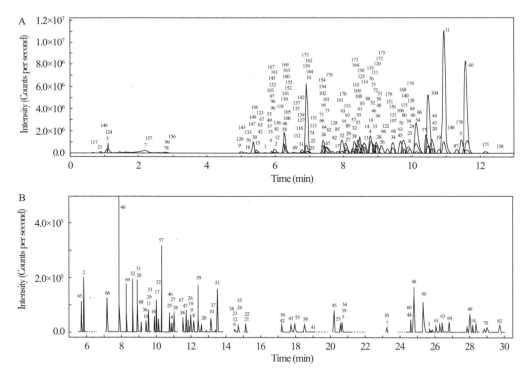

图6-6　179种农药混合标准溶液的UPLC-MS/MS总离子色谱图（A）和
70种农药GC-MS/MS总离子色谱图（B）

（二）GC-MS/MS条件的优化

对热稳定和挥发性的农药成分采用GC-MS/MS方法进行分析。首先，优化色谱柱的选择、进样口温度、载气流速和程序升温方式等气相色谱条件。结果表明，选用30 m长的DB-5MS石英毛细管柱及其色谱条件，可以保证各种农药有较好的分离度以及能在30 min之内全部洗脱流出（图6-6B）。

本研究采用选择SIM和MRM两种模式对70种农药进行检测分析。通过比较，发现采用MRM模式比采用SIM模式有更高的信噪比和灵敏度，并且MRM模式一方面能克服SIM模式中不同农药存在相同扫描离子而对定性/定量带来的困扰，另一方面能有效提高多种农药同时检测对分辨率的要求。此外，MRM模式选择性更好，抗干扰能力更强，更适合于复杂基质中农药多残留的检测。因此，在MRM模式下，进行质谱参数的优化。选择质荷比大及丰度高的离子定为母离子，设定不同的碰撞能量对母离子进行轰击得到子离子二级质谱扫描图，从中选择响应值最高的2~3个碎片离子作为子离子，改变碰撞电压优化各组母离子和子离子。最后选择响应最好的组合，确定70种农药MRM的最佳质谱条件，MRM最优参数见表6-7。

（三）前处理方法的优化

本研究采用乙腈作为提取溶剂，采用机械振荡、超声波辅助提取相结合的方式提取三七样品中残留的农药。以检出残留量较大的烯酰吗啉、丙环唑、苯醚甲环唑、腈菌唑、甲基托布津和嘧菌酯的三七阳性样品为研究对象，考察不同提取时间（5 min、10 min、15 min、20 min、30 min）对提取效率的影响。结果表明，采用机械振荡提取和超声波辅助提取（时间比1：1）相结合的方式，随着提取时间的增加，各农药的提取效率呈增加趋势，但提取20 min后提取效率无显著差异，说明提取20 min即可将农药提取完全，因此选择提取时间为20 min。

在2020版《中国药典》四部通则方法的净化材料（即300 mg PSA，300 mg C_{18}，90 mg GCB，300 mg Silica）基础上，进一步优化净化材料配比。以三七提取液中所含的主要皂苷类成分为指标，采用2020版《中国药典》高效液相色谱法测定净化前后提取液中三七皂苷 R_1、人参皂苷 Rg_1、人参皂苷 Rb_1、人参皂苷 Re总量，评价净化效果。GCB用量对皂苷总量无影响，C_{18}对皂苷的去除效果不明显但对三七中其他干扰成分有一定净化作用，因而选择PSA与十八烷基硅烷键合硅胶作为复合净化材料。当PSA用量增至300 mg以上时，皂苷总量下降不明显；随着十八烷基硅烷键合硅胶用量的增加，皂苷总量下降明显，而十八烷基硅烷键合硅胶用量超过300 mg时，皂苷总量下降不明显，且净化材料所占体积增加，无法从净化管中移取5 mL净化液进行浓缩，故PSA和十八烷基硅烷键合硅胶用量均为300 mg。综上，最终确定净化材料的配比为300 mg PSA、300 mg十八烷基硅烷键合硅胶。此时，净化步骤总皂苷的去除率达95%，净化效果较好。

（四）方法学验证

以各组分的质量浓度为横坐标，对应峰面积与内标峰面积的比值为纵坐标，进行回归分析。结果表明，249种农药均在0.01~0.2 mg·L^{-1}或0.02~0.2 mg·L^{-1}范围内呈良好线性关系，相关系数（r）均大于0.99。由于待测农药数量多，难以逐一稀释至每个农药的最低检出浓度，因此以实际检测到各农药MRM反应的标准曲线最低浓度作为检出限，得到检出限（LOD）为0.005~0.010 mg·kg^{-1}（表6–6和表6–7），即低于欧盟食品安全标准中建议的各种食品和中药材中农药的最大残留限量要求（5~70 mg·kg^{-1}）。

将混合标准储备溶液添加到三七农药残留空白样品中，制得加标水平为100 μg/kg的样品溶液，重复检测6次。100 μg·kg^{-1}加标水平下的平均回收率和相对标准偏差（RSD）见表6–6和表6–7，249种农药的回收率为76.5%~116.9%，RSD均不大于13.2%。

与已报道的三七中农药残留检测方法相比，本研究的检测方法具有同时检测的农药种类多、节省时间、样品前处理所需净化材料种类少等优点（表6–8）。缺点是线性范围略窄，而LOD略高。但本研究建立的检测方法能够满足三七中农药残留的检测要求。

表6–8　不同检测方法和样品制备方法的特征参数比较

检测方法	检测农药数量	时间（min）	有机溶剂用量	纯化材料	线性范围（μg·mL^{-1}）	LOD（μg·kg^{-1}）
GC–MS/MS	201	40.5	10.3 mL·2 g^{-1}	100 mg PSA，150 mg C$_{18}$，20 mg GCB and 120 mg MgSO$_4$	0.001~1.6	1.35~13.5

检测方法	检测农药数量	时间（min）	有机溶剂用量	纯化材料	线性范围（μg·mL⁻¹）	LOD（μg·kg⁻¹）
LC–MS/MS	508	20.1	15.7 mL · 3 g⁻¹	300 mg PSA，300 mg C_{18}，90 mg GCB，600 mg Silica，900 mg $MgSO_4$	0.005~0.4	5~100
GC–MS/MS	74	40.75	11 mL · 2 g⁻¹	100 mg PSA，100 mg C18 and 100 mg MgSO4	0.01~0.5	0.28~2
GC–MS/MS	116	30.55	11 mL · g⁻¹	100 mg PSA，50 mg C18 and 100 mg MgSO4	0.005~0.2	3~15
UPLC–MS/MS	179	18	21 mL · 2 g⁻¹	300 mg of PSA and 300 mg of octadecyl silane bonded silica gel	0.01~0.2	5
GC–MS/MS	70	30.5	21 mL · 2 g⁻¹	300 mg of PSA and 300 mg of octadecyl silane bonded silica gel	0.02~0.2	10

（五）实际样品农药残留分析

根据防治方法和防治目标，可将农药分为杀虫剂、杀菌剂、除草剂、杀螨剂。在121个三七主根样品中有113个样品检测出了农药残留，检出率为93.39%。共检测到19种农药残留，包括14种杀菌剂、3种杀虫杀螨剂和2种除草剂。三七在高密度人工栽培条件下，易发生根腐病、圆斑病、黑斑病等真菌病害。由这些病原菌引起的疾病抑制了三七的生长，并可导致死亡。因此，三七种植者通常使用杀菌剂来预防或减轻病害。我们的实地调查显示，中国农药年平均总使用量是国际水平的6.2倍（未公布数据）。可见，三七种植过程中农药使用量大是三七中农药留量高的主要原因。此外，由于三七从检测到收获的时间间隔较短，虽然大部分农药都是可降解农药，但由于过度使用，仍未完全降解，这也是检测较多的原因之一。

烯酰吗啉（86.78%）、苯醚甲环唑（58.68%）、腐霉利（52.89%）的检出频率均＞50%，显著高于其他农药。在19种农药中，84%的农药检测频率＜50%，74%的农药检测频率＜30%，58%的农药检测频率＜20%。约74%的样本含有两种或两种以上的农药残留。同时检测到2种、3种、4种、5种和6种农药的样品分别占残留量的4.96%、10.74%、10.74%、9.92%和16.53%，20.56%的样品含有7种或7种以上的农药残留。在一些三七样品中，可同时检测到10种农药，这些样品占总样本量的

1.65%。在三七种植过程中，重复使用一种农药会使病原菌产生抗药性，从而降低药效。种植者通常会不断更换农药或同时使用多种农药。Hu等人研究显示，三七中常用的农药有137种。我们的田间调查显示，三七中常用的有效成分相同的农药有78种（未公布数据）。为了防治疾病，每次通常会混用7种以上的农药。本试验结果表明，三七样品中同时检测到6种农药的比例最高，但显著低于三七使用的农药总量。结果表明，三七从最后一次施药到采收这段时间内，大部分农药都发生了降解，其含量均低于检出限。

除在12个样品中检出五氯硝基苯外（9.92%），其他样品中均未检出有机氯农药残留。中国政府在20世纪80年代停止使用六六六（BHC）、二氯二苯基三氯乙烷（DDT）和其他有机氯高危险农药。然而，由于这些农药在早期使用的数量很大，半衰期较长，它们可能会在土壤中停留很长一段时间，三七中仍然偶尔会检测到这些农药残留。近年来没有关于三七中检出六六六或滴滴涕的报道，这表明中国政府对有机氯农药的生产和使用有严格的控制。

第七章
中药材农药残留标准的制定

利用农药残留限量可以检验农药生产者是否严格遵守国家合理使用农药的规定，如果生产者不遵守国家农药合理使用规定，最终收获的农产品中农药残留量很可能超过国家规定的最大残留限量，即该农产品属于不合格产品，应禁止其销售或出口，所以最大农药残留限量的制定有利于提高本国农产品质量和促进农产品的国际贸易。农药在各种农产品上的最大残留限量一旦被各国政府或国际组织批准为法定标准之后，其作用：①成为各国制定农药安全使用标准以指导安全合理使用农药的依据；②成为各国政府对农药残留进行管理和控制的依据；③成为各国政府进行农产品国际国内贸易时对产品质量和安全性进行判定的重要依据。因此，强化对中药材农药残留标准的理解，加强中药材农残限量标准的研制工作，对中药材的安全使用和国际贸易等具有重要意义。同时，在参照现有成熟的食品中农残限量标准制定方法的过程中，需要深刻认识到中药材具有不同于普通食品的特点，深入研究符合中药材特点的农残限量制定方法。

第一节　国内外中药材农药残留标准概况

一、我国中药材农药残留标准概况

当前，我国中药材农药残留标准主要由《中国药典》标准和相关涉及中药材的食品农残标准两部分构成。《中国药典》中农药残留限量标准方面，2000版《中国药典》中首次规定了甘草、黄芪中总六六六、滴滴涕和五氯硝基苯限量；2010版《中国药典》进一步规定了甘草、黄芪、人参茎叶总皂苷和人参总皂苷4个品种中农药残留限量；2015版《中国药典》标准正文中又增加了人参和西洋参中有机氯类农药残留量的控制标准，包括人参、西洋参中22种有机氯农药残留以及黄芪、甘草、人参茎叶总皂苷和人参总皂苷等9种有机氯农药残留限量标准；2020版《中国药典》则首次制定了中药材和饮片中33类禁用农药（53个化合物单体）的一致性限量标准。

药典在检测方法上，2000版《中国药典》首次规定了部分有机氯类农药残留量的测定方法；2005版《中国药典》新增了12种有机磷和3种拟除虫菊酯类农药的测定方法；2010版《中国药典》进一步在有机氯类农药残留测定项下增加了固相萃取净化法；2015年《中国药典》新增了农药多残留检测方法，分别为气相色谱–串联质谱法测定78种农药残留量和液相色谱–串联质谱法测定155种农药残留量方法；2020版《中国药典》中与限量标准相适应，新增了针对中药中禁用化学农药的多残留检测方法，并在2015版《中国药典》基础上扩展了多残留检测方法的适用农药种类。

除《中国药典》标准外，部分食品标准中也有中药材涉及，主要包括《食品中农药最大残留限量》（GB 2763）中的基本农残标准和部分绿色食品、地理标志产品等优质产品标准中的农残规定两类。我国食品中农药残留限量标准自《食品中农药最大残留限量》（GB 2763—2012）开始，历经GB 2763—2014、GB 2763—2016、GB 2763.1—2018，到最新版《食品中农药最大残留限量》（GB 2763—2019）的发展，现已包含了356种（类）食品中483种农药共7107项最大残留限量。特别是新版GB 2763限量标准中已开始着重关注包括中药材在内的特色小宗作物，GB 2763—2019中除豁免清单内的农药外，共涉及6种药材，21种农药（表7–1）。其中，部分药材还根据鲜/干、块根/须根等分别制定了标准，如在人参噁霉灵限量标准上，干样为0.1 mg·kg^{-1}，鲜样为1 mg·kg^{-1}；在三七戊唑醇标准中，块根为3 mg·kg^{-1}，须根为15 mg·kg^{-1}等。另一类优质产品标准中，具体包括如《绿色食品人参和西洋参》（NY/T 1043—2006）、《绿色食品枸杞及枸杞制品》（NY/T 1051—2014）、《地理标志产品文山三七》（GB 19086—2008）以及丹参、白芍、金银花及出口的绿色食品等方面的标准。这些标准作为基本标准的补充，往往相比《中国药典》标准和GB2763标准更加严格或至少相当，如在GB 19086—2008中规定六六六残留量

$\leqslant 0.1 \text{ mg} \cdot \text{kg}^{-1}$，滴滴涕残留量$\leqslant 0.1 \text{ mg} \cdot \text{kg}^{-1}$，五氯硝基苯残留量$\leqslant 0.1 \text{ mg} \cdot \text{kg}^{-1}$。

表7-1　GB 2763—2019中涉及的中药材农残限量情况

药材		涉及农药
根与根茎类药材	人参（鲜/干）	苯醚甲环唑、丙环唑、丙森锌、代森联、代森联、代森锰锌、代森锌、福美双、福美锌、嘧菌酯、嘧霉胺、醚菌酯、噁霉灵
	三七（须根/块根）	苯醚甲环唑、丙森锌、代森锰锌、多菌灵、戊唑醇
	白术	井冈霉素
	元胡	霜霉威和霜霉威盐酸盐
叶与全草类药材	石斛（鲜/干）	井冈霉素、喹啉铜、咪鲜胺和咪鲜胺锰盐、噻呋酰胺、四聚乙醛
花类药材	三七花（干）	苯醚甲环唑

在检测方法标准方面，与GB 2763标准类似，自2010年以来，我国在对已有标准的整理基础上，先后发布并实施了GB 23200系列食品中农药残留检测标准，与GB2763标准一起，初步形成了我国当前的食品农药残留国家标准体系。其中现有的114项GB 23200系列标准中，有2项与中药材相关，即《桑枝、金银花、枸杞子和荷叶中413种农药及相关化学品残留量的测定　液相色谱−质谱法》（GB 23200.11—2016）和《桑枝、金银花、枸杞子和荷叶中488种农药及相关化学品残留量的测定　气相色谱—质谱法》（GB 23200.10—2016）。

总体而言，我国中药材农残标准方面近年来已有明显的进步，但当前我国中药材标准体系中存在一个明显的问题在于我国药典标准的更新慢于食品标准，而接下来的一段时间中包括中药材在内的特色小宗作物农残标准会是食品农残标准制定工作的重要内容，相关标准数量将会快速上升，并由此可能造成药典标准与食品标准的兼容问题。此外，在食品农残标准的制定过程中，由于相关研究人员缺少对中药专业背景的认识，在很多涉及中药材的工作中可能会在药材分类、用药部位、代表性药材选择等环节出现偏差，因此在相关工作中应加强沟通交流。

二、其他国家与国际组织农药残留标准概况

国际上，当前尚未有统一的中药材农残标准，因此中药材进口国主要依据本国

天然药物（植物药）中农药残留限量标准，如《美国药典》《英国药典》《欧洲药典》《日本药局方》《韩国药典》等对中药材中农药残留进行限制。与此同时，当前国际市场中中药材多以食品或膳食补充剂名义出口交易，因此往往也受到进口国食品农残限量标准限制。而由于进出口国对食品中农药残留要求常常存在差异，加之各国人民膳食结构不同，因此各国制定的残留限量标准往往不同，并由此引发了很多贸易纠纷。为了减少国际贸易间的纠纷，FAO和CAC框架下设立了两个专门负责制定和协调农药残留法规和食品中农药最大残留限量的组织，即农药残留专家委员会联席会议（JMPR）以及农药残留法典委员会（CCPR）。目前CAC食品农药最大残留限量和再残留限量标准已成为WTO认可的解决国际食品贸易争端的重要参考。

（一）国际食品法典委员会农药残留限量标准

1959年4月，联合国粮食与农业组织在罗马召开的一次农药的农业应用专家组会议上提出应由联合国粮食与农业组织及世界卫生组织联合研究农药在食物和饲料中残留引起的危害，建立农药残留限量制定原则和探讨建立农药安全应用的毒理学和残留数据国际法典的可行性。专家组首次提出了建立农药残留限量的要求，并及时地提出建立国际法典，实现农药残留管理的重要构想。1961年10月，联合国粮食与农业组织及世界卫生组织农药残留专家委员会联席会议在罗马召开，提出了由每日允许摄入量和消费者平均体重以及食品系数计算允许水平或耐受限，这两个概念即是后来统一使用的最大残留限量概念的前身。会议还建议推进毒性及其评价研究，从而直接导致各国对每日允许摄入量的研究以及多实验室的联合研究，推动了国际上普遍接受的农药残留分析方法的研究。对于是否要建立国际上普遍接受的残留限量，由于当时各国国情和残留分析条件不同，农药残留专家委员会联席会议的意见是不同国家可以对同种农药在同一食品上建立各自不同的残留限量，但前提是不应阻碍食品国际自由贸易，食品中残留量不应超过规定的限量值。

CAC法典最大残留限量制定流程：①由农药残留法典委员会的优先化合物特别工作组根据农药残留专家委员会联席会议的建议推荐优先讨论化合物的名单，包括15年以上进行毒理学审查和未对其最大残留限量进行重要审查的化合物等的定期再评估，提交给食品法典委员会大会，获大会通过后，即可进入制定食品法典标准程序。②经食品法典委员会秘书处安排，农药残留专家委员会联席会议对推荐的优先讨论的化合物进行初评，根据风险性评估工作提出推荐的每日允许摄入量、急性参考剂量和建议的农药最大残留限量。③由联合国粮食与农业组织将农药残留专家委员会联席会议递交的最大残留限量建议值，送交食品法典委员会成员国和相关国际组织，获得第一轮的评议意见。④由食品法典委员会秘书处将收到的评议意见，交农药残留法典委员会会议，就最大残留限量建议值进行第一次讨论。⑤根据农药残留法典委员会讨论的结果，将法典最大残留限量建议值递交给食品法典委员会大会评议。⑥加速制定程序：如果建议的法典最大残留限量在⑤递交给食品法典委员会评议后，没有争议或没有必要进行⑥和⑦步，可以从⑤步直接到⑧步。⑦将建议的法典最大残留限量送交食品法典委员会成员国和相关国际组织，以获取第二轮的评议意见。⑧根据获得的评议意见，首先由农药残留专家委员会联席会议根据新的信息重新评议，然后由农药残留法典委员会最终讨论建议的法典最大残留限量。⑨由食品法典委员会审议，正式通过该建议为法典最大残留限量。截至2016版CAC农残限量标准 *Codex Maximum Residue Limits*（CXLs）已制定了超过200种农药的4844项限量。

检测标准方面，CAC自身不发布农残检测方法标准，但CAC曾在CODEX STAN 229 *Recommended Methods of Analysis for Pesticide Residues* 中推荐过一系列已经发表过的农残检测方法。但该文件发布于1993年，目前看来方法已偏老旧。此外，CAC发布的一系列关于农残检测方法的指导原则标准值得参考，包括CAC/GL 33—1999《国际食品法典农药最大残留限量符合性测定的推荐取样方法》、CAC/GL 40—1993 *Revision 2003. Amendment 2010 Guidelines on Good Laboratory Practice in Pesticide Residue Analysis*、CAC/GL 41—1993《应用国际食品法典最大残留限量并开展分析的商品部位》、CAC/GL 56—2005《国际食品法典质谱在农药残留定性、确认和定量分析中的应用指南》、CAC/GL 90—2017《食品和饲料中农药残留测定分析方法的性能标准指南》等。需要注意的是，目前CAC的标准代号由原来的"Codex Stan""CAC/RCP"和"CAC/GL"等统一变化为"CXS""CXC"和"CXG"，进行标准查询时需要注意。

除CAC外，国际标准化组织（ISO）和美国官定分析化学家协会（AOAC）均有农残检测方法标准发布，其中ISO仅在少量茶叶、牛奶等主要农产品上有相关标准发布，而AOAC的农残检测方法相对更成体系，是当前国际上适用范围较为广泛的方法。

（二）欧盟食品农药残留标准

长期以来，无论是从限量标准条目数量还是具体限量值上，欧洲标准普遍被认为是国际上最为严格的农残标准。药典标准方面，《欧洲药典》为欧盟统一药品标准，新版《欧洲药典》（EP 9.0）在2.8.13章节农残部分共制订了69项涉及105种农药的最大残留限量，而对于药典中未收录的农药残留可参照最新版（EC）No 396/2005《欧盟植物源和动物源食品及饲料中的农药最大残留限量（MRLs）》。检测方面，《欧洲药典》中未规定具体的检测方法，但要求所采用方法必须通过欧盟《食品饲料中农残分析的质量控制和方法确认的指导文件》验证，同时规定了回收率、重复性、重现性等部分具体方法性能指标的要求。

食品农残标准方面，欧盟成员国自2008年9月1日起根据（EC）No 396/2005实行统一的农产品和食品的农药残留标准体系。其中与中药材关系最为密切的作物大类主要包括0250000（叶类蔬菜、草药和可食用花朵）和有人参在内的0600000（茶叶、咖啡、草药茶、可可和角豆类），具体限量数据可在European Comission官网农残数据库查询。检测标准方面，欧盟未规定统一的检测方法标准，要求方法通过《食品饲料中农残分析的质量控制和方法确认的指导文件》（最新版本为SANTE/11945/2015，旧版有Document NO.SANCO/10232/2006、Document NO.SANCO/12571/2013等）验证。需要注意的是，最新版SANTE/11945/2015中特别指出，推荐使用GC/MS和HPLC/MS的技术用于农残检测，这表明欧洲农残检测技术的发展趋向。

（三）美国食品农药残留标准

药典标准上，《美国药典》（USP）农残相关内容收载于 *Articles of Botanical Origin/Chemical Tests* 的 pesticide residue analysis 章节。美国药典自USP38以来，总体向欧洲药典靠拢，目前已基本趋于一致。在收载的农药限量标准方面，除美国药典仍保留无机溴外，其余限量与欧洲药典已完全一致。对于药典规定外的其他农残，美国药典要求符合EPA的限量规定。新版美国药典同样不再收载具体检测方法。要求所用方法通过欧盟农残检测方法质量控制和方法确认的指导文件要求（同《欧洲药典》）或EPA方法要求（OPPTS 860.1340）验证。此外，USP同样规定了方法重复性、回收率等具体指标要求，但在具体指标上与欧洲药典略有差异。

当前美国食品农残标准框架中，EPA负责农残限量标准的制定，FDA负责标准的执行。EPA农残限量标准收载于美国联邦法规汇编（CFR）第40篇第180节"化学农药在食品中的残留容许量与残留容许量豁免"中。其中中药材相关分类包括Grop Group 1 根类与块茎类蔬菜（西洋参）和Grop Group 19草药和香料，其具体限量可在eCFR官网数据库查询。FDA发布的农残分析方法收载于（美国）食品和药物管理局农药分析手册（*Food and Drug Administration—Pesticide Analytical Menual*，FDA-PAM）中，可在其官网查询。此外，美国农业部也有部分检测方法发布。

（四）日本食品农药残留标准

日本药典标准《日本药局方》（现行为第17版，JP17）中对中药材农残规定较少，仅规定了六六六、滴滴涕的限量，且具体限量值较《中国药典》宽松或相当。同样，日本药典中仅规定了六六六和滴滴涕的气相色谱检测方法，具体方法与我国药典相似。

但需要注意的是，我国出口日本的中药材往往还受日本食品农残标准限制。日本于2006年5月29日正式颁布实施食品中农业化学品残留《肯定列表制度》，对我国中药材出口曾造成很大影响。《肯定列表制度》对食品中的农业化学品残留规定了最高残留限量标准，主要可分为一律标准、豁免物质和暂定标准。其中暂定标准占到总限量条目数量的九成，而其制定主要是参照CAC标准和日本认可的其他国家和国际组织标准制定。对于没有参考标准的农药则采用一律标准（0.01 mg/kg）的限量。农残检测方法方面，日本厚生劳动省规定的检测方法均可在其网站查询到https://www.mhlw.go.jp/stf/seisakunitsuite/bunya/kenkou_iryou/shokuhin/zanryu/index_00016.html。总体上，这些方法多为参照欧洲或美国农残检测方法而来。

（五）韩国食品农药残留标准

韩国是针对中药材农残限量设定较多的国家之一。《韩国药典》（KP X）中对农药残留限量的规定包括针对有机氯类农药的5项限量标准，针对29种各别药材的共计53个限量和针对有检出记录的生药适用的10项限量标准。此外，当未涉及的农药被检出的时候：①执行《欧洲药典》的农药最大残留限量标准；②进行危险评价后，由食品药品安全厅进行判定。检测方法方面，韩国药典针对涉及的不同农药进行分组后设定了不同的检测方法，可在附录中查询。

同时，对于人参等部分药材的农残限量，韩国药典要求参考韩国食品药品安全厅（MFDS，即前 KFDA）相关标准，主要为《食品公典》的 Article 五部分。还要注意的是，韩国自 2016 年 12 月 31 日起开始逐步实施《农药肯定列表制度》（PLS），并于 2019 年起全面推行，目前该制度对中药材的相关影响仍有待观察，需要特别注意。

第二节　食品中农药残留限量标准的制定原则与方法

一、农药残留限量标准制定的风险性评价及标准制定

总体上，一项农药残留限量标准的制定包括农药的风险性评价和某种食品中该农药的最大残留限量的计算和确定。

（一）农药残留的风险性评价

农药残留的风险性评价是农药残留限量标准制定的前提和基础。传统上农药多为化学农药，因此这里所指的农药残留风险性评价属于化学品风险性评价。化学品风险性评价是对暴露于某化学品时人体健康、生物或环境受到伤害的可能性与可能程度的估测，其结论是管理决策的重要依据。一种化学品的风险性评价一般由以下几部分构成。

1.风险评价的构成

（1）危害鉴定

危害鉴定是收集和评价可能由某种化学品引起的疾病或健康伤害类型的数据，以及发生此类疾病或健康伤害的暴露条件。一般还涉及该化学品在生物体内的行为特点及其与器官、细胞以至细胞组分的相互作用。危害鉴定不是风险评价，只是科学地确定在一试验组发生的毒性效应是否在其他试验组也将发生。

（2）剂量反应评价

剂量反应评价旨在描述一种化学品的暴露量与毒害程度的定量关系，其数据或者来自动物试验或者来自暴露的人群。不同暴露条件下的剂量－反应关系是变化的。如果剂量反应关系不能确定，那么任何置信水平下的一种物质风险就不能确定。

（3）人群暴露评价

人群暴露评价旨在描述暴露于某种化学品的人群性质和大小、暴露的程度和时间，这种评价考虑到暴露的过去、现在以及可以预测的未来暴露。

（4）风险性特征

风险性特征是根据以上3部分的资料和分析，确定人们经历任何一种与某种物质相关毒性的可能性。在缺乏暴露数据的情况下，通过分析危害鉴定和剂量－反应评价数据，可以得出假设的风险特征。

2. 风险性评价的步骤

农药残留的风险性取决于2个因素，一是农药的毒性，即农药可能引起的对健康的不良影响；二是人们通过饮食摄入残留农药的可能性。农药残留的风险性评价一般包括以下3个步骤。

（1）测定农药毒性，建立每日允许摄入量。通过动物试验确定农药无作用剂量，再除以安全系数100。必要时，如婴幼儿食品，设安全系数为1000，得出每日允许摄入量或参考剂量（参考剂量是指一种化学品在人的一生中对人群不产生明显风险的每日允许摄入人体的剂量估计值）。在进行农药残留风险性评价时，人们更普遍使用参考剂量这一概念。但它只应用于非致癌性农药，而不能应用于致癌性农药。对致癌性农药来说，动物毒性试验得到最大耐受剂量，其定义为试验动物摄入的不引起极端健康后果（如死亡）但连续产生某些可测量效应的最大剂量。目前的管理理论认为，致癌原效应没有阈值，因此不能与参考剂量相关。近年来毒性试验还要考虑残留农药的内分泌干扰效应（内分泌干扰效应，又称环境激素效应，是指内分泌系统可以受到某些极其相似化合物的干扰或阻断雌激素的效应，而引起各种发育、生殖过程的干扰甚至增加致癌可能性的效应）。传统的毒理学剂量－反应评价方法不适用于内分泌干扰物，因为内分泌干扰物的最大影响经常是在很小的剂量下可以观察得到的。目前对这种有害效应的毒理学评价方法还在发展过程中。

（2）确定农药残留的最大膳食摄入量。人群通过饮食接触农药残留的量取决于两点，一是残留在各种被摄入食物中农药的量，二是这些食物占总膳食的比例。通常应用农药残留暴露监测数据来进行评价。

（3）将可能的膳食摄入量与人体摄入可能接受水平加以比较，得出风险性评价结论。

（二）农药残留限量标准的制定

农药残留限量是指按照国家颁布的良好农业规范或安全合理使用农药规范，适应本国各种病虫害的防治需要。在严密的技术监督下，在有效防治病虫害的前提下，在取得一系列残留数据中取得有代表性的较高数值，定为最大残留限量（也就是在监管残留试验下，获得一系列残留数据来制定残留限量值）。当然这个数值在毒理学评价上是安全的。毒理学研究表明，任何一种化学物质是否对生物体产生毒性效应，取决于生物体接触化学物质的剂量。为了防止农药残留对人类健康造成危害，人们在残留毒性安全性评价的基础上，制定农药在农产品中的最大残留限量。

1.监督残留试验

监督残留试验用来提供农产品中残留数据，当按照农药登记的最大使用方式施用时，如最大允许使用量、最多允许使用次数、最短允许收获间隔期等，所取得的试验数据用来评价和建立最大残留限量值，也用于估算长期膳食摄入量和估算短期膳食摄入量。当然，监督试验应详细记录田间处理和试验程序、采样（收获）、样品处理、运输、初级农产品的储存、目标化合物存储稳定性、残留检测方法及验证、数据报告及统计分析、整个过程的质量控制。所有步骤都必须按照良好实验室规范进行试验。

2.农药残留限量制定

最大残留限量的单位是$mg \cdot kg^{-1}$。每日允许摄入量（ADI）是根据动物试验中未观察到有害作用剂量水平（NOAEL），按下列公式计算：每日允许摄入量=NOAEL/安全系数。

根据农药的性质及其他因素确定安全系数，一般定为100。对于某些特殊毒性的农药或对特殊人群，视具体情况选定安全系数。

每人每日允许从食品中摄入的农药量=每日允许摄入量（$mg \cdot kg^{-1}$）×人体标准体重（kg）

最大残留限量＝每日允许摄入量（mg·kg⁻¹）× 人体标准体重（kg）/食品系数

人体标准体重，欧美一般以70 kg计，中国以60 kg计。我国食品系数为1.2× 某种食品所占比例。根据膳食结构调查，中国人每人每月各种食品结构：谷物12.5 kg，薯类3 kg，干豆1.25 kg，食油0.75 kg，糖类0.5 kg，肉禽类2 kg，鱼0.75 kg，蛋1.0 kg，奶0.75 kg，蔬菜10.0 kg，水果1.5 kg，总计34 kg，每人每日摄入量则为1.13 kg。各种食品所占比例：谷物0.37，薯类0.09，干豆0.04，食油0.02，糖类0.01，肉禽类0.06，鱼0.02，蛋0.03，奶0.02，蔬菜0.29，水果0.04。中国一般每10年做1次较大规模的膳食结构调查，以上数据以卫生主管部门中国营养学会最新发布的数据为准。

用监督试验条件下检测出的农产品中最终残留量的最大值与最大残留限量计算公式计算所得最大残留限量比较，若比公式计算所得值小，即可以将实测的最大残留量作为最大残留限量。因残留量数据受田间试验、取样及分析方法等方面的影响，因此小数点第二位数字已无意义。1982年以后，国际上在制定最大残留限量值时，数字选择的间距规定为0.1、0.2、0.5、1、2、5。

二、中国农药残留限量标准制定的一般流程与方法

农产品及食品中农药最大残留限量的制定是根据良好农业生产规范推荐的农药使用方法和规范农药残留试验结果，提出农药最大残留水平，并在评估毒理学试验确定每日允许摄入量或急性毒性参考剂量基础上，进行膳食暴露评估，推荐最大残留限量。根据农业部公告第2308号《食品中农药最大残留限量制定指南》，我国食品中农药残留限量标准制定程序如下：

（一）一般程序

1.确定规范残留试验中值（STMR）和最高残留值（HR）

按照《农药登记资料规定》和《农药残留试验准则》（NY/T 788）要求，在良好农业生产规范（GAP）条件下进行规范残留试验。根据残留试验结果，可以确定规范残留试验中值（STMR）和最高残留值（HR）。

2.确定每日允许摄入量（ADI）和/或急性参考剂量（ARfD）

根据毒物代谢动力学和毒理学评价结果，制定每日允许摄入量。对于有急性毒

性作用的农药制定急性参考剂量。

以慢性毒性试验确定农药未观察到有害作用剂量水平（NOAEL）作为制定每日允许摄入量的基准。依据人类与供试动物对药物敏感度的差异以及人类个体差异而定，安全系数一般取100；若农药的毒理学数据不完整，或者对特殊人群有作用，安全系数可适当加大，一般加大2~10倍。对可能引起急性毒性问题的农药，需要通过对急性毒性试验数据进行评估，制定急性毒性参考剂量。

3.推荐农药最大残留限量

根据规范残留试验数据，确定最大残留水平，依据我国膳食消费数据，计算国家估算每日摄入量，或短期膳食摄入量，进行膳食摄入风险评估，推荐食品安全国家标准农药最大残留限量（MRL）。

根据统计学方法原理，为避免在精确度方面传递错误信息，在推荐的最大残留限量水平时，低于 $10\ mg\cdot kg^{-1}$ 的保留一位有效数字，高于 $10\ mg\cdot kg^{-1}$ 而低于 $99\ mg\cdot kg^{-1}$ 的保留两位有效数字，高于 $100\ mg\cdot kg^{-1}$ 的用10的倍数表示，最大残留限量通常设置为 $0.01\ mg\cdot kg^{-1}$，$0.02\ mg\cdot kg^{-1}$，$0.03\ mg\cdot kg^{-1}$，$0.05\ mg\cdot kg^{-1}$，$0.07\ mg\cdot kg^{-1}$，$0.1\ mg\cdot kg^{-1}$，$0.2\ mg\cdot kg^{-1}$，$0.3\ mg\cdot kg^{-1}$，$0.5\ mg\cdot kg^{-1}$，$0.7\ mg\cdot kg^{-1}$，$1\ mg\cdot kg^{-1}$，$2\ mg\cdot kg^{-1}$，$3\ mg\cdot kg^{-1}$，$5\ mg\cdot kg^{-1}$，$7\ mg\cdot kg^{-1}$，$10\ mg\cdot kg^{-1}$，$15\ mg\cdot kg^{-1}$，$20\ mg\cdot kg^{-1}$，$25\ mg\cdot kg^{-1}$，$30\ mg\cdot kg^{-1}$，$40\ mg\cdot kg^{-1}$ 和 $50\ mg\cdot kg^{-1}$。

依据《用于农药残留限量标准制定的作物分类》，可制定适用于同组作物上的最大残留限量。在残留限量标准制定具体操作过程中有以下几点可供参考：

（1）国家估算每日摄入量

首先根据卫生部发布的《中国不同人群消费膳食分组食谱》，确定人群的膳食结构和食品消费量。如果国内没有足够的膳食调查数据，则优先参考世界卫生组织全球环境监测体系食品规划项目推荐的消费膳食分组食谱或膳食习惯相似的国家及其他国家的膳食结构和食品消费量，或者参考权威报道的有关数据。其次根据规范残留试验中值（STMR/STMR·P）或最大残留限量计算某种农药国家估算每日摄入量（NEDI），计算公式：NEDI= $\sum$ ［STMR（STMR·P）×F］。式中，STMR为农药在某一食品中的规范残留试验中值；STMR·P为用加工因子校正的规范残留试验中值；F为一般人群某一食品的消费量。计算每日摄入量时，如果没有合适的规范残留试验中值或用加工因子校正的规范残留试验中值，可以使用相应的最大残留限量。

（2）计算国家估算短期摄入量

当消费者一次性或一天内摄入某一食品，存在农药残留量过高而造成急性毒性风险时，必须对短期摄入的农药残留风险进行评估。短期摄入风险评估是依据国家估算短期摄入量进行评估。国家估算短期摄入量按照世界卫生组织推荐方法计算。根据每餐膳食结构和食品个体特征进行评估。

（3）膳食摄入评价

对加工食品进行长期和（或）短期膳食摄入评估时，应考虑加工过程对农药残留的浓缩或稀释影响。根据国家估算每日摄入量与每日允许摄入量（或国家估算短期摄入量与急性参考剂量）的比较，评估实际上通过膳食摄入残留农药所带来的风险及其可接受程度。一般情况下，当国家估算每日摄入量低于每日允许摄入量，国家估算短期摄入量低于急性参考剂量，则认为基于推荐的最大残留限量值的农药残留不会产生不可接受的健康风险。可向风险管理机构推荐最大残留限量值或风险管理建议。

（二）再评估

发生以下情况时，应对制定的农药最大残留限量进行再评估：①批准农药的良好农业规范（GAP）变化较大时；②毒理学研究证明有新的潜在风险时；③监测数据显示有新的摄入风险时；④农药残留标准审评委员会认定的其他情况。再评估应遵从农药最大残留限量标准制定程序进行。

（三）周期评估

为保证农药最大残留限量的时效性和有效性，实行农药最大残留限量周期评估制度，评估周期为15年，临时限量和再残留限量的评估周期为5年。

（四）特殊情况

1.临时限量

当下述情形发生时，需要制定临时限量标准：①每日允许摄入量是临时值时；②没有完善或可靠的膳食数据时；③没有符合要求的残留监测分析方法时；④农药或农药/作物组合在我国没有登记，当存在国际贸易和进口检验需求时；⑤在紧急情况下，农药被批准在未登记作物上使用时，制定紧急限量标准，并对其适用范围和时间进行限定；⑥其他资料不完全满足评估程序要求时。

临时限量标准的制定应参照农药最大残留限量标准制定程序进行。当有新获得的试验和监测数据时，应及时进行修订。

2.再残留限量

对已经禁止使用且不易降解的农药，因在环境中长期稳定存在而引起在作物上的残留，需要制定再残留限量（EMRL）。再残留限量是通过实施国家监测计划获得的残留数据进行风险评估制修订的。

3.豁免残留限量

当存在下述情形时，豁免制定残留限量：①当农药毒性很低，按照标签规定使用后，食品中农药残留不会对健康产生不可接受风险时；②当农药的使用仅带来微小的膳食摄入风险时。豁免制定残留限量的农药需要根据具体农药的毒性和使用方法逐个进行风险评估确定。

4.香料/调味品产品中最大残留限量

在没有规范残留试验数据的条件下，可以使用监测数据，但需要提供详细的种植和生产情况以及足够的监测数据，制定程序参照农药最大残留限量标准制定。

三、日本肯定列表制度农药残留限量标准的制定

全世界范围内，日本食品中农残限量标准的制定被公认为最严格的标准之一，其实行的肯定列表制度同样具有很强代表性，曾对我国农产品出口造成过很大影响，同时关于其一律标准的合理性曾引发过国际范围的讨论。因此，对其制定流程与方法的了解对于加深当前农残标准制定工作的认识，帮助中药材农残标准制定工作具有较强参考意义。在此对其进行简要介绍。

（一）最大限度残留量的建立

最大限度残留量（MRL）的建立分为3个部分，即毒理学评估、理论摄入评估以及暴露评估。其中动物试验是风险评估中风险鉴定的一部分，ADI、ARfD和推荐MRL则成为风险表征。

1.毒理学评估

基于各种类型的动物试验数据，确定最大无作用剂量水平（NOAEL），进而建立 ADI、ARfD 和 AOEL（操作者可接受暴露水平）。毒理学评估是一个由风险鉴定到风险表征的过程。

2.理论摄入评估

通过田间残留试验建立推荐 MRL，为理论摄入评估提供依据。田间试验中作物农药残留的浓度是衡量和分析农药残留的潜在摄入量指标。残留田间试验应根据农药残留试验准则进行。根据 GAP 中确定的使用措施，取最大的使用量，最多的使用次数，最短的 PHI 进行多点的残留试验。然后将各点的残留结果进行比较，取残留试验中出现的最高残留水平为基准，乘以一个不确定因子或进行数学模型计算，就可得出一个估算的最大残留浓度，然后将其推荐为 MRL。

其次进行风险评估，做出同意、不同意或修改推荐 MRL 的决定。在制定 MRL 的单点评估过程中，制定推荐 MRL 应依据 GAP 条件下田间残留试验得到的最大残留量（HR）进行设定。因此，制定的 MRL 在实际生产中不可用于指导和推行合理用药。如果依据 HR 计算的理论摄入量大于由 ADI 推算的允许摄入量，则该农药不能被注册，或需要修改该农药在田间的施药方式，并保证在一定的药效条件下，重新进行残留试验和风险评估。

3.暴露评估

在 GAP 条件下，农药残留潜在摄入量与可接受量（ADI 或 ARfD）之间的比较，是风险评估的一部分。如果比较后表明该种农药残留量在此特定大田条件下不会超过 ADI 与 ARfD 的限量，那么此种农药就被批准在此条件下使用并确定相应合法有效的 MRL；如果相反（即此估计摄入量会超过 ADI 或 ARfD），那么此种农药将不允许在此大田条件下使用，需重新考虑大田试验的条件，如使用更低浓度的农药（此浓度需仍然有效）或者延长 PHI。新的试验条件也必须在 GAP 要求下进行大田监控及残留分析，同时还将重新进行暴露评估和 ADI、ARfD 的风险表征。日本《农药等的暂定标准以及食品健康影响评估实施手续》（2006 年 6 月 29 日食品安全委员会决定）规定，暴露评估的方法应遵循《食品安全法》第 24 条第 2 项中食品健康影响评估所规定的内容。《食品安全法》第 24 条第 1 项规定了评估标准值的设定，第 2 项规定了评估意见、部门、实施手续、暴露评估等。食品安全委员会在评估国际、国内登记的适用作物时，首先提供PHI，并将每天平均值的最高值与国民生活营养调查所得该作物的平均摄入量对比，用作登记（包含申请中）作物农药残留的每日暴露量。食品安全委员会将评估结果以ADI等形式通知厚生劳动省，厚生劳动省进行摄入量的计算以及对暂定标准的重新审定。重新审定后报告食品安全委员会，最终重新审定确认暴露量。

（二）肯定列表制度中的"一律标准"

一律标准，即日本政府确定的对身体健康不会产生负面影响的限值。一律标准以每人 1.5 $\mu g \cdot d^{-1}$ 的毒理学阈值作为计算基准，确定的限量值为 0.01 ppm。该标准应用于含有肯定列表制度中未制定最大残留限量标准的农业化学品。未制定最大残留限量标准包括在任何农作物中均未制定最大残留限量和没有针对所讨论的农作物制定残留限量。对于日本地方政府执行监测的分析方法检出限高于 0.01 ppm 的化合物，将采用检测限（LOD）分析方法。

四、我国与其他国家农药残留限量标准制定中的差异分析

总体而言，世界各国在农药残留限量标准的制定方法上是趋于一致的，均采用的是国际通行的风险评估技术和方法。最大残留限量计算均基于经典公式：最大残留限量＝每日允许摄入量（$mg \cdot kg^{-1}$）× 人体标准体重（kg）/食品系数。

从标准整体结构来看，当前我国农残标准与欧盟、美国、日本、韩国等国的差别主要在于这些国家地区所实施的"肯定列表制度"，即对于未规定残留限量值的农药采取 0.01~0.05 $mg \cdot kg^{-1}$（即不得检出）的"一律标准"。除此之外，当前各国农残限量标准差异之处还在于限量条目的数量和具体农残的限量值上。对此，我们既要认识到欧美等国农残管理历史较长、覆盖面广的先进性，以此为参考完善我国农残标准体系；又要认识到标准数目的多少，具体限量值的高低并不完全代表标准水平的高低。

从限量制定的技术角度讲，通过前文农残限量值制定方法的介绍，可以看出当前农残限量值的确定是与本国人群体质和饮食结构等因素密切相关的。同时，从管理角度看，农残标准的制定又与本国的农业生产状况、农药使用情况密切相关。农

残标准的制定往往首先会关注本国生产流通的农产品和使用的农药品种。此外，当前各国农残标准的制定已不仅是单纯的科学问题，农残限量标准已越来越成为国际贸易的技术壁垒，欧美、日韩等国往往对本国不生产、不使用的农药，对本国以进口为主的产品制定严格的限量；而对本国生产量大、出口量大的农药和农产品设定宽松限量。

综上，农残标准的制定是依据本国的农药管理实际情况综合考量的结果，不能简单地以一国标准否定别国标准。就我国而言，当前我国农残标准主要考虑的仍是安全问题，较少涉及贸易保护层面，在国际标准方面则主要与CAC标准接轨。因此应科学认识我国农残标准与其他国家，特别是欧美、日韩相关标准的差异，取其精华，继续加快制定和完善我国农药残留标准体系。

第三节　中药材农药残留限量标准的制定

一、中药材中农药残留风险评估

就农残标准制定角度看，植物来源的中药材可以被视为特殊植物源农产品。因此，在标准制定的整体形式、方法上，中药材农残标准制定和食品农残标准是一脉相承的，已趋于成熟的食品农残标准是中药材农残标准制定的重要参照。但同时，在中药材农残标准，特别是残留限量标准制定中，需要充分考虑到中药材不同于一般食品的特殊性。

（一）中药材农药残留暴露风险评估概述

中药材农药残留重要的特点表现为中药材农药残留暴露风险相比食品而言一般较低。首先，中医临床必须以饮片用药，而大多中药饮片要经过炮制加工，蒸、煮、炒等最为常用的炮制方式均可能造成农药的降解；其次，中药使用剂量较小，即使当前有少数超大剂量处方，其总体剂量相比食品仍较少，分别到单味药上更是有限，且一剂中药往往分多次服用；中药的使用方式多样，其中以汤剂为主，而中药经过煎煮后，药材中的农残并不是全部溶出，仅有部分溶出，因此服用汤剂使农残风险大大降低；即使部分情况下以散剂用药，常用中药在散剂中的用量仅为汤剂用量的1/10~1/6，因此服用散剂造成的农残风险也较低；还有重要的一点在于，药品的使用情况不同于食品，其使用多是在疾病发生时，治疗结束就停止，即便是起保健作用的中药，也不会长期服用。上述种种实际情况均使食用中药的风险小于食用粮农蔬菜。因此，建立中药材中包括农药残留在内的外源性有害残留物标准需要综合考虑实际中药使用频率、使用量、使用方式等特点。就这一点而言，当下以茶汤农残水平为依据制定的茶叶最高残留限量标准为中药农药残留标准的制定提供了借鉴。

在与中药材具有一定相似性的茶叶农残标准的制定中，经过以陈宗懋院士为代表的茶界人士长期研究和努力争取，当前以茶汤农残水平为依据制定茶叶最高残留限量标准已成为国际共识。该理论已被多个国际组织和权威机构所接纳，促进了硫丹、氯氰菊酯等农药在茶叶最高残留限量标准中的修正，为包括中国在内的众多茶叶出口国挽回大量因农残超标造成的出口损失，值得中药材相关研究参考借鉴。而在这一过程中，农药从中药材向汤液中的迁移取决于农药的水溶性、辛醇－水分配系数、植物的特性等，可能导致不同性质的农药在中药汤液中的浸出率存在很大差异，因此包括煎煮过程中农药溶出、分解、转移情况等基础数据有待进一步深入研究。

（二）中药材农药残留风险评估的方法

鉴于上述种种的特殊性，左甜甜等研究初步提出中药中农药残留风险评估的优化方法，提出对于中药材（饮片）中农药残留量的暴露评估（包括长期暴露评估和24 h短期暴露评估），可按照下列公式计算其中某种残留农药的日摄入量：

中药材（饮片）中某种农药估算每日摄入量 $= EF \times ED \times IR \times C \times t /（AT \times W）$

式中：

EF为暴露频率（天/年）；

ED为中药一生的暴露年限；

IR为中药材（饮片）日摄入量（g）；

C为中药材（饮片）中农药的测定值（mg · kg^{-1}）；

t为经过煎煮等方式提取后农药的转移率。

但需要注意的是，这些具体数值的设置，特别是中药日摄入量、农药的转移率等的设置，仍然缺少权威规范。在此研究中，研究者建议短期暴露评估时C为中药材（饮片）中农药残留量的P95分位值，长期暴露评估时C为中药材（饮片）中农药残留量的平均值；建议短期暴露评估IR为最大日摄入量P95百分位点值500 g；长期暴露评估，IR为平均日摄入量200 g。

二、以人参为例探讨中药材实际使用中的风险暴露问题

安全性评价是规范中药材农药使用和中药材农残标准制定的基础，服用方式与中药材的暴露风险密切相关，是中药材农残安全性评价的重要考虑因素之一。目前尚未见结合中药材在实际使用中常用的服药方式对农残影响的相关文献报道。在对现有中药材农药残留情况调研中发现，人参为农药残留较为严重的一味药材。考察人参中农药残留在水煎及粉末吞服等不同服药方式下的溶出转移情况，并对其性质特点进行探讨，为准确的风险评估制定合理的限量标准提供参考。

（一）材料与试剂

所选用药材为同一批在前期研究基础上筛选出的购自河北安国药材市场的人参饮片。对6批人参饮片中70种农药残留进行检测，结果显示含农药种类最多的一批共有腐霉利、六氯苯、五氯硝基苯、毒死蜱、乐果、马拉硫磷和亚胺硫磷7项检出（见表7-2）。

表7-2　7种农药类型、溶解度及限量值信息

编号	农药	英文名	类型	正辛醇-水分配系数（LogP）	在水中溶解度（20 ℃，mg·L^{-1}）	《欧洲药典》限量值（mg·kg^{-1}）
1	腐霉利	Procymidone	杀菌剂	3.3	2.46	0.1
2	六氯苯	Hexachlorobenzene	杀菌/杀虫剂	3.93	0.0047	0.1
3	五氯硝基苯	Quintozene	杀菌剂	4.46	0.44	1
4	毒死蜱	Chlorpyrifos	杀虫剂	4.7	1.05	0.2
5	乐果	Dimethoate	杀虫/杀螨剂	0.75	25900	0.1
6	马拉硫磷	Malathion	杀虫/杀螨剂	2.75	148	1
7	亚胺硫磷	Phosmet	杀虫/杀螨剂	2.8	15.2	0.05

（二）人参药材中农药残留的检测

样品检测条件，参照《中国药典》中农残检测方法进行。线性、检出限、定量限等见表7-3。

表7-3　7种农药标准品的线性方程、检测限及定量限

编号	中文名	检出限 （mg·kg⁻¹）	定量限 （mg·kg⁻¹）	线性范围 （ng·mL⁻¹）	线性方程	R^2
1	腐霉利	0.0010	0.0030	5~400	$Y=161.86X-74.753$	0.9997
2	六氯苯	0.0010	0.0030	5~400	$Y=163.53X-805.59$	0.9988
3	五氯硝基苯	0.0010	0.0030	5~400	$Y=70.84X-219.9$	0.9995
4	毒死蜱	0.0010	0.0030	5~400	$Y=79.613X-313.04$	0.9995
5	乐果	0.0005	0.0015	5~400	$Y=11390X+9958$	0.9936
6	马拉硫磷	0.0005	0.0015	5~400	$Y=1308X+255$	0.9918
7	亚胺硫磷	0.0005	0.0015	5~400	$Y=247X+89.7$	0.9874

取5 g人参生药材样品称取粉末（精确至0.01 g），置于50 mL离心管中，加入15 mL乙腈，15000 r·min⁻¹均质提取2 min，4200 r·min⁻¹离心10 min，取上清液于100 mL鸡心瓶中。残渣用15 mL乙腈重复提取一次，离心，合并两次提取液，40 ℃水浴旋转蒸发至1 mL左右，待净化。将待净化样品转移至净化柱中，鸡心瓶用乙腈洗涤2次，液体转移至净化柱，将净化柱漩涡振荡1 min，离心，取上清液用微孔滤膜（0.22 μm）过滤，待测。

人参药材检测结果（表7-4）显示70项指标中共7种有检出，这7种农药的类型主要包括杀菌剂、杀虫剂和杀螨剂3类，且均未在人参中登记使用。其中六氯苯和五氯硝基苯2种农药出现超标现象。六氯苯残留量为0.1755 mg·kg⁻¹，超过了《中国药典》和《欧洲药典》限定的0.1 mg·kg⁻¹；五氯硝基苯残留量为6.6978 mg·kg⁻¹，高于《中国药典》限量值0.1 mg·kg⁻¹，相比于《欧洲药典》的限量值1 mg·kg⁻¹亦是超标6.69倍。《中国药典》未对其余5种农药有限量规定，若以《欧洲药典》的限量值进行衡量，则这5种农药虽有检出但均符合规定。前期文献调研结果发现，人参中农药残留总体超标率为8.53%，涉及残留量较高的农药有

六六六、滴滴涕、五氯硝基苯、六氯苯、毒死蜱、乐果、马拉硫磷、腐霉利等，其中六六六、滴滴涕性质稳定，降解速度慢，但已在中国农业部于2002年发布的第199号公告中明令禁止使用，因而在所购买样品中并未检出。可见人参中的农药残留问题较早些年虽有所改善但情形依然严峻。

表7-4　人参中农药残留在水煎液中的溶出转移情况（单位：μg·kg^{-1}）（n=3）

编号	农药名	药材中农残含量	水煎液中农残含量	水煎液中转移率
1	腐霉利	58.79	0.54 ± 0.19	0.92%
2	六氯苯	175.47	0.74 ± 0.20	0.42%
3	五氯硝基苯	6697.76	1.63 ± 0.06	0.02%
4	毒死蜱	38.62	N.D.	N.D.
5	乐果	18.12	N.D.	N.D.
6	马拉硫磷	6.43	N.D.	N.D.
7	亚胺硫磷	31.91	N.D.	N.D.

注："N.D."表示低于LOQ。

（三）人参水煎液中农药残留溶出转移情况

1. 水煎液制备

称取30 g样品（精确至0.01 g）于1 L烧杯中，称重；加水300 mL，浸泡60 min，煎煮60 min一次，为头煎，转移水煎液至烧杯中；药材再加水180 mL，煎煮40 min一次，为二煎；合并水煎液及药渣，称重，将水煎液过滤，存放于–4 ℃冰箱中。

2. 样品前处理

液体样品称取水煎液50 g（人工胃液提取液或人工肠液提取液40 mL），置于250 mL分液漏斗中，分别用30 mL二氯甲烷萃取2次，静置分层，取有机层置于装有无水硫酸钠的玻璃漏斗中过滤，收集滤液；水相再用正己烷萃取2次，重复上述操作，合并滤液，40 ℃旋转蒸发至1 mL左右，待净化。后续操作同药材。

水煎液中检出3种农药腐霉利、六氯苯和五氯硝基苯的转移率在0.92%~0.02%之间（表7-5）。其中，腐霉利受热稳定，20 ℃时在水中的溶解度为2.46 mg·L^{-1}。六氯苯几乎不溶于水，20 ℃时在水中的溶解度为0.0047 mg·L^{-1}，有0.42%转移至水煎液中。五氯硝基苯属于微溶物质，20 ℃时水中溶解度为0.44 mg·L^{-1}，虽然在原药材中残留量较大，但转移至水煎液中的量微乎其微。毒死蜱、乐果、马拉硫磷和亚胺硫磷在水煎液中均未检测到。

（四）人参粉末在胃肠液中农药残留溶出转移情况

1. 人工胃肠液的配制

人工胃液的配制：取稀盐酸 16.4 mL，加入水约 800 mL 与胃蛋白酶 10 g，摇匀后，加水稀释成 1 L，pH 值 1.5~1.8，即得。人工肠液的配制：磷酸盐缓冲液（含胰酶）（pH 值 6.8）（通则 8004）取磷酸二氢钾 6.8 g，加水 500 mL 使溶解，用 0.1 mol·L^{-1} 氢氧化钠溶液调节至 pH 值 6.8；另取胰酶 10 g，加水适量使溶解，将两液混合后，加水稀释至 1 L，即得。

2. 人工胃肠提取液的制备

称取药材粉末 3 g（精确至 0.01 g），加入配制好的人工胃液 50 mL，置于 37 ℃ 恒温摇床上，在避光条件下振荡提取 2 h，于 6000 r·min^{-1} 离心 5 min 后倒出上清液为人工胃液提取液。向残渣中加入人工肠液 50 mL，置于 37 ℃ 恒温摇床上，在避光条件下振荡提取 2 h，于 6000 r·min^{-1} 离心 5 min 后倒出上清液为人工肠液提取液。每个样品平行 3 次。样品前处理与检测同水煎液。

腐霉利、六氯苯和五氯硝基苯在胃液和肠液中均有溶出，总溶出率在 11.46%~1.76% 之间，且不同农药在不同环境中的溶出情况不同，腐霉利在胃环境和小肠环境中的溶出率相近，而六氯苯和五氯硝基苯在小肠环境中溶出率明显高于胃环境（表 7-5）。在相同的环境中，不同农药的溶出率亦有很大区别，如在胃环境中腐霉利溶出率 6.43%，五氯硝基苯 0.55%，相差 10 倍，除了不同性质的农药受 pH 值影响程度不同外，这两种农药在原药材中残留的初始浓度有极大差异（五氯硝基苯 6697.76 μg·kg^{-1}，腐霉利 58.79 μg·kg^{-1}），这是否会对溶出率产生影响仍有待进一步研究。

表 7-5　人参中农药残留在人工胃肠液中的溶出转移情况（单位：μg·kg^{-1}）（n=3）

编号	农药名	药材中农药残留量	人工胃液中农药残留量	人工胃液中溶出率	人工肠液中农药残留量	人工肠液中溶出率	总溶出率
1	腐霉利	58.79	3.78 ± 0.30	6.43%	2.96 ± 0.29	5.38%	11.46%
2	六氯苯	175.47	3.02 ± 0.18	1.72%	5.66 ± 0.98	3.28%	4.95%
3	五氯硝基苯	6697.76	36.84 ± 6.21	0.55%	80.97 ± 9.49	1.22%	1.76%

编号	农药名	药材中农药残留量	人工胃液中农药残留量	人工胃液中溶出率	人工肠液中农药残留量	人工肠液中溶出率	总溶出率
4	毒死蜱	38.62	N.D.	N.D.	N.D.	N.D.	N.D.
5	乐果	18.12	N.D.	N.D.	N.D.	N.D.	N.D.
6	马拉硫磷	6.43	N.D.	N.D.	N.D.	N.D.	N.D.
7	亚胺硫磷	31.91	N.D.	N.D.	N.D.	N.D.	N.D.

注："N.D."表示低于LOQ。

　　7种农药中均只有腐霉利、六氯苯和五氯硝基苯在人参水煎液及胃肠溶出液中有检出，且其溶出在水煎液和人工胃肠液中表现出一致的趋势，按溶出率由大到小排列为腐霉利＞六氯苯＞五氯硝基苯。3种农药在水煎液中的溶出明显低于胃肠液，这可能与长时间不封闭的煎煮过程有关。为证实此推测，后续研究中对本次实验所得的煎后药渣（预先冷冻干燥后保存）中农残情况进行了测定，结果：腐霉利为15.67 μg·kg^{-1}、六氯苯为52.74 μg·kg^{-1}、五氯硝基苯为948.35 μg·kg^{-1}，与原药材中残留量仍有较大差距，表明可能是在煎煮过程中通过分解或挥发损失，具体原因有待进一步研究。水煎液和胃肠溶出液农残溶出结果显示，不同服用方式下药材中农残溶出情况有较大差异，打粉吞服对人体的风险略高于煎汤服用。但总体看来，两种方式下农残溶出率均在12%以下，且中药材在临床上以煎煮服药方式为多，仅少数贵重药材研粉吞服，考虑到服用方式及用药周期，农药残留通过中药材带给人们的风险小于每日直接食用的水果蔬菜。因此，在制定中药材农药残留限量标准时需考虑中药材使用的特殊性，使其既能保证药用植物的生长需要，又能够保障人民的健康安全。

三、中药材农药残留标准的制定

　　如前文所言，就农残标准制定角度而言，中药材与植物源农产品具有相当的一致性。在2020版《中国药典》之前，我国药典中规定的中药中农残限量标准的制定方法与食品中农残制定的流程方法是完全一致的。但考虑到中药相比于食品的诸多特殊性，这种完全套用食品农残标准制定的方法长期以来在业界存在广泛的争议和讨论。为此，2020版《中国药典》有关中药有害残留物限量制定指导原则部分对农残限量制定的技术参数进行细化设计，力求体现中药使用的特点。

具体而言，2020版《中国药典》中将中药材最大限量理论值计算公式由与传统食品中农残限量一致的 $L=AW/(100 \times M)$ 细化修改为

$$L = \frac{A \times W}{M \times 100} \times \frac{AT}{EF \times ED} \times \frac{1}{t}$$

式中：

　　L为最大限量理论值（mg·kg^{-1}）；

　　A为每日允许摄入量（mg·kg^{-1} bw）；

　　W为人体平均体重（kg），一般按63 kg计；

　　M为中药材（饮片）每日人均可服用的最大剂量（kg）；

　　AT为平均寿命天数，一般为365天/年×70年；

　　EF为中药材或饮片服用频率（天/年）；

　　ED为一生服用中药的暴露年限；

　　t为中药材及饮片经煎煮或提取后，农药的转移率（%）；

　　100为安全因子，表示每日由中药材及其制品中摄取的农药残留量不大于日总暴露量（包括食物和饮用水）的1%。

同时，在中药有害残留物最大限量制定步骤方面，药典中除了常规根据NOAEL确定ADI值，通过参考公式计算最大限量的理论值外，特别说明在最终拟定限量标准时，还应充分考虑中药制品的用药方式、用药剂量和疗程长短；残留物可能与中药材接触的方式，中药材污染水平；中药材后续加工方式；当前的检测技术水平等各方面的影响。综合分析并在风险评估的基础上修订理论值。

此外，根据当前中药材农残和重金属等有害残留物标准短缺的实际情况，和国内标准协调配套、促进中药材农残标准与国际标准接轨的发展需求，2020版《中国药典》提出，为满足风险控制的需要，可以将我国食品安全国家标准、国际食品法典或国外药典标准、其他具有权威性的国际标准相关残留限量转化为我国药品标准。其基本程序是将待转化标准按照中药使用特点和我国膳食结构直接进行评估，并根据我国农药登记情况，结合不少于50批次的中药品种市场监测数据进行科学性和适用性验证。

总体而言，2020版《中国药典》中关于中药材农药残留部分做出了较大幅度的修订，在多方面有突破性的进展。其中，农残标准制定方面，新的最大残留限量计

算方法中相比之前增加了关于暴露频率 [$*AT/(EF \times ED)$] 和煎汤服用（ $*1/t$ ）对中药材农残暴露风险的影响，并新增了多个参数，但遗憾的是尚未对具体参数的设置提供相应标准。此外，在中药材农残风险暴露中，除暴露频率和转移率两项外，药典中后续提到的炮制加工、残留物接触方式等带来的风险评估的影响仍有待进一步研究。在限量标准方面，2020版《中国药典》首次规定了中药材中33种禁用农药的一律限量标准。但这里引发的议论在于农业部规定的禁用限用农药共计66种，因此药典标准仅覆盖了半数国家禁限用农药，给大家对中药材禁用农药的理解带来困惑，因此后续药典修订中应进一步做好与国内其他标准的协调工作，进一步加快推动标准数量的提升。

第四节　中药材农药残留 ISO 标准制定的思路

一、借助国际标准制定突破贸易技术壁垒

随着世界贸易组织对关税降低的不断推进，非关税壁垒中的技术壁垒日益成为公众注意的焦点及竞争的核心。作为国际贸易保护主义的庇护所，各种标准和技术规范成为调节当今国际贸易技术壁垒的重要手段。虽然标准或技术规范通常具有科学性和合理性，但也有相当一部分标准或技术规范是以保护环境及生命健康等为名，行贸易保护主义之实，成为发达国家实行贸易保护主义的主要手段和高级形式。因此，对于发展中国家而言，如何通过科学研究，利用大量的科学分析及数据，制定出科学合理的标准和技术规范，并最终突破发达国家的贸易技术壁垒，成为当今发展中国家的重要课题。

随着中医药国际化的推进，中医药标准成为新形势下国际竞争的焦点。长期以来，中药材农药残留、重金属等有毒污染物残留超标的报道时有发生，在国际范围内也引发了广泛关注，导致中药材安全性受到很大质疑，也对中药产业造成了很大的经济损失。笔者团队长期以来先后开展了中药材重金属和农药残留ISO标准的研制工作。在此，对农残标准制定的思路和方法进行简要介绍，以期为其他相关工作的开展提供有益参考。

二、关于农药残留标准限量的科学内涵

什么是有毒物质？怎样的限量标准才能保证人体安全？16世纪Paracelsus提出，所有物质都是有毒的，是否产生危害取决于该物质的剂量，即剂量决定毒物。也就是说，农药残留对人体是否产生毒性除了是否被检出外，更重要的是要考虑其剂量大小及致病条件。

理清思路是开展中药材农残标准研制工作的基础。首先，从科学的风险评估技术角度看，中药材相比粮农蔬菜而言具有炮制加工复杂、煎煮服用时间短、服用剂量小等特点，因而具有更低的农残暴露风险。其次，从限量制定的角度看，为保证人类安全，各种风险评估模型通常会放大污染物的风险，即模型计算所推荐的安全限量通常会比实际安全限量严格得多。在现有国际通行的风险评估模型中，常见安全系数为风险扩大100倍（具体评估方法参见第六章）。因此，过于严格的中药材农残标准并不合理。当前中药材农残问题频现，特别是在很多非专业性报道中引发广泛热议的核心原因往往在于混淆了农药的检出与超标问题。当前在很多国家的"肯定列表制度"型农残标准体系中，因为尚未对中药材设定相关农残限量标准，因此绝大多数农药都被视为不得检出，反而导致中药材往往会面临比一般食品农作物更为严格的农残限量。

综上，中药材农残标准的建立，主要目标应在于通过检测标准的确立，限制中药材生产过程中剧毒、高毒农药的使用和农药的不当使用（如过量使用或使用时机不当等），而不是以农残检测本身为目的，更不应使用严于粮农蔬菜的限量值。

三、世界范围内主要中药材农药残留标准分析

（一）农药残留限量标准

除技术层面考虑外，我们还应认识到标准制定并不是单纯的科学问题，虽然大家对农药残留具有毒性风险有共识，但标准限量的制定还要充分考虑各国国情、居民对传统药物的服用习惯和方式、国家发展水平、对传统药物的监管力度的差异性。

唯有充分尊重和理解各国原有标准，所提出的标准才更容易被各国接受。农残标准种类繁多，制定过程复杂，因此本章主要基于已有标准的汇总分析开展。当前，国际范围内进行中药材或天然药物、植物药应用的主要有中国、美国、日本、韩国及欧洲部分国家等。因此首先对各国药典中农残相关标准进行比较分析（各国药典整体介绍可见第六章第一节）。本书中讨论的各国药典版本为《中国药典》（2015版），《欧洲药典》（EP 9.0），《美国药典》（USP38/USP41），《日本药典》（JP17）和《韩国药典》（KPX）。

限量标准方面，比较各国药典的农残标准，可以发现中、日、韩三国药典农残标准较为接近，限量主要在于以六六六和滴滴涕为代表的剧毒、高毒的有机氯类农药。此外，韩国药典在部分药材中个别规定了克菌丹等少量农残限量。且在限量值上，中、日、韩药典标准具有一定相通性。另一方面，美国药典农残标准在USP38版之后向欧洲药典靠拢，在新版标准中两者在限量上已几乎完全一致，共有69项限量涉及105种农药（美国药典仍保留无机溴），涉及农药种类包括有机氯、有机磷、拟除虫菊酯等。需要注意的是，欧美农残标准常被认为是国际知名的"严格"标准。但可以看到，在欧洲/美国药典中药材农残标准上，虽然农药品种覆盖范围更广，但其多个限量值却相比其他药典更为宽松，这同样表明在很多农药残留中简单的设定"不得检出"标准的不合理性。且欧洲药典、美国药典均为在全球范围内广泛使用，有50多个国家使用欧洲药典标准，美国药典在130多个国家得到认可和使用。因此，欧洲/美国药典农残标准作为代表性参考标准收录于本标准附录中。

此外，中药材基本在干燥后进行贸易和使用，因此我们同时对各主要食品农残限量标准中与中药材相近的干水果、蔬菜部分进行了分析比较。结果显示，中国、欧洲、美国、WHO标准等众多食品标准中干水果、蔬菜的农残限量值均远高于部分国家"一律标准"的 $0.01\ mg \cdot kg^{-1}$ 限量值，进一步证明了使用"一律标准"作为中药材农残标准的不合理性。

略有遗憾的是，在最大残留限量计算方面，虽然我们已认识到中药材与一般食品在农残限量计算方面的种种差异，但考虑到可操作性和现有标准的实际情况，最终我们仍然采用了经典的食品中农残最大限量值计算方法。但可喜的是在2020版《中国药典》中已看到基于中药材特点的农残最大限量值计算方法的提出。

（二）检测方法标准

检测方法方面，现有各国药典标准中2015版《中国药典》共收载有基于GC-ECD、GC-NPD/FPD的有机氯、有机磷和拟除虫菊酯类农药检测方法和基于GC-MS/MS、LC-MS/MS的两种多残留检测方法。日本药典中收载了基于GC-ECD的有机氯类农药检测方法。韩国药典中主要收载了有机氯、拟除虫菊酯等农药的GC-EPD、GC-NPD和GC-MSD的检测方法，还有个别农药的液相色谱法。此外，新版的欧洲药典和美国药典已不再规定具体的检测方法，转而规定了所用方法的技术指标，凡是符合技术指标的方法均可使用。这里需要提到的是，在USP38之前，美国药典中收载的检测方法为基于GC-ECD和GC-FPD/AFID的有机氯、有机磷和拟除虫菊酯类农药的检测方法。虽然近年来以基于质谱MRM的多残留农残检测技术发展迅速，但考虑到新方法往往对所需仪器要求更高，价格更昂贵，检测成本较传统方法提升较大，特别是在大量发展中国家较难推广，且中国、日本、韩国、美国等药典广泛收载的基本方法均为气相色谱法，而当前仍缺少国际公认的中药材多残留检测方法，因此在本标准中仍选用了传统的基于GC的中药材农残检测方法。

在检测方法的性能指标方面，通过综合比较各国药典检测方法要求和欧洲、美国食品中农残检测方法验证指南，笔者最终确定了以欧洲药典为基础，综合各国药典和欧洲食品、饲料中农药残留分析方法验证及质量控制程序（Method Validation & Quality Control Procedures for Pesticide Residues Analysis in Food & Feed）与美国EPA OPPTS 860.1340要求的回收率、重复性等方法技术指标。

最终，本标准展现为正文部分的基本方法规范和附录部分的有机氯、有机磷和拟除虫菊酯类农药的具体测定操作方法和推荐性限量值。需要说明的是，虽然推荐限量值仅在附录中呈现，但这并不意味着就失去了其存在的意义。ISO标准本身是推荐性标准，并没有强制执行力，但它作为公认的国际标准，对国际社会同类标准的影响是深远的。附录中收录和展示的推荐性农残限量标准和相关食品中农残限量从另一个角度说明，即使一些国家采用比推荐标准更宽松的中药材农残限量，也不存在毒害危险。因此，该限量不论是放在附录还是正文，起到的作用都是引导行业、启发行业，为尚未建立相关标准的发展中国家建立标准提供参考，并最终影响发达国家标准的制定。

综上，一个良好的国际标准的制定，应建立在大量严谨科学的研究之上，既要充分尊重科学规律，也要高度尊重各国的利益，运用高度的智慧，在各国间达成共识。最后需要补充的是，鉴于本研究开展的时间和各国标准的实际情况，随着相关检测技术和标准的不断进步，特别是随着农残最大限量计算的方法和基于质谱MRM的中药材农药多残留检测技术的不断成熟和发展，本标准会持续关注并及时开展后续标准的修订工作。

附录一　绿色食品农药使用准则

1　范围

本标准规定了绿色食品生产和仓储中有害生物防治原则、农药选用、农药使用规范和绿色食品农药残留要求。

本标准适用于绿色食品的生产和仓储。

2　规范性引用文件

下列文件对于本文件的应用是必不可少的。凡是注日期的引用文件，仅注日期的版本适用于本文件。凡是不注日期的引用文件，其最新版本（包括所有的修改单）适用于本文件。

GB2763食品安全国家标准　食品中农药最大残留限量

GB/T8321（所有部分）农药合理使用准则

GB12475农药贮运、销售和使用的防毒规程

NY/T391绿色食品产地环境质量

NY/T1667（所有部分）农药登记管理术语

3　术语和定义

NY/T1667界定的及下列术语和定义适用于本文件。

3.1　AA级绿色食品（AA grade green food）

产地环境质量符合NY/T391的要求，遵照绿色食品生产标准生产，生产过程中遵循自然规律和生态学原理，协调种植业和养殖业的平衡，不使用化学合成的肥料、农药、兽药、渔药、添加剂等物质，产品质量符合绿色食品产品标准，经专门机构许可使用绿色食品标志的产品。

3.2 A级绿色食品（A grade green food）

产地环境质量符合NY/T391的要求，遵照绿色食品生产标准生产，生产过程中遵循自然规律和生态学原理，协调种植业和养殖业的平衡，限量使用限定的化学合成生产资料，产品质量符合绿色食品产品标准，经专门机构许可使用绿色食品标志的产品。

4 有害生物防治原则

绿色食品生产中有害生物的防治应遵循以下原则：

——以保持和优化农业生态系统为基础：建立有利于各类天敌繁衍和不利于病虫草害孳生的环境条件，提高生物多样性，维持农业生态系统的平衡；

——优先采用农业措施：如抗病虫品种、种子种苗检疫、培育壮苗、加强栽培管理、中耕除草、耕翻晒垡、清洁田园、轮作倒茬、间作套种等；

——尽量利用物理和生物措施：如用灯光、色彩诱杀害虫，机械捕捉害虫，释放害虫天敌，机械或人工除草等；

——必要时合理使用低风险农药：如没有足够有效的农业、物理和生物措施，在确保人员、产品和环境安全的前提下按照第5、6章的规定，配合使用低风险的农药。

5 农药选用

5.1 所选用的农药应符合相关的法律法规，并获得国家农药登记许可。

5.2 应选择对主要防治对象有效的低风险农药品种，提倡兼治和不同作用机理农药交替使用。

5.3 农药剂型宜选用悬浮剂、微囊悬浮剂、水剂、水乳剂、微乳剂、颗粒剂、水分散粒剂和可溶性粒剂等环境友好型剂型。

5.4 AA级绿色食品生产应按照附录A A.1的规定选用农药及其他植物保护产品。

5.5 A级绿色食品生产应按照附录A的规定，优先从表A.1中选用农药。在表A.1中所列农药不能满足有害生物防治需要时，还可适量使用A.2所列的农药。

6 农药使用规范

6.1 应在主要防治对象的防治适宜期，根据有害生物的发生特点和农药特性，选择适当的施药方式，但不宜采用喷粉等风险较大的施药方式。

6.2 应按照农药产品标签或 GB/T8321 和 GB12475 的规定使用农药，控制施药剂量（或浓度）、施药次数和安全间隔期。

7 绿色食品农药残留要求

7.1 绿色食品生产中允许使用的农药，其残留量应不低于 GB2763 的要求。

7.2 在环境中长期残留的国家明令禁用农药，其再残留量应符合 GB2763 的要求。

7.3 其他农药的残留量不得超过 0.01 mg · kg^{-1}，并应符合 GB2763 的要求。

附录 A

（规范性附录）

绿色食品生产允许使用的农药清单

A.1 AA级和A级绿色食品生产均允许使用的农药和其他植保产品清单

按表A.1执行。

表A.1 AA级和A级绿色食品生产均允许使用的农药和其他植保产品清单

类别	组分名称	备注
I.植物和动物来源.植物和动物来源	楝素（苦楝、印楝等提取物，如印楝素等）	杀虫
	天然除虫菊素（除虫菊科植物提取液）	杀虫
	苦参碱及氧化苦参碱（苦参等提取物）	杀虫
	蛇床子素（蛇床子提取物）	杀虫、杀菌
	小檗碱（黄连、黄柏等提取物）	杀菌
	大黄素甲醚（大黄、虎杖等提取物）	杀菌
	乙蒜素（大蒜提取物）	杀菌
	苦皮藤素（苦皮藤提取物）	杀虫
	藜芦碱（百合科藜芦属和喷嚏草属植物提取物）	杀虫
	桉油精（桉树叶提取物）	杀虫
	植物油（如薄荷油、松树油、香菜油、八角茴香油）	杀虫、杀螨、杀真菌、抑制发芽
	寡聚糖（甲壳素）（稻瘟病用）	杀菌、植物生长调节
	天然诱集和杀线虫剂（如万寿菊、孔雀草、芥子油）	杀线虫
	天然酸（如食醋、木醋和竹醋等）	杀菌
	菇类蛋白多糖（菇类提取物）	杀菌
	水解蛋白质	引诱
	蜂蜡	保护嫁接和修剪伤口
	明胶	杀虫
	具有驱避作用的植物提取物（大蒜、薄荷、辣椒、花椒、薰衣草、柴胡、艾草的提取物）	驱避
	害虫天敌（如寄生蜂、瓢虫、草蛉等）	控制虫害

类别	组分名称	备注
II. 微生物来源	真菌及真菌提取物（白僵菌、轮枝菌、木霉菌、耳霉菌、淡紫拟青霉、金龟子绿僵菌、寡雄腐霉菌等）	杀虫、杀菌、杀线虫
	细菌及细菌提取物〔苏云金芽孢杆菌、枯草芽孢杆菌（苗期预防稻瘟病）、蜡质芽孢杆菌、地衣芽孢杆菌、多粘类芽孢杆菌、荧光假单胞杆菌、短稳杆菌等〕	杀虫、杀菌
	病毒及病毒提取物（核型多角体病毒、质型多角体病毒、颗粒体病毒等）	杀虫
	多杀霉素、乙基多杀菌素	杀虫
	春雷霉素（稻瘟病用）、多抗霉素、井冈霉素、（硫酸）链霉素、嘧啶核苷类抗生素、宁南霉素、申嗪霉素和中生菌素	杀菌
	S- 诱抗素	植物生长调节
III. 生物化学产物	氨基寡糖素、低聚糖素、香菇多糖	防病
	几丁聚糖	防病、植物生长调节
	苄氨基嘌呤、超敏蛋白、赤霉酸、羟烯腺嘌呤、三十烷醇、乙烯利、吲哚丁酸、吲哚乙酸、芸苔素内酯	植物生长调节
IV. 矿物来源	石硫合剂	杀菌、杀虫、杀螨
	铜盐（如波尔多液、氢氧化铜等）	杀菌
	氢氧化钙（石灰水）	杀菌、杀虫
	硫黄	杀菌、杀螨、驱避
	高锰酸钾	杀菌，仅用于果树
	碳酸氢钾	杀菌
	矿物油	杀虫、杀螨、杀菌
	氯化钙	仅用于治疗缺钙症
	硅藻土	杀虫
	黏土（如斑脱土、珍珠岩、蛭石、沸石等）	杀虫
	硅酸盐（硅酸钠，石英）	驱避
	硫酸铁（3 价铁离子）	杀软体动物
V. 其他	氢氧化钙	杀菌
	二氧化碳	杀虫，用于贮存设施
	过氧化物类和含氯类消毒剂（如过氧乙酸、二氧化氯、二氯异氰尿酸钠、三氯异氰尿酸等）	杀菌，用于土壤和培养基质消毒

续表

类别	组分名称	备注
Ⅵ. 其他	乙醇	杀菌
	海盐和盐水	杀菌，仅用于种子（如稻谷等）处理
	软皂（钾肥皂）	杀虫
	乙烯	催熟等
	石英砂	杀菌、杀螨、驱避
	昆虫性外激素	引诱，仅用于诱捕器和散发皿内
	磷酸氢二铵	引诱，只限用于诱捕器中使用

注1：该清单每年都可能根据新的评估结果发布修改单；

注2：国家新禁用的农药自动从该清单中删除。

A.2 A级绿色食品生产允许使用的其他农药清单

当表A.1所列农药和其他植保产品不能满足有害生物防治需要时，A级绿色食品生产还可按照农药产品标签或GB/T8321的规定使用下列农药：

a）杀虫剂

S- 氰戊菊酯 esfenvalerate	抗蚜威 pirimicarb
吡丙醚 pyriproxifen	联苯菊酯 bifenthrin
吡虫啉 imidacloprid	螺虫乙酯 spirotetramat
吡蚜酮 pymetrozine	氯虫苯甲酰胺 chlorantraniliprole
丙溴磷 profenofos	氯氟氰菊酯 cyhalothrin
除虫脲 diflubenzuron	氯菊酯 permethrin
啶虫脒 acetamiprid	氯氰菊酯 cypermethrin
毒死蜱 chlorpyrifos	灭蝇胺 cyromazine
氟虫脲 flufenoxuron	灭幼脲 chlorbenzuron
氟啶虫酰胺 flonicamid	噻虫啉 thiacloprid
氟铃脲 hexaflumuron	噻虫嗪 thiamethoxam
高效氯氰菊酯 beta-cypermethrin	噻嗪酮 buprofezin
甲氨基阿维菌素苯甲酸盐 emamectinbenzoate	辛硫磷 phoxim
甲氰菊酯 fenpropathrin	茚虫威 indoxacard

b）杀螨剂

苯丁锡　fenbutatinoxide	噻螨酮　hexythiazox
喹螨醚　fenazaquin	四螨嗪　clofentezine
联苯肼酯　bifenazate	乙螨唑　etoxazole
螺螨酯　spirodiclofen	唑螨酯　fenpyroximate

c）杀软体动物剂

四聚乙醛　metaldehyde

d）杀菌剂

吡唑醚菌酯　pyraclostrobin	腈苯唑　fenbuconazole
丙环唑　propiconazol	腈菌唑　myclobutanil
代森联　metriam	精甲霜灵　metalaxyl-M
代森锰锌　mancozeb	克菌丹　captan
代森锌　zineb	醚菌酯　kresoxim-methyl
啶酰菌胺　boscalid	嘧菌酯　azoxystrobin
啶氧菌酯　picoxystrobin	嘧霉胺　pyrimethanil
多菌灵　carbendazim	氰霜唑　cyazofamid
噁霉灵　hymexazol	噻菌灵　thiabendazole
噁霜灵　oxadixyl	三乙膦酸铝　fosetyl-aluminium
粉唑醇　flutriafol	三唑醇　triadimenol
氟吡菌胺　fluopicolide	三唑酮　triadimefon
氟啶胺　fluazinam	双炔酰菌胺　mandipropamid
氟环唑　epoxiconazole	霜霉威　propamocarb
氟菌唑　triflumizole	霜脲氰　cymoxanil
腐霉利　procymidone	萎锈灵　carboxin
咯菌腈　fludioxonil	戊唑醇　tebuconazole
甲基立枯磷　tolclofos-methyl	烯酰吗啉　dimethomorph
甲基硫菌灵　thiophanate-methyl	异菌脲　iprodione
甲霜灵　metalaxyl	抑霉唑　imazalil

e）熏蒸剂

棉隆 dazomet 威百亩 metam-sodium

f）除草剂

二甲四氯 MCPA	麦草畏 dicamba
氨氯吡啶酸 picloram	咪唑喹啉酸 imazaquin
丙炔氟草胺 flumioxazin	灭草松 bentazone
草铵膦 glufosinate-ammonium	氰氟草酯 cyhalofopbutyl
草甘膦 glyphosate	炔草酯 clodinafop-propargyl
敌草隆 diuron	乳氟禾草灵 lactofen
噁草酮 oxadiazon	噻吩磺隆 thifensulfuron-methyl
二甲戊灵 pendimethalin	双氟磺草胺 florasulam
二氯吡啶酸 clopyralid	甜菜安 desmedipham
二氯喹啉酸 quinclorac	甜菜宁 phenmedipham
氟唑磺隆 flucarbazone-sodium	西玛津 simazine
禾草丹 thiobencarb	烯草酮 clethodim
禾草敌 molinate	烯禾啶 sethoxydim
禾草灵 diclofop-methyl	硝磺草酮 mesotrione
环嗪酮 hexazinone	野麦畏 tri-allate
磺草酮 sulcotrione	乙草胺 acetochlor
甲草胺 alachlor	乙氧氟草醚 oxyfluorfen
精吡氟禾草灵 fluazifop-P	异丙甲草胺 metolachlor
精喹禾灵 quizalofop-P	异丙隆 isoproturon
绿麦隆 chlortoluron	莠灭净 ametryn
氯氟吡氧乙酸（异辛酸） fluroxypyr	唑草酮 carfentrazone-ethyl
氯氟吡氧乙酸异辛酯 fluroxypyr-mepthyl	仲丁灵 butralin

g）植物生长调节剂

2，4-D（只允许作为植物生长调节剂使用）	萘乙酸 1-naphthalaceticacid
矮壮素 chlormequat	噻苯隆 thidiazuron
多效唑 paclobutrazol	烯效唑 uniconazole
氯吡脲 forchlorfenuron	

注1：该清单每年都可能根据新的评估结果发布修改单；

注2：国家新禁用的农药自动从该清单中删除。

附录二　各国农药残留标准限度

《美国药典》农药残留限度

序号	英文名	中文名	限度（mg·kg⁻¹）
1	Acephate	乙酰甲胺磷	0.1
2	Alachlor	甲草胺	0.05
3	Aldrin and dieldrin	艾氏剂和狄试剂	0.05
4	Azinphos-ethyl	乙基谷硫磷（益棉磷）	0.1
5	Azinphos-methyl	甲基谷硫磷（保棉磷）	1
6	Bromide, inorganic（calculated as bromide ion）	无机溴化物（以溴离子计）	125
7	Bromophos-ethyl	乙基溴硫磷	0.05
8	Bromophos-methyl	甲基溴硫磷	0.05
9	Bromoproylate	溴螨酯	3
10	Chlordane（sum of cis-, trans-, and oxychlordane）	氯丹(顺式、反式和氧化氯丹的总和)	0.05
11	Chlorfenvinphos	毒虫畏	0.5
12	Chlorpyrifos-ethyl	毒死蜱	0.2
13	Chlorpyrifos-methyl	甲基毒死蜱	0.1
14	Chlorthal-dimethyl	氯酞酸二甲酯	0.01
15	Cyfluthrin（sum of）	氟氯氰菊酯（总和）	0.1
16	Cyhalothrin（lambda）	氯氟氰菊酯（λ）	1
17	Cypermethrin and isomers（sum of）	氯氰菊酯及异构体（总和）	1
18	DDT（sum of o, p'-DDE、p, p'-DDE、o, p'-DDT、p, p'-DDT、o, p'-TDE and p, p'-TDE）	滴滴涕总和	1
19	Deltamethrin	溴氰菊酯	0.5
20	Diazinon	二嗪磷	0.5

续表

序号	英文名	中文名	限度（mg·kg⁻¹）
21	Dichlofluanid	苯氟磺胺	0.1
22	Dichlorvos	敌敌畏	1
23	Dicofol	三氯杀螨醇	0.5
24	Dimethoate and omethoate（sum of）	乐果和氧化乐果（总和）	0.1
25	Dithiocarbamates（exressed as CS2）	二硫代氨基甲酸酯（以 CS2 计）	2
26	Endosulfan（sum of isomers and endosulfan sulphate）	硫丹（异构体和硫丹硫酸盐总和）	3
27	Endrin	异狄氏剂	0.05
28	Ethion	乙硫磷	2
29	Etrimfos	乙嘧硫磷	0.05
30	Fenchlorphos（sum of fenchlorphos and fenchlorphos-oxon）	皮蝇磷（与氧皮蝇磷总和）	0.1
31	Fenitrothion	杀螟硫磷	0.5
32	Fenpropathrin	甲氰菊酯	0.03
33	Fensulfothion（sum of fensulfothion, fensulfothion-oxon, fensulfothion-oxonsulfon, and fensulfothion-sulfon）	丰索磷（丰索磷、氧丰索磷、氧丰索磷砜和丰索磷砜4种成分总和）	0.05
34	Fenthion（sum of fenthion, fenthion-oxon, fenthion-oxon-sulfon, fenthion-oxon-sulfoxid, fenthion-sulfon, and fenthion-sulfoxide）	倍硫磷（倍硫磷、氧倍硫磷、氧倍硫磷砜、氧倍硫磷亚砜、倍硫磷砜和倍硫磷亚砜6种成分总和）	0.05
35	Fenvalerate	氰戊菊酯	1.5
36	Flucythrinate	氟氰戊菊酯	0.05
37	τ-Fluvalinate	氟胺氰菊酯	0.05
38	Fonofos	地虫硫磷	0.05
39	Heptachlor（sum of heptachlor, cis-heptachlorepoxide, and trans-heptachlorepoxide）	七氯（七氯、顺式和反式环氧七氯等3种成分的总和）	0.05
40	Hexachlorobenzene	六氯苯	0.1
41	Hexachlorocyclohexane（sum of siomers α-, β-, δ-, ε-）	六六六（α-、β-、δ-、ε-六六六总和）	0.3
42	Lindan（γ-hexachlorocyclohexane）	林丹（γ-六六六）	0.6
43	Malathion and malaoxon（sum of）	马拉硫磷和马拉氧磷（总和）	1
44	Mecarbam	灭蚜磷（灭蚜威）	0.05

序号	英文名	中文名	限度（mg·kg⁻¹）
45	Methacrifos	虫螨畏	0.05
46	Methamidophos	甲胺磷	0.05
47	Methidathion	杀扑磷	0.2
48	Methoxychlor	甲氧滴滴涕	0.05
49	Mirex	灭蚁灵	0.01
50	Moncrotophos	久效磷	0.1
51	Paraoxon–ethyl and paraoxon–ethyl（sum of）	对硫磷和乙基对氧磷（总和）	0.5
52	Parathion–methyl and paraoxon–methyl（sum of）	甲基对硫磷和甲基对氧磷（总和）	0.2
53	Pendimethalin	二甲戊乐灵	0.1
54	Pentachloranisol	五氯甲氧基苯	0.01
55	Permethrin and isomers（sum of）	氯菊酯和异构体（总和）	1
56	Phosalone	伏杀硫磷	0.1
57	Phosmet	亚胺硫磷	0.05
58	Piperonyl butoxide	胡椒基丁醚	3
59	Pirimiphos–ethyl	嘧啶磷	0.05
60	Pirimiphos–methyl（sum of pirimiphos–methyl and N–desethyl–pirimiphos–methyl）	甲基嘧啶磷（甲基嘧啶磷和 N– 去乙基甲基嘧啶磷的总和）	4
61	Procymidone	腐霉利	0.1
62	Profenofos	丙溴磷	0.1
63	Prothiophos	丙硫磷	0.05
64	Pyrethrum（sum of cinerin Ⅰ，cinerin Ⅱ，jasmolin Ⅱ，pyrethrin Ⅰ and pyrethrin Ⅱ）	除虫菊素（瓜叶菊Ⅰ、瓜叶菊Ⅱ、茉莉菊素、茉莉菊Ⅱ、除虫菊Ⅰ、除虫菊Ⅱ的总和）	3
65	Quinalphos	喹硫磷	0.05
66	Quintozene（sum of quintozene，pentachloraniline and methyl penthachlorphenyl sulfide）	五氯硝基苯（五氯硝基苯、五氯苯胺和甲基五氯苯硫醚的总和）	1
67	S421	八氯二丙醚	0.02
68	Tecnazene	四氯硝基苯	0.05
69	Tetradifon	三氯杀螨砜	0.3
70	Vinclozolin	乙烯菌核利	0.4

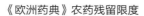

《欧洲药典》农药残留限度

序号	英文名	中文名	限度（mg·kg⁻¹）
1	Acephate	乙酰甲胺磷	0.1
2	Alachlor	甲草胺	0.05
3	Aldrin and dieldrin（sum of）	艾氏剂和狄氏剂（总和）	0.05
4	Azinphos-ethyl	乙基谷硫磷（益棉磷）	0.1
5	Azinphos-methyl	甲基谷硫磷（保棉磷）	1
6	Bromide, inorganic（calculated as bromide ion）	无机溴化物（以溴离子计）	50
7	Bromophos-ethyl	乙基溴硫磷	0.05
8	Bromophos-methyl	甲基溴硫磷	0.05
9	Bromopropylate	溴螨酯	3
10	Chlordane（sum of cis-, trans, and oxychlordane）	氯丹(顺式、反式和氧化氯丹的总和)	0.05
11	Chlorfenvinphos	毒虫畏	0.5
12	Chlorpyrifos-ethyl	毒死蜱	0.2
13	Chlorpyrifos-methyl	甲基毒死蜱	0.1
14	Chlorthal-dimethyl	氯酞酸二甲酯	0.01
15	Cyfluthrin（sum of）	氟氯氰菊酯（总和）	0.1
16	Cyhalothrin（lambda）	氯氟氰菊酯（λ）	1
17	Cypermethrin and isomers（sum of）	氯氰菊酯及异构体（总和）	1
18	DDT（sum of o, p'-DDE, p, p'-DDE, o, p'-DDT, p, p'-DDT, o, p'-TDE and p, p'-TDE）	滴滴涕（总和）	1
19	Deltamethrin	溴氰菊酯	0.5
20	Diazinon	二嗪磷	0.5
21	Dichlofluanid	苯氟磺胺	0.1
22	Dichlorvos	敌敌畏	1
23	Dicofol	三氯杀螨醇	0.5
24	Dimethoate and omethoate（sum of）	乐果和氧化乐果（总和）	0.1
25	Dithiocarbamates（expressed as CS2）	二硫代氨基酸酯（以 CS2 计）	2

序号	英文名	中文名	限度（mg·kg^{-1}）
26	Endosulfan sum of isomers and endosulfan sulphate	硫丹（异构体和硫丹硫酸盐总和）	3
27	Endrin	异狄氏剂	0.05
28	Ethion	乙硫磷	2
29	Etrimfos	乙嘧硫磷	0.05
30	Fenchlorphos（sum of fenchlorphos and fenchlorphos-oxon）	皮蝇磷（与氧皮蝇磷总和）	0.1
31	Fenitrothion	杀螟硫磷	0.5
32	Fenpropathrin	甲氰菊酯	0.03
33	Fensulfothion（sum of fensulfothion, Fensulfothion-oxon, fensulfothion-oxonsulfon, andffensulfothion-sulfon）	丰索磷（丰索磷、氧丰索磷、氧丰索磷砜和丰索磷砜 4 种成分总和）	0.05
34	Fenthion（sum of fenthion, fenthion-oxon, fenthion-oxon-sulfon, fenthion-sulfoxide, fenthion-sulfon, and fenthion-sulfoxide）	倍硫磷（倍硫磷、氧倍硫磷、氧倍硫磷砜、氧倍硫磷亚砜、倍硫磷砜和倍硫磷亚砜 6 种成分总和）	0.05
35	Fenvalerate	氰戊菊酯	1.5
36	Flucythrinate	氟氰戊菊酯	0.05
37	τ-Fluvalinate	氟胺氰菊酯	0.05
38	Fonofos	地虫硫磷	0.05
39	Heptachlor（sum of heptachlor, cis-heptachlorepoxide, and trans-heptachlorepoxide）	七氯（七氯、顺式和反式环氧七氯等 3 种成分的总和）	0.05
40	Hexachlorobenzene	六氯苯	0.1
41	Hexachlorocyclohexane（sum of siomers α-, β-, δ-, ε-）	六六六（α-, β-, δ-, ε-六六六总和）	0.3
42	Lindan（γ-hexachlorocyclohexane）	林丹（γ-六六六）	0.6
43	Malathion and malaoxon（sum of）	马拉硫磷和马拉氧磷（总和）	1
44	Mecarbam	灭蚜磷（灭蚜威）	0.05
45	Methacrifos	虫螨畏	0.05
46	Methamidophos	甲胺磷	0.05
47	Methidathion	杀扑磷	0.2

续表

序号	英文名	中文名	限度（mg·kg^{-1}）
48	Methoxychlor	甲氧滴滴涕	0.05
49	Mirex	灭蚁灵	0.01
50	Moncrotophos	久效磷	0.1
51	Paraoxon–ethyl and paraoxon–ethyl（sum of）	对硫磷和乙基对氧磷（总和）	0.5
52	Parathion–methyl and paraoxon–methyl（sum of）	甲基对硫磷和甲基对氧磷（总和）	0.2
53	Pendimethalin	二甲戊乐灵	0.1
54	Pentachloranisol	五氯甲氧基苯	0.01
55	Permethrin and isomers（sum of）	氯菊酯（总和）	1
56	Phosalone	伏杀硫磷	0.1
57	Phosmet	亚胺硫磷	0.05
58	Piperonyl butoxide	胡椒基丁醚	3
59	Pirimiphos–ethyl	嘧啶磷	0.05
60	Pirimiphos–methyl（sum of pirimiphos–methyl and N–desethyl–pirimiphos–methyl）	甲基嘧啶磷（甲基嘧啶磷和 N– 去乙基甲基嘧啶磷的总和）	4
61	Procymidone	腐霉利	0.1
62	Profenofos	丙溴磷	0.1
63	Prothiophos	丙硫磷	0.05
64	Pyrethrum（sum of cinerin I，cinerin II，jasmolin I，jasmolin II，pyrethrin I and pyrethrin II）	除虫菊素（瓜叶菊素 I、瓜叶菊素 II、茉莉菊素 I、茉莉菊素 II、除虫菊素 I、除虫菊素 II 的总和）	3
65	Quinalphos	喹硫磷	0.05
66	Quintozene（sum of quintozene，pentachloraniline and methyl penthachlorphenyl sulfide）	五氯硝基苯（五氯硝基苯、五氯苯胺和甲基五氯苯硫醚的总和）	1
67	S421	八氯二丙醚	0.02
68	Tecnazene	四氯硝基苯	0.05
69	Tetradifon	三氯杀螨砜	0.3
70	Vinclozolin	乙烯菌核利	0.4

《日本药局方》中六六六、滴滴涕总量残留限度

序号	药材	限度（mg·kg⁻¹）	序号	药材	限度（mg·kg⁻¹）
1	人参、人参末	各 0.2 以下	8	远志、远志末	各 0.2 以下
2	红参	各 0.2 以下	9	桂皮、桂皮末	各 0.2 以下
3	番泻叶、番泻叶末	各 0.2 以下	10	山茱萸	各 0.2 以下
4	黄芪	各 0.2 以下	11	大枣	各 0.2 以下
5	甘草、甘草末	各 0.2 以下	12	苏叶	各 0.2 以下
6	细辛	各 0.2 以下	13	陈皮	各 0.2 以下
7	牡丹皮、牡丹皮末	各 0.2 以下	14	枇杷叶	各 0.2 以下

日汉协关于生药及生药制剂农药残留的行业标准

农药	限量（mg·kg⁻¹）	适用范围
有机氯类农药		人参、番泻叶、黄芪、远志、甘草、桂皮、细辛、山茱萸、苏叶、大枣、陈皮、枇杷叶、牡丹皮及配有上述生药的制剂
六六六总量	0.2	
滴滴涕总量	0.2	
有机磷类农药		配有远志、山茱萸、苏叶、陈皮的生药制剂
对硫磷	0.5	
甲基对硫磷	0.2	
杀扑磷	0.2	
马拉硫磷	1	
菊酯类农药		配有远志、山茱萸、苏叶、陈皮的生药制剂
氰戊菊酯	1.5	
氯氰菊酯	1	

韩国生药农药残留一律限度

农药名	允许限量（mg·kg⁻¹）	农药名	允许限量（mg·kg⁻¹）
六六六总量	0.2	异狄氏剂	0.01
滴滴涕总量	0.1	狄氏剂	0.01
艾氏剂	0.01		

韩国个别生药农药残留限度

编号	生药名	农药名（允许限量，mg·kg^{-1}）
1	葛根	安杀番（0.2）、克菌丹（2.0）
2	甘草	苯醚甲环唑（0.05）、甲氧滴滴涕（1.0）、嘧菌酯（0.05）
3	羌活	安杀番（0.2）
4	决明子	安杀番（0.2）
5	栝楼根	安杀番（0.2）
6	瞿麦	安杀番（0.2）
7	桔梗	敌草胺（0.1）、灭螨猛（0.3）
8	当归	甲氧滴滴涕（1.0）、三唑锡（0.2）、嘧菌酯（0.1）、安杀番（0.2）、戊唑醇（1.0）、二甲戊乐灵（0.2）、甲氰菊酯（0.2）
9	党参	安杀番（0.2）
10	桃仁	百菌清（0.1）
11	麦门冬	二甲戊乐灵（0.2）
12	牡丹皮	毒死蜱（0.5）
13	薄荷	甲氧滴滴涕（1.0）、安杀番（0.2）
14	防风	安杀番（0.2）
15	白术	克菌丹（2.0）、腐霉利（0.1）
16	覆盆子	安杀番（0.2）
17	沙参	安杀番（0.2）
18	山茱萸	甲氧滴滴涕（1.0）
19	山药	安杀番（0.2）
20	山椒	甲氧滴滴涕（1.0）
21	桑叶	腐霉利（0.1）
22	桑枝	安杀番（0.2）
23	石菖蒲	安杀番（0.2）
24	柴胡	甲氰菊酯（0.2）、噻唑膦（0.02）
25	吴茱萸	安杀番（0.2）
26	牛膝	安杀番（0.2）
27	远志	安杀番（0.2）

续表

编号	生药名	农药名（允许限量，mg·kg⁻¹）
28	芍药	敌草胺（0.1）、腈菌唑（0.1）、对嘧菌环胺（0.1）、双胍辛胺（0.3）、多菌灵（0.05）、三唑醇（0.1）、三唑酮（0.5）、嗪氨灵（0.1）、氟菌唑（1.0）、甲氰菊酯（0.2）、丙森锌（0.2）、咯菌腈（0.1）
29	枳实	安杀番（0.2）

香港地区中成药注册中有机氯农药限度

有机氯农药	限度（不多于，mg·kg⁻¹）
艾氏剂及狄氏剂（两者之和）	0.05
氯丹（顺－氯丹、反－氯丹与氧氯丹之和）	0.05
滴滴涕（4,4'－滴滴依、4,4'－滴滴滴、2,4'－滴滴涕、4,4'－滴滴涕之和）	1.0
异狄氏剂	0.05
七氯（七氯、环氧七氯之和）	0.05
六氯苯	0.1
六六六（α-，β-，δ- 等异构体之和）	0.3
林丹（γ-六六六）	0.6
五氯硝基苯（五氯硝基苯、五氯苯胺与甲基五氯苯硫醚之和）	1.0

2015版《中国药典》中有机氯农药限度

有机氯农药	限度（不多于，mg/kg）
总六六六（α–BHC，β–BHC，γ–BHC，δ–BHC 之和）	0.2
总滴滴涕（p, p'–DDE、p, p'–DDD、o, p'–DDT、p, p'–DDT 之和）	0.2
五氯硝基苯	0.1
六氯苯	0.1
七氯（七氯、环氧七氯之和）	0.05
艾氏剂和狄氏剂之和	0.05
异狄氏剂	0.05
氯丹（顺式氯丹、反式氯丹和氧化氯丹之和）	0.05
硫丹（α-硫丹、β-硫丹和硫丹硫酸盐之和）	3

附录三 中药材农药残留 ISO 标准

前言

国际标准化组织（ISO）是由各国标准化机构（ISO 成员团体）组成的世界性的联合会。制定国际标准的工作通常由 ISO 的技术委员会完成。各成员团体若对某技术委员会确定的项目感兴趣，均有权参加该委员会的工作。与 ISO 保持联系的各国际组织（官方的或非官方的）也可参加有关工作。ISO 与国际电工委员会（IEC）在电工技术标准化方面保持密切合作的关系。

制定及维护本文件依据的是 ISO/IEC 导则第一部分的程序。特别应指出的是不同类型的 ISO 文件所需的批准准则不同。本文件根据 ISO/IEC 导则第二部分的规则起草（参见 www.iso.org/directives）。

需要注意的是，本文件中的某些内容有可能涉及一些专利权问题，对此应引起注意，ISO 不负责识别任何这样的专利权问题。在制定文件期间识别的任何专利权的细节将纳入介绍和（或）收到的 ISO 专利说明表中（参见 www.iso.org/patents）。

本文件中所使用的任何商标名是为方便使用者而给予的信息，不构成背书。

有关标准的自愿性解释、ISO 与合格评定相关的特定术语和表述的含义，以及有关 ISO 在技术性贸易壁垒（TBT）中遵守世界贸易组织（WTO）原则的信息，请参见 www.iso.org/iso/foreword.html。

本文件由 ISO/TC249 中医药技术委员会编写。

有关本文件的任何反馈或问题都应直接向用户的国家标准机构提出。有关机构的完整清单可在 www.iso.org/mems.html 上获取。

引 言

　　农药是指在生产、加工、储存、运输或销售过程中，用于预防、控制病虫草害和其他有害生物的一种物质或者几种物质的混合物及其制剂。当前，尚未有统一的规定中药材中农药残留限量的国际标准，并由此引发了诸多关于中药材中农药残留限量水平设定的讨论。

　　本文件基于世界范围内对于统一的中药材中农药残留量检测的需求制定。本文件适用对象包括中药材和中药饮片。

　　本文件附录 A 中提供了气相色谱法（GC）测定中药材中农药残留的参考方法；附录 B 中提供了中药材中农药残留的推荐限量；附录 C 为世界卫生组织和美国 FDA/EPA 的相关标准，提供了与中药材近似的干果和干蔬菜中农药残留量标准，以作参照。

中医药——GC 法测定中药材中农药残留标准

1 范围

本标准规定了中药材和中药饮片中农药残留的气相色谱测定方法。

2 规范性引用文件

下列文件中的部分或全部内容同样构成本文件的相关要求，对本标准的应用是必不可少的。凡是注明日期的引用文件，仅所注日期的版本适用于本文件。凡是未注明日期的引用文件，其最新版本（包括所有的修改单）适用于本文件。

European Pharmacopoeia，9th edition. 2.8.13. Pesticide residues，Council of Europe，Strasbourg，2016，pp. 286–288.

ISO 4389:2000，Tobacco and tobacco products – Determination of organochlorine pesticide residues – Gas chromatographic method

3 术语和定义

下列术语和定义适用于本文件。

ISO 和 IEC 在以下地址维护用于标准化的术语库：

——ISO 在线浏览平台：可在 https: //www. iso. org/obp 上查阅。

——IEC Electropedia：可在 http: //www .electropedia. org/ 上查阅。

3.1 农药

用于预防、控制病虫草害和其他有害生物的一种物质或者几种物质的混合物及其制剂。

注 1：农药广泛应用于中药材的生产、加工、贮藏、运输、销售等环节中。

注 2：除防治病虫害外，农药还包括应用于中药材生产的植物生长调节剂、落叶剂和干燥剂等。

3.2 农药残留

残留于中药材中的农药、农药衍生物和农药助剂的总和。

注 1：农药残留量以 mg・kg^{-1} 表示。

3.3 最大残留限量（MRL）

中药材中农药残留的最高允许浓度。

注1：最大残留限量以 mg · kg^{-1} 表示。

3.4　每日允许摄入量（ADI）

人类终生每日摄入某种物质，而不产生可检测到的危害健康的估计量。

注1：每日允许摄入量以每千克体重可摄入的量表示，单位为 mg · kg^{-1} bw。

4　采样

在中药材农残检测样品采集过程中，需要确保最大程度减少采样过程对中药材农药残留检测的影响，保证所采集样品的代表性。采集过程中应注意保留完整样品信息（包括样品的名称、来源、规格等），确保样品的可追溯性。

5　农药残留的测定

5.1　试剂

5.1.1　常规要求

所用试剂纯度须符合农药残留分析要求，一般而言所用试剂应为经认证的色谱纯或分析纯级试剂。注意避免水、提取溶剂、吸附剂、无机盐或其他试剂引入的农残污染。

5.1.2　试剂纯度检查

使用气相色谱时，应通过空白测定检查所用试剂的纯度，确保空白溶剂色谱图基线与目标农药色谱峰不存在干扰或重叠。

5.2　仪器

检测过程中应保持仪器设备清洁，特别要注意对玻璃器皿进行彻底清洗，确保无残留农药干扰检测。在玻璃仪器清洗中，应使用无磷洗涤剂进行充分浸泡（至少16 h），后用蒸馏水反复冲洗去除洗涤剂残留，接着使用丙酮清洗，最后可用正己烷或庚烷润洗。特别注意，在检测过程中应避免使用普通塑料制品接触或储存试液，如PVC材质的瓶塞等。通常聚丙烯（PP）、聚四氟乙烯（PTFE）或尼龙材质的样品管和玻璃或PTFE材质的瓶塞带来农残污染风险较低，被允许使用。

其余实验室常规玻璃器皿或设备，如烧杯、圆底烧瓶、表面皿、移液器、滤纸、玻璃棉、玻璃棒等未在本方法中详细列出。

5.3　农药残留的定性和定量分析

所采用的中药材中农药残留检测方法经验证后须满足以下标准：

a）所选用的方法，特别是在净化步骤中，须适用于残留农药和中药材混合物的分析，不易受到共萃物的影响。

b）在结果解释中应考虑到某些天然存在的成分对检测结果的干扰（如十字花科植物中的二硫化物）。

c）在定量分析时，供试品溶液和对照品溶液的浓度以及仪器参数的设定，需要保证其响应强度处于检测器的动态范围内。当响应超出范围时，需要对待测溶液进行稀释以保证其浓度处于线性范围内。此时，需要相应地对制备基质匹配标准曲线的基质浓度进行调整。

d）每种农药的加样回收率应在70%~120%之间。某些特殊情况下，在方法重复性可以保证时，更低的回收率是可以接受的。

e）方法的重复性：相对标准偏差（RSD）应不大于下表所示值。

f）方法的重现性：RSD应不大于下表所示值。

农药残留测定方法的重复性和再现性要求

农药浓度范围（mg·kg⁻¹）	重复性（RSD）%	重现性（RSD）%
0.001~0.01	30	60
> 0.01~0.1	20	40
> 0.1~1	15	30
> 1	10	20

5.4 检测

附录A中提供了气相色谱法测定中药材中农药残留的具体参考方法。特定情况下，可以对所用仪器、提取方法、净化方法和色谱条件等进行改进以提高检测方法性能。但应清晰准确地对所做改进进行记录说明，以保证结果的可靠性。

6 限量

中药材中农药限度按照以下公式计算得出：

$$限度（mg·kg^{-1}）=AM/100B$$

A为每日允许摄入量（ADI），以mg·kg⁻¹表示；

M为人体平均体重（60 kg）；

B为中药材每日服用剂量（kg）。

如果当批次受测样品的农药施用过程（栽培和采收后的每次所用农药的性质和用量、使用日期）是已知和可追溯核查的，且遵循GACP种植规范，则全部或部分检测可豁免。

附录B中提供了中药材中农药残留的推荐限量。

附录 A
（资料性附录）
气相色谱法测定中药材中农药残留

A1. 提取

使用以下方法，待测样品水分含量应低于15%。高于此水分含量的样品须进行干燥后再使用此方法进行检测，但干燥过程对农药含量不能造成显著影响。

取供试品粉末10 g（过50目筛），加入100 mL丙酮，静置20 min。加入1 mL每毫升含1.8 μg二硫磷的甲苯溶液。高速搅拌混合3 min，过滤，残渣用25 mL丙酮洗涤2次。滤液和洗液合并后在旋转蒸发仪中加热，保持水浴温度低于40 ℃，直到溶剂蒸至近干。在残渣中加入适量甲苯，再次加热，直到丙酮完全去除。将残渣溶解在8 mL甲苯中，过45 μm滤膜，用甲苯清洗烧瓶和滤器，用甲苯定容至10.0 mL（溶液A），混匀。

A2. 纯化

A 2.1 有机氯、有机磷和拟除虫菊酯类农药

采用排阻色谱法，配有7.8 mm × 30 cm不锈钢柱，以刚性球形苯乙烯–二乙烯基苯共聚物（直径5 μm）为填料，以甲苯为流动相，流速1 mL · min⁻¹。

A 2.1.1 柱子性能

进样100 μL含有0.5 mg · mL⁻¹甲基红和0.5 mg · mL⁻¹沃来西脱蓝或其他等效物的甲苯溶液。洗脱液的颜色在10.3 mL时从橙色变为蓝色，表明色谱柱适用。如有必要，可用含有适当浓度目标农药的甲苯溶液进行洗脱，对柱子进行校准。此农药组合应同时含有低分子量农药（如敌敌畏）和高分子量农药（如溴氰菊酯），测定哪一个流分同时含有这2种农药。

A 2.1.2 供试品溶液纯化

将适量（100~500 μL）的溶液A注入色谱仪，收集在A2.1.1中测定过的流分（溶

液 B)。有机磷类农药的洗脱体积为 8.8~10.9 mL。有机氯和拟除虫菊酯农药的洗脱体积为 8.5~10.3 mL。

A 2.2　有机氯和拟除虫菊酯类农药残留

在 5 mm × 10 cm 的色谱柱中，放入一片脱脂棉和 0.5 g 按以下方法制备的硅胶。将层析硅胶在 150 ℃烘箱中加热 4 h，冷却，滴加 1.5% 硅胶质量的水，强烈振摇至没有块状物存在，用摇荡器继续振摇 2 h。

用 1.5 mL 正己烷溶液对色谱柱进行预处理。也可使用经验证过的含有 0.5 g 合适硅胶的预装柱。

用氦气或无氧氮气流将溶液 B 挥至近干，用甲苯稀释至合适的体积（视注入溶液 B 制备液的量稀释到 0.2~1 mL）。将此溶液定量移入色谱柱中，用 1.8 mL 的甲苯作为流动相进行色谱分析，收集洗脱液（溶液 C）。

A 2.3　有机磷类农药残留的定量分析

A 2.3.1　供试液

用氦气将供试品溶液 B 挥至近干，后用甲苯稀释至 100 μL，混匀。

A 2.3.2　对照品溶液

准备至少三份含有待测农药的甲苯溶液和适当浓度的三硫磷溶液用于制备标准曲线。

A 2.3.3　色谱系统

a）色谱柱：涂有二甲基聚硅氧烷油膜（0.25 μm）的石英玻璃柱（0.32 mm × 30 m）；

b）检测器：碱性火焰离子检测器（AFID）或火焰光度检测器（FPD）；

c）进样口温度：250 ℃；

d）检测器温度：275 ℃；

e）柱温程序：将初始温度在 80 ℃保持 1 min，然后以 30 ℃·min^{-1} 的速率升至 150 ℃；保持在 150 ℃下 3 min，然后以每分钟 4 ℃的速率升至 280 ℃，在此温度下保持 1 min。

氢气用作载气，也可以使用其他气体，如氦气或氮气。以三硫磷作为内标准品，如有必要，可能需要第二内标来鉴别三硫磷对照品的干扰。

注入选定体积的每种溶液，记录色谱图并测量峰响应。根据峰面积和溶液浓度计算每种农药的含量。

A 2.4　有机氯和拟除虫菊酯农药残留的定量分析

A 2.4.1　供试品溶液

用氦气或氮气将溶液C挥至近干，用甲苯稀释到500 μL，混匀。

A 2.4.2　标准溶液

准备至少三份含有待测农药的甲苯溶液和适当浓度的三硫磷溶液用于制备标准曲线。

A 2.4.3　色谱系统

a）色谱柱：涂有二甲基聚硅氧烷油膜（0.25 μm）的石英玻璃柱（0.32 mm×30 m）；

b）探测器：电子捕获探测器（ECD）；

c）进样口温度：270 ℃；

d）检测器温度：300 ℃；

e）柱温程序：初始温度在80 ℃保持1 min，然后以30 ℃·min⁻¹的速率升至150 ℃，保持在150 ℃下3 min；然后以每分钟4 ℃的速率升至280 ℃，在此温度下保持1 min。

氢气用作载气，也可以使用其他气体，例如氦气或氮气。以三硫磷作为内标准品，如有必要，可能需要第二内标来鉴别三硫磷对照品的干扰。

注入选定体积的每种溶液，记录色谱图并测量峰响应。根据峰面积和溶液浓度计算每种农药的含量。

附录 B

（资料性附录）

中药中所用天然产物中农药残留的最大限量（基于欧洲和美国药典）

物质	建议最大残留限量（mg·kg⁻¹）
乙酰甲胺磷	0.1
甲草胺	0.05
艾氏剂和狄氏剂（总和）	0.05
乙基谷硫磷	0.1
甲基谷硫磷	1
乙基溴硫磷	0.05
甲基溴硫磷	0.05
溴螨酯	3
氯丹（顺式、反式和氧化氯丹总和）	0.05
毒虫畏	0.5
毒死蜱	0.2
甲基毒死蜱	0.1
氯酞酸二甲酯	0.01
氟氯氰菊酯（总和）	0.1
λ- 氯氟氰菊酯	1
氯氰菊酯及异构体（总和）	1
滴滴涕（o, p'–DDE, p, p'–DDE, o, p'–DDT, p, p'–DDT, o, p'–TDE 和 p, p'–TDE 之和）	1
溴氰菊酯	0.5
二嗪磷	0.5
苯氟磺胺	0.1
敌敌畏	1
三氯杀螨醇	0.5
乐果和氧化乐果（总和）	0.1
二硫代氨基甲酸酯（以 CS2 表示）	2
硫丹（异构体和硫丹硫酸盐总和）	3

续表

物质	建议最大残留限量（mg·kg⁻¹）
异狄氏剂	0.05
乙硫磷	2
乙嘧硫磷	0.05
皮蝇磷（皮蝇磷与氧皮蝇磷总和）	0.1
杀螟硫磷	0.5
甲氰菊酯	0.03
丰索磷（丰索磷、氧丰索磷、氧丰索磷砜和丰索磷砜总和）	0.05
倍硫磷（倍硫磷、氧倍硫磷、氧倍硫磷砜、氧倍硫磷亚砜、倍硫磷砜和倍硫磷亚砜之总）	0.05
氰戊菊酯	1.5
氟氰戊菊酯	0.05
氟胺氰菊酯	0.05
地虫硫磷	0.05
七氯（七氯、顺式环氧七氯和反式环氧七氯总和）	0.05
六氯苯	0.1
六六六（α-、β-、δ-、ε-六六六总和）	0.3
林丹（γ-六六六）	0.6
马拉硫磷和马拉氧磷（总和）	1
灭蚜磷	0.05
虫螨畏	0.05
甲胺磷	0.05
杀扑磷	0.2
甲氧滴滴涕	0.05
灭蚁灵	0.01
久效磷	0.1
对硫磷和乙基对氧磷（总和）	0.5
甲基对硫磷和甲基对氧磷（总和）	0.2
二甲戊乐灵	0.1
五氯甲氧基苯	0.01

续表

物质	建议最大残留限量(mg·kg^{-1})
氯菊酯及其异构体（总和）	1
伏杀硫磷	0.1
亚胺硫磷	0.05
胡椒基丁醚	3
嘧啶磷	0.05
甲基嘧啶磷（甲基嘧啶磷和 N- 去乙基甲基嘧啶磷总和）	4
腐霉利	0.1
丙溴磷	0.1
丙硫磷	0.05
除虫菊素（瓜叶菊素 I、瓜叶菊素 II、茉莉菊素 I、瓜叶菊素 II、除虫菊素 I 和除虫菊素 II 总和）	3
喹硫磷	0.05
五氯硝基苯（五氯硝基苯、五氯苯胺和甲基五氯苯硫醚总和）	1
S–421	0.02
四氯硝基苯	0.05
三氯杀螨砜	0.3
乙烯菌核利	0.4

附录 C

（资料性附录）

WHO和FDA/EPA推荐的干果、蔬菜或草药中农药残留限量

物质	世界卫生组织（干果和蔬菜）(mg·kg^{-1})	FDA/EPA（水果和蔬菜或草药）(mg·kg^{-1})	最大限量(mg·kg^{-1})
2-苯基苯酚	60	—	60
阿维菌素	0.1	—	0.1
啶虫脒	—	50	50
涕灭威	—	0.6	0.6
唑嘧菌胺	30	—	30
嘧菌酯	30	20	30
苯并烯氟菌唑	—	4	4
联苯肼酯	20	—	20
联苯菊酯	20	30	30
啶酰菌胺	60	5	60
噻嗪酮	2	7.5	7.5
克百威	2	—	2
丁硫克百威	0.1	—	0.1
唑酮草酯	—	0.1	0.1
氯虫酰胺	40	50	50
百菌清	—	1	1
毒死蜱	—	5	5
甲基毒死蜱	5	—	5
四螨嗪	—	3	3
噻虫胺	—	70	70
氟氯氰菊酯/高效氟氯氰菊酯	2	1	2
氯氰菊酯和高效氯氰菊酯	—	1.8	1.8
嘧菌环胺	—	170	170
二嗪农	0.5	—	0.5

续表

物质	世界卫生组织 （干果和蔬菜）（mg·kg⁻¹）	FDA/EPA （水果和蔬菜或草药）（mg·kg⁻¹）	最大限量（mg·kg⁻¹）
三氯杀螨醇	—	50	50
烯酰吗啉	80	—	80
二氰蒽醌	300	—	300
二硫代氨基甲酸盐	30	—	30
草藻灭	—	0.1	0.1
乙螨唑	15	15	15
噁唑菌酮	7	—	7
咪唑菌酮	—	0.8	0.8
氯苯嘧啶醇	5	—	5
腈苯唑	4	—	4
苯丁锡	100	—	100
环酰菌胺	—	2.5	2.5
甲氰菊酯	—	2	2
唑螨酯	10	20	20
咯菌腈	20	65	65
氟啶酰胺	7	—	7
氟硅唑	2	—	2
草甘膦	—	1.5	1.5
氟吡甲禾灵和高效氟吡甲禾灵	—	0.5	0.5
噻螨酮	15	1	15
抑霉唑	—	2.5	2.5
吡虫啉	10	—	10
异菌脲	—	4	4
氯氟氰菊酯	—	6	6
利谷隆	—	9	9
双炔酰菌胺	90	200	200
精甲霜灵	—	55	55

物质	世界卫生组织 （干果和蔬菜）(mg·kg⁻¹)	FDA/EPA （水果和蔬菜或草药）(mg·kg⁻¹)	最大限量（mg·kg⁻¹）
甲霜灵	10	3	10
甲硫磷	5	—	5
灭多威	3	0.2	3
甲氧虫酰肼	7	—	7
腈菌唑	2	10	10
双苯氟脲	40	—	40
氟噻唑吡乙酮	—	3	3
乙氧氟草醚	—	0.05	0.05
百草枯	0.1	—	0.1
戊菌唑	0.5	—	0.5
氯菊酯	50	—	50
扑草净	—	1.5	1.5
炔螨特	100	10	100
丙环唑	—	4	4
丙烯	—	300	300
炔苯酰草胺	—	0.1	0.1
百克敏	15	—	15
速螨酮	—	1.5	1.5
嘧霉胺	40	—	40
吡丙醚	—	3	3
喹氧灵	1	—	1
乙基多杀菌素	—	0.5	0.5
螺螨酯	40	—	40
螺旋藻	—	40	40
螺虫乙酯	15	—	15
氟啶虫胺腈	—	3.6	3.6
戊唑醇	40	—	40
虫酰肼	—	3	3

续表

物质	世界卫生组织 （干果和蔬菜）（mg·kg^{-1}）	FDA/EPA （水果和蔬菜或草药）（mg·kg^{-1}）	最大限量（mg·kg^{-1}）
氟醚唑	—	0.15	0.15
噻虫嗪	—	0.6	0.6
唑虫酰胺	—	8	8
对甲抑菌灵	50	—	50
三氟敏	40	0.1	40
氟菌唑	30	—	30

参考文献

［1］ Fu YW，Dou XW，Lu Q，et al. Comprehensive assessment for the residual characteristics and degradation kinetics of pesticides in Panax notoginseng and planting soil［J］. Sci Total Environ. 2020，714: 136718.

［2］ Geng Y，Jiang L J，Jiang H X，et al. Assessment of heavy metals，fungicide quintozene and its hazardous impurity residues in medical Panax notoginseng（Burk.）F.H. Chen root［J］. Biomed Chromatogr. 2019，33（2）：e4378.

［3］ Jamwal K，Bhattacharya S，Puri S. Plant growth regulator mediated consequences of secondary metabolites in medicinal plants［J］. Journal of Applied Research on Medicinal and Aromatic Plants，2018，9: 26–38.

［4］ Kenan Dost，David C. Jones，Rita Auerbach，et al. Determination of pesticides in soil samples by supercritical fluid chromatography－atmospheric pressure chemical ionisation mass spectrometric detection［J］. Analyst，2000：125.

［5］ Lenka Langhansova，Petr Marsik Tomas Vanek. Regulation of tissue differentiation by plant growth regulators on tTCLs of Panax ginseng adventitious roots［J］. Industrial Crops and Products，2012（35）: 154–159.

［6］ Li J，Gu Y，Xue J，et al. Analysis and risk assessment of pesticide residues in a Chinese herbal medicine，Lonicera japonica Thunb.［J］. Chromatographia，2017，8（3）: 503.

［7］ Obssi D，Kassahun B，Mulugeta D，et al. Effect of different combinations plant growth regulators on *in vitro* propagation of Yam（Dioscorea Species）［J］. Journal of Applied Biotechnology，2015，3（2）: 20–40.

［8］ Sanchez-Pena LC，Reyes BE，Lopez-Carrillo L，et al. Organophosphorous pesticide exposure alters sperm chromatin structure in Mexican agricultural workers

　　　　［J］. Toxicology and applied pharmacology，2004，196（1）：108-113.

［9］ Wu P，Wang P，Gu M，et al. Human health risk assessment of pesticide residues in honeysuckle samples from different planting bases in China［J］. Sci Total Environ，2020：759.

［10］曾鸿超，张文斌，孙玉琴，等. 三七中五氯硝基苯残留现状调查［J］. 人参研究，2015，27（4）：48-49.

［11］陈景国，姚莉. 中药材中有机氯类农药残留量检测的样品前处理及方法研究［J］. 安徽医药，2013，17（10）：1678-1680.

［12］陈静梅，严辉，周桂生，等. 当归农药残留研究进展［J］. 中国中药杂志，2022，47（6）：1445-1452.

［13］陈君，徐常青，乔海莉，等. 我国中药材生产中农药使用现状与建议［J］. 中国现代中药，2016，18（3）：263-270.

［14］方翠芬，李文庭，祝明，等. GC-MS/MS法同时测定枸杞子中23种农药残留量［J］. 药物分析杂志，2016（11）：2009-2015.

［15］龚月桦，张晓丽，王俊儒，等. 生长延缓剂对忍冬枝条生长和花蕾产量与品质的影响［J］. 植物营养与肥料学报，2009，15（4）：981-984.

［16］关泽明，郭晓玲，陆子钊. GC法测定人参有机氯农药残留物的含量［J］. 亚太传统医药，2011，7（10）：42-45.

［17］郭兰萍，吕朝耕，王红阳，等. 中药生态农业与几种相关现代农业及GAP的关系［J］. 中国现代中药，2018，20（10）：1179-1188.

［18］郭兰萍，王铁霖，杨婉珍，等. 生态农业—中药农业的必由之路［J］. 中国中药杂志，2017，42（2）：231-238.

［19］郭兰萍，周良云，莫歌，等. 中药生态农业——中药材GAP的未来［J］. 中国中药杂志，2015，40（17）：7.

［20］黄绍军，杜萍，杨俊，等. 固相萃取-气相色谱-串联质谱法检测丽江玛咖中41种有机氯和菊酯类农药残留［J］. 食品科学，2020，41（16）：7.

［21］黄绍军，李超，马成章，等. 气相色谱-串联质谱法测定玉龙县人参中农药残留量. 分析试验室，2017，36（4）：423-427.

［22］黄晓会，沈艳琳，陈俊珺，等. 人参中41种有机磷农药多残留分析方法［J］.

中国中医药信息杂志，2015，22（3）：86-89.

［23］康传志，郭兰萍，周涛，等.中药材农残研究现状的探讨［J］.中国中药杂志，
2016，41（2）：155-159.

［24］李家春，伍静玲，秦建平，等.基于QuEChERS法-超高效液相色谱-串联质
谱法的5种中药材中35种有机磷农药残留量的快速分析［J］.药物分析杂志，
2016，36（1）：122-128.

［25］李嘉欣，石上梅，薛健.禁限用有机氯及拟除虫菊酯类农药在金银花中残留状
况调查［J］.中药材，2018，41（4）：790-794.

［26］刘志荣.超高效液相色谱-串联质谱法对比11种净化方式对当归中50种农药
残留检测的影响［J］.应用化学，2019，36（8）：968.

［27］吕朝耕，王升，何霞红，等.中药材农药使用登记现状、问题及建议［J］.中
国中药杂志，2018，43（19）：3984-3988.

［28］吕盼，张飞，侯俊杰，等.GC-MS/MS检测陈皮药材中179种农药残留［J］.
中国实验方剂学杂志，2018，24（16）：34-42.

［29］苗青，孔维军，魏建和，等.中药材中农药残留现状及控制措施评析［J］.农
药学学报，2012，14（4）：363-370.

［30］孙海，钱佳奇，张小波，等.人参农药残留研究进展［J］.中国中药杂志，
2022，47（6）：1427-1432.

［31］王莹，魏赫，乔菲，等.气相色谱-串联质谱法快速筛查人参中192种农药残
留［J］.中国实验方剂学杂志，2018，24（15）：83-92.

［32］王悦，林红梅，侯志广，等.人参中11种农药残留振荡提取气相色谱法测定
［J］.农药，2013（7）:509-511.

［33］杨昌贵，周涛，张小波，等.中药材农药残留现状分析与安全保障建议［J］.
中国中药杂志，2022，47（6）：1421-1426.

［34］杨婉珍，康传志，纪瑞锋，等.中药材残留农药情况分析及其标准研制的思考
［J］.中国中药杂志，2017，42（12）：2284-2290.

［35］杨婉珍，吕朝耕，康传志，等.人参中农药残留在水煎及研粉吞服两种用药方
式下溶出转移情况研究［J］.中国现代中药，2018，20（6）：729-733.

［36］袁媛，黄璐琦，崔光红，等.赤霉素及其合成抑制剂对丹参酮类活性物质含量

的影响［J］.中国实验方剂学杂志，2008，14（6）：1-3.

［37］张培敏，吴军，徐育.国产离子色谱仪电导检测测定土壤中的乙烯利［J］.农药，2001（11）：22-23.

［38］张文斌，冯光泉，曾鸿超，等.市售三七中五氯硝基苯的残留情况调查［J］.人参研究，2008（3）：14.

［39］张雪辉，陈建民，张曙明，等.23种中药材中农药残留量的研究［J］.药学学报，2002，37（11）：904-907.

［40］郑凯，郭兰萍，张小波，等.三七农药残留研究进展［J］.中国中药杂志，2022，47（6）：1438-1444.

［41］卢恒，周冰谦，杨国红，等.金银花农药残留研究进展［J］.中国中药杂志，2022，47（6）：1453-1458.

［42］左甜甜，王莹，张磊，等.中药中外源性有害残留物安全风险评估技术指导原则［J］.药物分析杂志，2019，39（10）：1902-1907.